全国高职高专院校"十三五"医学影像技术规划教材

U0265560

人体断层与影像解剖学

（供医学影像技术、放射治疗技术等专业使用）

主　编　于　晶　韩绍磊

副主编　郭新庆　傅　斌　郭庆河　王志辉

编　者　（以姓氏笔画为序）

于　晶（山东医学高等专科学校）

王志辉（长沙卫生职业学院）

毛春迎（菏泽医学专科学校附属医院）

杨　策（保山中医药高等专科学校）

李建志（山东大学附属济南市传染病医院）

李慧超（长春医学高等专科学校）

张　华（山东医学高等专科学校）

高荣基（山东第一医科大学第二附属医院）

郭庆河（济南护理职业学院）

郭新庆（菏泽医学专科学校）

崔　蕊（曲靖医学高等专科学校）

韩绍磊（山东大学附属济南市传染病医院）

傅　斌［山东第一医科大学（山东省医学科学院）］

熊　毅（益阳医学高等专科学校）

鞠筱洁（白城医学高等专科学校）

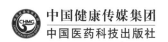

中国健康传媒集团

中国医药科技出版社

内 容 提 要

本教材为"全国高职高专院校'十三五'医学影像技术规划教材"之一。根据全套教材的编写指导思想和原则要求，结合医学影像技术、放射治疗技术等专业培养目标编写而成。

教材结构脉络清晰，根据人体的分部，分为九章内容，每章先简述必要的局部解剖知识，再介绍每个部位的横、矢、冠状连续断层和影像解剖，着重介绍人体结构在连续断层中的变化规律，尽可能做到基础理论为临床应用服务；强调"断层和整体"的结合以及"标本和影像"之间思维模式的转换，启发和引导学生发现和总结规律。本教材为书网融合教材，即纸质教材有机融合电子教材、教学配套资源（PPT、微课、视频等），题库系统、数字化教学服务（在线教学、在线作业、在线考试），使教材内容更加立体、生动、形象，易教易学。

本教材可供医学影像技术、放射治疗技术等专业师生使用。

图书在版编目（CIP）数据

人体断层与影像解剖学 / 于晶，韩绍磊主编 . —北京：中国医药科技出版社，2020.8

全国高职高专院校"十三五"医学影像技术规划教材

ISBN 978-7-5214-1841-5

Ⅰ . ①人… Ⅱ . ①于… ②韩… Ⅲ . ①断面解剖学—高等职业教育—教材 Ⅳ . ① R322

中国版本图书馆 CIP 数据核字（2020）第 085541 号

美术编辑　陈君杞

版式设计　南博文化

出版　**中国健康传媒集团** | 中国医药科技出版社

地址　北京市海淀区文慧园北路甲 22 号

邮编　100082

电话　发行：010-62227427　邮购：010-62236938

网址　www.cmstp.com

规格　889 × 1194mm $\frac{1}{16}$

印张　15

字数　380 千字

版次　2020 年 8 月第 1 版

印次　2024 年 1 月第 3 次印刷

印刷　三河市万龙印装有限公司

经销　全国各地新华书店

书号　ISBN 978-7-5214-1841-5

定价　**59.00 元**

获取新书信息、投稿、为图书纠错，请扫码联系我们。

全国高职高专院校"十三五"医学影像技术规划教材

出版说明

为了深入贯彻《现代职业教育体系建设规划（2014—2020 年）》以及《医药卫生中长期人才发展规划（2011—2020 年）》文件的精神，满足高等职业教育医学影像技术专业培养目标和其主要职业能力的要求，不断提升人才培养水平和教育教学质量，在教育部及国家药品监督管理局的领导和指导下，在本套教材建设指导委员会主任委员李萌教授等专家的指导和顶层设计下，中国医药科技出版社组织全国 60 余所高职高专院校、医疗机构 110 余名专家、教师精心编撰了全国高职高专院校"十三五"医学影像技术规划教材，该套教材即将付梓出版。

本套教材包括高职高专院校医学影像技术专业理论课程主干教材共计 8 种，主要供医学影像技术专业教学使用。

本套教材定位清晰、特色鲜明，主要体现在以下方面。

一、紧扣培养目标，满足职业标准和岗位要求

本套教材编写，以医学影像技术专业培养目标为导向，目的是培养具有良好职业道德、团队精神、医患沟通能力，能胜任医学影像技术工作的高素质技术技能型人才。以临床实践能力的培养为根本，满足岗位需要、学教需要、社会需要。

二、整体优化，强化临床实践产教融合

本套教材贯彻高等职业教育教学改革精神，吸收教改成果，体现高职教育特色。从医院、疾病预防控制中心吸纳具有丰富岗位实践经验的人员作为编者参与教材的编写，确保教材内容与岗位实际密切衔接，真正实现产教融合。

三、具有鲜明的医学影像技术专业特色

医学影像技术专业特色体现在专业思想、专业知识、专业工作方法和技能上。同时，基础课、专业基础课教材的内容与专业课教材内容对接，专业课教材内容与实际操作对接，教材内容着重强调符合临床需求。教材中插入大量临床实际操作及超声、CT、磁共振等影像图片，并从理论知识的深度和广度及综合素质与技能培养的要求上体现高等职业教育医学影像技术专业的特点。

四、书网融合，使教与学更便捷更轻松

全套教材为书网融合教材，即纸质教材与数字教材、配套教学资源、题库系统、数字化教学服务有机融合。通过"一书一码"的强关联，为读者提供全免费增值服务。按教材封底的提示激活教材后，读者可通过计算机、手机阅读电子教材和配套课程资源（PPT、微课、视频等），并可在线进行同步练习，实时收到答案反馈和解析。同时，读者也可以直接扫描书中二维码，阅读与教材内容关联的课程资源，从而丰富学习体验，使学习更便捷。教师可通过计算机在线创建课程，与学生互动，开展在线课程内容定制、布置和批改作业、在线组织考试、讨论与答疑等教学活动，学生通过计算机、手机均可实现在线作业、在线考试，提升学习效率，使教与学更轻松。此外，平台尚有数据分析、教学诊断等功能，可为教学研究与管理提供技术和数据支撑。

编写出版本套高质量教材，得到了全国知名专家的精心指导和各有关院校领导与编者的大力支持，在此一并表示衷心感谢。希望广大师生在教学中积极使用本套教材和提出宝贵意见，以便修订完善，共同打造精品教材，为促进我国高职高专院校医学影像技术专业教育教学改革和人才培养做出积极贡献。

全国高职高专院校"十三五"医学影像技术规划教材

建设指导委员会

高　玲（长春医学高等专科学校）

曹　阳（白城医学高等专科学校）

梁丽萍（内蒙古科技大学包头医学院第二附属医院）

韩绍磊（山东大学附属济南市传染病医院）

谭　毅（山东医学高等专科学校）

数字化教材编委会

主　编　于　晶　韩绍磊

副主编　张　华　秦　迎　傅　斌　毛春迎

编　者（以姓氏笔画为序）

于　晶（山东医学高等专科学校）

王志辉（长沙卫生职业学院）

毛春迎（菏泽医学专科学校附属医院）

杨　策（保山中医药高等专科学校）

李建志（山东大学附属济南市传染病医院）

李慧超（长春医学高等专科学校）

张　华（山东医学高等专科学校）

秦　迎（山东医学高等专科学校）

高荣基（山东第一医科大学第二附属医院）

郭庆河（济南护理职业学院）

郭新庆（菏泽医学专科学校）

崔　蕊（曲靖医学高等专科学校）

韩绍磊（山东大学附属济南市传染病医院）

傅　斌［山东第一医科大学（山东省医学科学院）］

熊　毅（益阳医学高等专科学校）

鞠筱洁（白城医学高等专科学校）

前言

人体断层与影像解剖学是医学影像技术专业基础课程。本教材遵循"三基、五性、三特定"的基本规律，内容以医学影像技术专业培养目标为导向，注重教材的适用性和先进性，以临床实践能力的培养为根本，充分结合高职高专学生的特点满足3个需要，即岗位需要、教学需要和社会需要。同时注重培养学生民族自豪感、自信心、职业自豪感、良好的职业道德和职业奉献精神。本教材有以下特点：①坚持"教书"与"育人"并重，在教材编写过程中融入"课程思政"教学新理念和新思路。②结构清晰，根据人体的分部，教材分为头部、颈部、胸部、腹部、男性盆部与会阴、女性盆部与会阴、脊柱区、上肢和下肢九章内容。每章在简述必要的局部解剖知识基础上，介绍每个部位的横、矢、冠状连续断层，着重介绍人体结构在连续断层中的变化规律，解决影像技术专业专科学生没有学习过局部解剖学的先天不足问题。③每章内容都由有经验的断层解剖学教师编写概述和横断层解剖，由一线的影像医生编写横、矢、冠状断层影像解剖，负责两部分内容的编者密切配合，反复切磋，最大程度地保证了内容的正确性和实用性。④教材在断层选取上，兼顾典型断面和临床影像学应用比较多的断面，增加了内容的实用性。不论解剖断层还是影像断层，都选用真实标本，因为个体差异，教材的每张断层图片都是编者们反复追踪辨认并亲手标注，标注过程付出了艰辛的努力。⑤特别注意学生学习本门课程时，"断层和整体"以及"标本和影像"之间转换的思维模式培养，结合学生特点，教材在断层结构的描述时避免使用长句，注意发现和总结规律，启发和引导学生独立思考。⑥数字化教学资源中，断层解剖图像和必要的整体解剖图像等配合使用，使学生能够快速定位结构，将较为抽象的断层解剖学学习变得更加形象、直观。教材横断层解剖图片全部选自"中国数字人"系统，由山东数字人科技股份有限公司授权无偿用于本教材，在此表示衷心感谢！本书主要供医学影像技术、放射治疗技术等专业使用。

2020年伊始，新型冠状病毒肆虐，84岁高龄的钟南山院士临危受命，星夜逆行，全国四万多医务工作者驰援武汉，国家卫健委印发的第五版新型冠状病毒肺炎诊疗方案，采纳了中南大学影像科医生张笑春的建议，将CT影像作为临床诊断标准（仅限于湖北），最大程度地阻止了疫情的进一步扩散。在党中央的坚强领导下，各行各业竭尽所能，举一国之力奋勇战"疫"，穷万千智慧共克时艰，疫情面前，我们每一个人都是战士。

我们的教材编写团队，由抗疫一线的临床医生和精心准备、讲授网课的教师组成。新型冠状病毒肺炎疫情除了给生活和日常工作带来了极大的挑战，也给我们的编写工作带来了诸多不便。但我们每一位编者不忘责任与担当，克服困难，加班加点，夜以继日精选细标图片、斟酌文字、认真审稿，如期完成了教材的编写任务。

由于教材从选图到标注都是首次尝试，受水平所限，难免有疏漏和不足，恳请各位老师和同学在使用过程中批评指正，并提出宝贵的意见和建议。

时至今日，防疫形势正日渐向好，战胜病毒指日可待。我们坚信，在全国人民的共同努力下，阴霾终将散去，阳光必会普照。亲爱的同学们，学习从来都不是一件容易的事，愿你们刻苦钻研，不负韶华，"用知识缝制铠甲"，在将来的影像工作岗位上披甲上阵！愿你们面对纷繁复杂的世界，具备科学理性的思维能力，能辨别善恶美丑，永远向真向善向美！

编　者

2020年3月

目 录

绪论 // 1

一、人体断层与影像解剖学的定义、特点及意义 ··· 1
二、人体断层与影像解剖学的发展简史和研究现状 ··· 1
三、人体断层与影像解剖学的研究方法 ··· 2
四、人体断层与影像解剖学的常用术语 ··· 4
五、人体断层与影像解剖学的学习方法 ··· 6

第一章 头部 // 7

第一节 概述 ·· 7
一、境界与分区 ·· 8
二、标志性结构 ·· 8
三、头部断层解剖常用基线 ·· 8
四、头部解剖学概要 ·· 9
五、头部结构的断层解剖学特点 ··· 16
六、头部结构的断层影像学表现 ··· 17
第二节 头部横断层解剖及影像 ··· 19
一、经上矢状窦的横断层 ·· 19
二、经中央旁小叶的横断层 ··· 20
三、经半卵圆中心的横断层 ··· 21
四、经侧脑室中央部的横断层 ··· 23
五、经内囊膝的横断层 ··· 24
六、经内囊中份的横断层 ·· 24
七、经前连合的横断层 ··· 26
八、经松果体的横断层 ··· 26
九、经中脑上丘的横断层 ·· 27
十、经视交叉的横断层 ··· 29
十一、经中脑下丘的横断层 ··· 29
十二、经垂体的横断层 ··· 31
十三、经脑桥上份的横断层 ··· 32
十四、经脑桥中份的横断层 ··· 33

十五、经脑桥下份的横断层 ··· 34

十六、经延髓上份的横断层 ··· 35

十七、经延髓中份的横断层 ··· 35

十八、经延髓下份的横断层 ··· 35

十九、经寰枢关节的横断层 ··· 37

第三节　头部矢状断层影像解剖 ··· 37

一、头部正中矢状断层 ··· 37

二、经内囊膝的矢状断层 ··· 38

三、经壳的矢状断层 ··· 39

四、经颈内静脉的矢状断层 ··· 40

第四节　头部冠状断层影像解剖 ··· 40

一、经鸡冠的冠状断层 ··· 40

二、经上颌窦后份的冠状断层 ··· 41

三、经颞极的冠状断层 ··· 41

四、经胼胝体膝的冠状断层 ··· 42

五、经内囊前肢的冠状断层 ··· 43

六、经内囊膝的冠状断层 ··· 43

七、经内囊后肢的冠状断层 ··· 44

八、经胼胝体压部的冠状断层 ··· 44

九、经侧脑室后角的冠状断层 ··· 44

十、经楔叶的冠状断层 ··· 45

第二章　颈部 // 48

第一节　概述 ··· 48

一、境界与分区 ··· 48

二、标志性结构 ··· 48

三、颈部解剖学概要 ··· 49

四、颈部结构的断层解剖学特点 ··· 51

五、颈部结构的断层影像学表现 ··· 52

第二节　颈部断层解剖及影像 ··· 53

一、经舌骨体的横断层 ··· 53

二、经甲状软骨上缘的横断层 ··· 54

三、经甲状软骨中份的横断层 ··· 55

四、经喉室的横断层 ··· 56

五、经杓状软骨的横断层 ··· 57

六、经环杓关节的横断层 ··· 58

七、经环甲关节的横断层 ··· 59

八、经第7颈椎的横断层 ··· 60

九、正中矢状断层 ··· 61

十、经甲状腺侧叶的冠状断层 ··· 61

十一、经甲状腺侧叶后部的冠状断层 ··· 61

第三章 胸部 // 64

第一节 概述 …………………………………………………………………… 64
　　一、境界与分区 ………………………………………………………… 64
　　二、标志性结构 ………………………………………………………… 65
　　三、胸部解剖学概要 …………………………………………………… 65
　　四、胸部结构的断层解剖学特点 ……………………………………… 72
　　五、胸部结构的断层影像学表现 ……………………………………… 73
第二节 胸部横断层解剖及影像 ………………………………………………… 73
　　一、经颈静脉切迹的横断层 …………………………………………… 73
　　二、经左、右静脉角的横断层 ………………………………………… 75
　　三、经第3胸椎的横断层 ……………………………………………… 76
　　四、经左、右头臂静脉汇合处的横断层 ……………………………… 76
　　五、经主动脉弓的横断层 ……………………………………………… 77
　　六、经奇静脉弓的横断层 ……………………………………………… 78
　　七、经主动脉肺动脉窗的横断层 ……………………………………… 79
　　八、经气管隆嵴的横断层 ……………………………………………… 79
　　九、经肺动脉干的横断层 ……………………………………………… 80
　　十、经肺动脉杈的横断层 ……………………………………………… 81
　　十一、经右肺动脉的横断层 …………………………………………… 83
　　十二、经上腔静脉口的横断层 ………………………………………… 83
　　十三、经第6胸椎的横断层 …………………………………………… 84
　　十四、经第7胸椎椎体的横断层 ……………………………………… 85
　　十五、经第7胸椎椎体下份的横断层 ………………………………… 86
　　十六、经第7、8胸椎椎间盘的横断层 ………………………………… 88
　　十七、经第8胸椎的横断层 …………………………………………… 88
　　十八、经第9胸椎的横断层 …………………………………………… 89
第三节 胸部矢状断层影像解剖 ………………………………………………… 91
　　一、经静脉角的矢状断层 ……………………………………………… 91
　　二、经主动脉弓的矢状断层 …………………………………………… 92
　　三、正中矢状断层 ……………………………………………………… 92
　　四、经左、右头臂静脉汇合处的矢状断层 …………………………… 93
　　五、经上腔静脉的矢状断层 …………………………………………… 94
第四节 胸部冠状断层影像解剖 ………………………………………………… 94
　　一、经胸骨柄的冠状断层 ……………………………………………… 94
　　二、经升主动脉的冠状断层 …………………………………………… 95
　　三、经上腔静脉的冠状断层 …………………………………………… 95
　　四、经头臂干的冠状断层 ……………………………………………… 96
　　五、经气管杈的冠状断层 ……………………………………………… 97
　　六、经食管的冠状断层 ………………………………………………… 97
　　七、经奇静脉的冠状断层 ……………………………………………… 98

第四章 腹部 // 100

第一节 概述 ·· 100
一、境界与分区 ······································ 100
二、标志性结构 ······································ 101
三、腹部解剖学概要 ································ 101
四、腹部结构的断层解剖学特点 ················ 110
五、腹部结构的断层影像学表现 ················ 111
第二节 腹部横断层解剖及影像 ···················· 114
一、经第二肝门的横断层 ························ 114
二、经食管裂孔的横断层 ························ 115
三、经贲门的横断层 ······························ 115
四、经肝门的横断层 ······························ 115
五、经主动脉裂孔的横断层 ···················· 117
六、经腹腔干的横断层 ·························· 117
七、经肠系膜上动脉的横断层 ················ 118
八、经肾门上份的横断层 ························ 118
九、经肾门中份的横断层 ························ 119
十、经肾门下份的横断层 ························ 120
十一、经十二指肠水平部的横断层 ············ 120
十二、经肠系膜下动脉的横断层 ·············· 121
十三、经腹主动脉分叉的横断层 ·············· 122
十四、经髂总动脉分叉的横断层 ·············· 123
第三节 腹部矢状断层影像解剖 ···················· 123
一、经脾门的矢状断层 ·························· 123
二、经腹主动脉的矢状断层 ···················· 123
三、经下腔静脉的矢状断层 ···················· 124
四、经肝门静脉左支的矢状断层 ·············· 124
五、经肝门的矢状断层 ·························· 124
六、经肝门静脉右支的矢状断层 ·············· 125
第四节 腹部冠状断层影像解剖 ···················· 126
一、经肠系膜上动、静脉的冠状断层 ·········· 126
二、经肝门静脉主干的冠状断层 ·············· 126
三、经下腔静脉中份及肝右静脉的冠状断层 ·· 126
四、经肾门的冠状断层 ·························· 127

第五章 男性盆部与会阴 // 130

第一节 概述 ·· 130
一、境界 ·· 130
二、标志性结构 ······································ 130
三、男性盆部与会阴的解剖学概要 ············ 131

四、男性盆部与会阴结构的断层解剖学特点 ··· 135
五、男性盆部与会阴结构的断层影像学表现 ··· 135
第二节 男性盆部与会阴横断层解剖及影像 ··· 136
一、经腰 5、骶 1 椎间盘的横断层 ··· 136
二、经第 1 骶椎的横断层 ··· 137
三、经髂骨体的横断层 ··· 137
四、经髋臼上缘的横断层 ··· 138
五、经股骨头韧带的横断层 ··· 139
六、经耻骨联合上缘的横断层 ·· 139
七、经前列腺的横断层 ··· 140
八、经耻骨联合下缘的横断层 ·· 141
九、经阴囊下部的横断层 ··· 141
第三节 男性盆部与会阴矢状断层影像解剖 ··· 143
一、经正中偏左矢状断层 ··· 143
二、经正中矢状断层 ··· 143
三、经正中偏右矢状断层 ··· 144
第四节 男性盆部与会阴冠状断层影像解剖 ··· 144
一、经膀胱体的冠状断层 ··· 144
二、经输尿管口的冠状断层 ··· 145
三、经精囊的冠状断层 ··· 145
四、经坐骨大孔的冠状断层 ··· 145

第六章 女性盆部与会阴 // 148

第一节 概述 ··· 148
一、境界 ··· 148
二、标志性结构 ··· 148
三、女性盆部与会阴解剖学概要 ·· 148
四、女性盆部与会阴结构的断层解剖学特点 ··· 151
五、女性盆部与会阴结构的断层影像学表现 ··· 152
第二节 女性盆部与会阴断层解剖及影像 ··· 154
一、经子宫底的横断层 ··· 154
二、经输卵管子宫口的横断层 ·· 155
三、经子宫体的横断层 ··· 155
四、经子宫颈阴道上部的横断层 ·· 156
五、经子宫颈阴道部的横断层 ·· 156
六、经阴道上份的横断层 ··· 157
七、经阴道下份的横断层 ··· 159
第三节 女性盆部与会阴矢状断层影像解剖 ··· 159
一、经左侧卵巢的矢状断层 ··· 160
二、经正中矢状断层 ··· 160
三、经右侧卵巢的矢状断层 ··· 160

第四节　女性盆部与会阴冠状断层影像解剖 ·· 161
　　一、经左、右髋关节的冠状断层 ··· 161
　　二、经左、右骶髂关节的冠状断层 ·· 161

第七章　脊柱区 // 164

第一节　概述 ·· 164
　　一、境界与分区 ··· 164
　　二、标志性结构 ··· 164
　　三、脊柱区解剖学概要 ·· 165
　　四、椎旁软组织 ··· 171
　　五、脊柱区结构的断层解剖学特点 ·· 172
　　六、脊柱区结构的断层影像学表现 ·· 174
第二节　脊柱区横断层解剖及影像 ··· 175
　　一、经寰枕关节的横断层 ··· 175
　　二、经寰枢关节的横断层 ··· 176
　　三、经第4颈椎椎体的横断层 ··· 176
　　四、经第7颈椎椎体的横断层 ··· 178
　　五、经第7胸椎椎体的横断层 ··· 178
　　六、经第8、9胸椎椎间盘的横断层 ·· 179
　　七、经第1腰椎椎体的横断层 ·· 179
　　八、经第2、3腰椎椎间盘的横断层 ·· 180
　　九、经骶骨岬的横断层 ·· 182
　　十、经骶髂关节的横断层 ··· 183
　　十一、经骶管裂孔的横断层 ·· 183
第三节　脊柱区矢状断层影像解剖 ··· 184
　　一、经颈段的矢状断层 ·· 184
　　二、经胸段的矢状断层 ·· 185
　　三、经腰段的矢状断层 ·· 185
　　四、经骶、尾段的矢状断层 ·· 186

第八章　上肢 // 188

第一节　概述 ·· 188
　　一、境界和分部 ··· 188
　　二、标志性结构 ··· 188
　　三、上肢肌与血管、神经的配布规律 ··· 188
　　四、主要关节 ·· 189
　　五、上肢结构的断层解剖学特点 ·· 191
　　六、上肢结构的断层影像学表现 ·· 191
第二节　上肢横断层解剖及影像 ·· 192
　　一、经肩关节上份的横断层 ·· 193

二、经肩关节中份的横断层 ……………………………………………………………… 193

三、经肩关节下份的横断层 ……………………………………………………………… 194

四、经臂中份的横断层 …………………………………………………………………… 195

五、经肘关节上份的横断层 ……………………………………………………………… 195

六、经肘关节下份的横断层 ……………………………………………………………… 195

七、经前臂中份的横断层 ………………………………………………………………… 196

八、经掌骨底的横断层 …………………………………………………………………… 197

九、经掌骨头的横断层 …………………………………………………………………… 197

第三节　上肢主要关节的矢状断层影像解剖 ……………………………………………… 198

一、经肱骨头内侧份的矢状断层 ………………………………………………………… 199

二、经肱骨头中份的矢状断层 …………………………………………………………… 199

三、经肘关节尺侧的矢状断层 …………………………………………………………… 199

四、经肘关节桡侧的矢状断层 …………………………………………………………… 200

第四节　上肢主要关节的冠状断层影像解剖 ……………………………………………… 200

一、经肱骨头前缘喙突的冠状断层 ……………………………………………………… 200

二、经肱骨中份的冠状断层 ……………………………………………………………… 201

三、经肩峰的冠状断层 …………………………………………………………………… 201

四、经肘关节的冠状断层 ………………………………………………………………… 201

五、经腕关节的冠状断层 ………………………………………………………………… 202

第九章　下肢 // 204

第一节　概述 ……………………………………………………………………………… 204

一、境界和分部 …………………………………………………………………………… 204

二、标志性结构 …………………………………………………………………………… 204

三、主要血管与神经 ……………………………………………………………………… 205

四、主要关节 ……………………………………………………………………………… 206

五、下肢结构的断层解剖学特点 ………………………………………………………… 209

六、下肢结构的断层影像学表现 ………………………………………………………… 209

第二节　下肢横断层解剖及影像 …………………………………………………………… 210

一、经骶髂关节中份的横断层 …………………………………………………………… 210

二、经髋关节上份的横断层 ……………………………………………………………… 211

三、经髋关节中份的横断层 ……………………………………………………………… 212

四、经髋关节下份的横断层 ……………………………………………………………… 212

五、经股中份的横断层 …………………………………………………………………… 212

六、经膝关节上份的横断层 ……………………………………………………………… 214

七、经膝关节中份的横断层 ……………………………………………………………… 214

八、经膝关节下份的横断层 ……………………………………………………………… 214

九、经小腿中份的横断层 ………………………………………………………………… 216

十、经踝关节上份的横断层 ……………………………………………………………… 216

十一、经足舟骨的横断层 ………………………………………………………………… 216

十二、经楔骨的横断层 …………………………………………………………………… 217

第三节　下肢主要关节的矢状断层影像解剖 ·· 218
　　一、经股骨内侧髁的矢状断层 ·· 218
　　二、经股骨髁间窝的矢状断层 ·· 218
　　三、经股骨外侧髁的矢状断层 ·· 218
　　四、经踝关节的正中矢状断层 ·· 218
第四节　下肢主要关节的冠状断层影像解剖 ·· 219
　　一、经髋关节的冠状断层 ·· 219
　　二、经股骨髁间窝的冠状断层 ·· 220
　　三、经股骨髁中心的冠状断层 ·· 220
　　四、经踝关节的冠状断层 ·· 221

参考答案 ··· 223
参考文献 ··· 224

绪　论

一、人体断层与影像解剖学的定义、特点及意义

人体断层与影像解剖学是以断层标本为基础，以影像为目的，研究正常人体断层中器官和结构的位置、形态、毗邻关系及其变化规律的一门科学。与系统解剖学和局部解剖学相比，人体断层与影像解剖学为解剖学和医学影像学有机结合而产生的边缘学科。其与影像诊断学、介入放射学等密切结合，能准确显示正常人体各主要结构在连续断层上的形态变化及其位置关系。人体断层与影像解剖学在应用解剖学的基础上剖析人体结构在连续实物横断层中形态位置、相互关系及其变化规律，使其和影像断层进行有机整合，实现从实物到影像的思维模式转换，并在此基础上研究人体各部矢状与冠状断层的影像解剖，从而为影像诊断技术的学习和临床操作打下坚实的形态学基础。

二、人体断层与影像解剖学的发展简史和研究现状

人体断层解剖学的研究始于14世纪，1316年，意大利解剖学家dei Luzzi首次制作了人体断层标本。16世纪初，意大利画家达·芬奇绘制了男、女躯干部的正中矢状断层图；现代解剖学的奠基人，比利时解剖学家Vesalé研究了脑的横断层解剖。17~18世纪，一些学者分别展示了脑、眼和生殖器等的断面。16~18世纪，因缺乏使尸体变硬以维持结构于原位的方法，阻碍了人体断层解剖学发展。

19世纪至20世纪上半叶，断层解剖的研究方法得以完善，并出版了许多具有重要研究价值的人体断层解剖学图谱，是人体断层解剖学发展的重要时期。

1818年，荷兰解剖学家Riemer率先使用冰冻法制备断层标本并出版了图谱。1895年Gerota完善了冰冻切片法，将5%的福尔马林溶液灌注尸体再冰冻切片。1852年至1859年，俄国解剖学家和外科医生Pirogoff以天然冰冻法制备断层标本，出版了五卷具有里程碑意义的人体断层解剖学巨著。这部人体断层解剖学巨著含有头部横断层，胸部横，矢状断层，男女腹部的横、矢、冠状断层和四肢的横断层。1872年德国的Braune完成了人体各部三种基本断层的解剖学图谱，并详述了器官的毗邻和评述了前人的工作。1885~1893年，美国的Dalton、Hart、Macewen等相继绘制、出版了脑断层解剖学图谱、女性盆部断层解剖学图谱和头部连续断层图谱，为断层解剖学的发展做出了贡献。

随着冰冻切片法日趋完善，20世纪早期，断层解剖学研究取得了重要进展。1911年，美国的Eycleshymer和Schoe-maker经过9年研究，在50具尸体选材，出版了一部全身连续横断层解剖学图谱。图谱绘制精美，标注细致，是人体断层解剖学的经典之作。之后的几十年，多部全身或局部人体横断层图谱出版发行。断层解剖学的发展，是影像解剖技术临床应用的形态学基础，为影像技术的发展提供了诊断学依据。

1970年以后，超声成像（USG）、X射线计算机断层成像（X-CT）和磁共振成像（MRI）等断层影像技术问世和临床应用，对人体断层解剖学有了更大的需求。基于此需求，1989年美国国立医学图书馆发起"可视人计划"。2001年，我国现代临床解剖学奠基人，临床解剖学专家，中国数字人和数字医学研究的倡导者，时年76岁的钟世镇院士首次提出中国虚拟数字人的研究问题。在第174次香山科学会议上，钟世镇担任执行主席，召开了主题为"中国数字化虚拟人体科技问题"研讨会，揭开了中国数字人与数字医学研究的序幕。2003年，中国课题组已经构建了数据库，使中国成为继美、韩之后世界上第三个拥有数字人的国家。2005年，他又将

这一技术推向了高峰：成功制作了"中国数字人男1号"，并且用血管灌注技术处理标本，这是世界上数据量最大、分辨率最高的"数字人"。目前，基于"数字人"的研究，已经可以将CT或MRI的二维影像数据以极为简单、快速的方式重建为彩色三维渲染图像，可任意旋转缩放，并可与数字人解剖系统进行比对，医生可以快速、简单地进行病例影像数据的浏览和三维重建，并在此基础上开展辅助诊断、病情讨论以及手术计划等活动。同时，影像技术的发展又成为断层解剖学研究活体断层的新的有力手段。两者相互促进，共同发展，使人体断层与影像解剖学这一门新兴学科应运而生。从断层解剖学图谱到断层影像解剖学图谱以及两者之间的相互对照研究，到人体断层解剖学与影像解剖学的理论体系及教材的创新与发展，使人体断层解剖学的基础理论研究和影像解剖学的临床应用实践有机结合起来。"断层为基础，影像为目的"，人体断层与影像解剖学在不断探索中发展，已成为影像技术专业的最重要桥梁课程。

近30年来，国内外学者研究并绘制了大量相关的专业图谱。国外学者编绘了人体各部位、各方位的断层解剖学图谱、CT断层图谱、断层解剖与CT、MRI影像对照图谱等。20世纪80年代，随着我国CT、MRI等新技术的引进和应用，我国人体断层与影像解剖学及相关图谱的研究也随之兴起。1986年徐峰等编写了《人体断面解剖学图谱》，1997年姜均本等编写了《人体断面解剖学彩色图谱与CT、MRI应用》，1998年姜树学等编写了《断面解剖与MRI、CT、ECT对照图谱》，张绍祥等1996年编写了《人体颅底薄层断面与MRI、CT对照图谱》、2004年编制了《中国数字化可视人体图谱》。这些图谱的编写和出版，将人体断层与影像解剖学的研究推向了一个新的高度，断层向薄层化发展，基础研究与临床应用有了密切的结合，促进了人体断层解剖学和医学影像学的发展。近年来，为适应影像技术专业人才的培养，人体断层与影像解剖学教材创建并迅速发展，姜树学、刘树伟、付升旗、王振宇等在人体断层与影像解剖学的研究与教材建设方面都做出了突出的贡献。

 知识拓展   **钟世镇院士**

高中时投笔从戎，大学时期参加学生运动，新中国成立之初，接受毕业生提前定岗任务，走进了被称作医学中"最古老学科"的解剖学。钟世镇的每一次选择，其实正与新中国时代发展的科研需要息息相关，他把这称为"需求牵引"。

改革开放后，中国迎来了"科学的春天"，钟世镇结合临床创伤救治和骨科理论要求，开拓了临床解剖生物力学研究方向，还将生物力学理论方法，与人体解剖学相结合，摸索出一条新道路；并将其延伸到载人航天领域。

迈入新世纪，他又开始进行"数字人"的研究。为了建立黄种人自己的人体结构数据，钟世镇发起"中国数字化虚拟人体"的相关研讨会，开始了863计划的"数字人"研究。

"国家需要什么？时代需要什么？我们这个专业又能够做到什么，我们就做好它。""一个科研工作者首先要有爱国的情怀。因为我们随时都要服从祖国的需要，为共和国献出我们的青春和才智。"他的科研之路，也是一个祖国需求的牵引之路。

三、人体断层与影像解剖学的研究方法

（一）冷冻切片技术

冷冻切片技术是人体断层标本制作的常规技术。将选用的尸体放入10%甲醛溶液固定3个月以上，通过X射线或体表标志根据目的不同在尸体表面定位画线，然后用干冰或放入冰柜中冻硬，最后用电动带锯按画线切割制作断层标本。也可用大型冷冻切片机或铣床进行铣削，或用刨子等其他工具制作。

（二）生物塑化技术

选用某些渗透性能好的液态高分子多聚化合物单体作为塑化剂，置换组织细胞内的水分后进行聚合固化，以达到长期保存生物标本的目的。其制作包括固定、脱水、真空浸渍和硬化处理等步骤。其中塑化切片技术可制作最薄可达20μm的断层标本；薄片塑化技术可用于保存和透明大而薄的断层标本。薄层塑化断层标本呈半透明状，干燥无味，既可肉眼观察又可于显微镜下观察。

（三）火棉胶切片技术

火棉胶切片技术适用于切制较大的组织块，层厚一般在10μm以上。其优点是可避免纤维组织和肌组织过度硬化，减少组织的收缩和扭转，有利于保持组织的原有构造；缺点是耗时较久。其基本步骤包括固定、水洗、脱水、浸胶、包埋和切片。

（四）计算机图像三维重建

计算机图像三维重建是借助计算机将二维图像重新构筑为三维图像并进行多角度显示的技术。将需三维重建的部位或器官定位后，采用尽可能薄的切片制作技术或通过数控铣床进行铣削制作断层标本，然后通过数码摄影记录断层二维图像信息，再借助计算机信息数据处理技术将二维图像信息数据重新构建为三维立体图像。

（五）数字化虚拟人体技术

数字化虚拟人体技术是将大量真实人体断层数据信息在计算机里整合重建成人体的三维立体结构图像，是医学与信息技术、计算机技术相结合的成果，可以为医学教学提供大量断层解剖学、系统解剖学、局部解剖学的教学素材。2018年，山东大学人体解剖与组织胚胎学系刘树伟教授主持的项目"我国数字解剖学教学体系创建与推广"获得国家级教学成果二等奖。作为至今唯一的以真实中国人体断层影像为依据的教学成果，能较好地辅助断层解剖的教学。本教材的横断层标本图像即采自该成果。

（六）激光共聚焦技术

激光共聚焦显微镜是一种新近开发的以激光为光源、类似CT扫描的光学显微镜。可对相对较厚的组织、细胞标本做"光学切片"进行断层扫描观察，获得高清晰度的断层图像，故又称细胞CT，还可对细胞断层图像进行三维重建和对细胞内含物做定量分析。

（七）超声成像

通过各种类型的超声诊断仪器，将超声发射到人体内，在经过不同组织或器官界面时，超声发生反射或散射形成回声仪器将接收放大、转换和处理回声信息，以不同形式显示于荧光屏上，称为超声成像。20世纪80年代初，彩色多普勒超声成像兴起，可做血流方向及流速的分析。之后，经食管超声心动图、内镜超声术和微型化导管超声术、全景超声成像等新技术不断出现并广泛应用于临床。

（八）X射线计算机断层成像（X-CT）

利用X射线束对人体特定的检查层面进行扫描，由探测器接收各个不同方向的人体组织对X射线的衰减值，经模/数转换输入计算机，通过计算机的处理和转换，将组织衰减系数转化为黑白不同的灰度等级在荧光屏上显示出来，即构成CT图像。CT主要为横断成像，但带有越来越多的图像后处理系统，如多维断层重建三维图像重建扫描后再次重建放大、薄层冠状成像、图像的伪彩色处理、立体模型与几何模型测量法等。目前CT技术的主要进展有高分辨率CT、三维CT、CT仿真内镜、CT容积再现、CT灌注成像、多层螺旋CT、电子束CT、双源CT等，CT技术正向着快速、薄层、三维立体、功能化、简单化和智能化方向发展。

（九）磁共振成像（MRI）

通过对静磁场中的人体施加特定频率的射频脉冲，使人体中氢质子发生共振。射频脉冲终止后，氢质子发出射频信号，经过对信号的接收、转换编码和图像重建等处理过程，即产生磁共振图像。其具有无电离辐射、软组织分辨率高、可任意方位成像、多参数成像等优点。磁共振成像技术的主要进展有磁共振灌注成像、弥散张量成像（DTI）、功能磁共振成像（fMRI）、水成像等。

（十）内禀光学成像

内禀光学成像具有比fMRI更高的空间和时间分辨力，可以更小的体素来测量总脱氧血红蛋白、总血红蛋白和血容量的改变。其中近红外谱技术（NIRS）和光学相干断层成像技术（OCT）发展迅速，它们均能提供观察脑皮质功能柱的高分辨图像。NIRS可穿过颅骨，已用于动物和儿童的无创性脑功能研究。目前，内禀光学成像在空间和时间分辨力两个基本性能方面，居几种脑功能成像技术之首，还具有体积小、重量轻、特征信号易获得和可行床边监测等优势，可以预见在脑功能的研究中内禀光学成像将发挥越来越大的作用。

（十一）单光子发射计算机断层显像（SPECT）

利用发射单个 γ 光子的放射性核素进行器官断层显像的技术。1979年，Kuhl等采用旋转 γ 照相机探头采集数据和计算机影像重建的技术，研制出世界上第一台发射型计算机断层显像仪，并可利用该技术将扫描图像进行三维重建；20世纪80年代后期^{99m}Tc标记的脑血流显像剂和心肌灌注显像剂研制成功，并被广泛应用；2004年，第一台商业化SPECT/CT进入临床，影像核医学成像技术进入到功能与结构成像融为一体的新发展阶段。近年来，SPECT广泛应用于心脑血管疾病的诊断、癫痫灶的术前定位和肿瘤的诊断、脑功能和受体研究。其图像在观察形态结构方面逊色于X-CT和MRI，但在获取器官的代谢信息和功能性病变诊断方面，占明显优势。

（十二）正电子发射型计算机断层显像（PET）

利用发射正电子的放射性核素进行器官断层显像的技术。以短寿命的放射性核素如^{11}C、^{13}N、^{15}O等及其化合物向生物体内注射，体外检测其空间分布和时间特性，在分子水平上显示身体器官代谢、受体和功能活动，被誉为生理断层。PET目前主要用于神经系统疾病、精神疾病、心肌梗死和肿瘤的诊断，具有快速、高灵敏性、可定量、无药理毒副作用、无创伤性等优点，发展前景巨大。

四、人体断层与影像解剖学的常用术语

（一）断层和断面

断层是指根据研究目的，沿某一方向所做的具有一定厚度的切片或扫描。切片所得结果称断层标本，扫描所得结果称断层图像。临床CT、MRI等扫描图像展现的是一定厚度的断层内各结构的叠加影像。断面是指断层标本的表面，切片厚度越薄，断层与断面就越接近，故在实际应用中，有时不作严格区别。

（二）横断层

横断层指垂直于人体长轴，即与水平面平行的断层。与系统解剖学和局部解剖学观察标本的上表面结构不同，人体断层与影像解剖学的研究和临床应用中，横断层标本和临床CT、MRI均采用下面观。

（三）矢状断层

通过人体矢状轴和垂直轴的面为矢状面，其按前后方向将人体分为左、右两部分。矢状断层指和矢状面平行所做的切片、扫描，即矢状断层标本或矢状断层图像。通过人体正中线的矢状断层称为正中矢状断层。矢状断层一般采用左侧面观，但超声一般采用右侧面观。

（四）冠状断层

通过人体冠状轴和垂直轴的面为冠状面或额状面，其按左右方向将人体分为前、后两部分。冠状断层指和冠状面平行所做的切片、扫描，即冠状断层标本或冠状断层图像。冠状断层一般采用前面观。

（五）回声

当超声传经两种声阻抗不同相邻介质的界面时，如界面的线度大于波长，则产生反射和折射现象。这种反射和折射回来的超声称为回声。将接收到的回声，依其强弱，用明暗不同的光点依次显示在屏幕上，就构成声像图。回声有以下几种：①无回声，是超声经过的区域没有反射，成为无回声的暗区（黑影），可由血液、胆汁、尿、羊水、腹水、巨块型癌、肾实质和脾等造成。②低回声（灰影）。③强回声，可以是较强回声（灰白影，如癌、肌瘤及血管瘤）、强回声（白影，如骨质、结石、钙化）和极强回声（强光带，如含气的肺、胃肠等）。

（六）CT值

CT用组织对X射线的吸收系数来说明其密度高低的程度，具有一个量的概念。实际工作中通常将吸收系数换算成CT值，单位为Hu。CT值为相对值，规定水的CT值为0Hu，人体中密度最高的骨密质的CT值为+1000Hu，而密度最低的空气的CT值为-1000Hu，其他各组织的CT值则居于-1000~+1000Hu之间。

（七）空间分辨力和密度分辨力

空间分辨力是指鉴别空间结构大小的能力，图像中的像素越小，数目越多，构成的图像越细致，空间分辨力越高。密度分辨力又称对比度分辨力，是指区分两种组织之间最小密度差别的能力，图像中的像素越小，数目越多，密度分辨率越低。CT图像的空间分辨力不如X射线图像高，而密度分辨力远高于X射线图像。可见空间分辨力与密度分辨力之间彼此制约。

（八）窗位和窗宽

由于各种组织结构或病变具有不同的CT值，因此欲显示某一组织结构的细节，获得清晰且能满足诊断需求的图像时，必须选用适合观察该组织或病变的窗宽和窗位，以获得最佳显示。窗宽是CT图像上显示的CT值范围，CT值在此范围内的组织均以不同的模拟灰度显示，高于此范围的结构均以白影显示，低于此范围的结构则以黑影显示。窗宽的大小直接影响图像的对比度。窗位是窗宽的中心值，一般选用欲观察组织结的CT值为窗位。

（九）部分容积效应

又称为体积平均值效应，是指在同一扫描层面内含有两种以上不同密度横向走行而又互相重叠的物质时，则所得的CT值不能反映其中任何一种物质的真正CT值，而是显示这些物质CT值的平均值。因此，在高密度的组织层面内，有厚度小于层面的低密度结构，则此结构显示出的CT值偏高。相反，在低密度的组织层面中有厚度小于层面的高密度的结构，则此结构显示出的CT值偏低。

（十）周围间隙现象

又称为边缘效应，是指在同一层面内，与层面垂直的两个相邻且密度不同的结构，其结构边缘部的CT值不能准确测得，结果在CT图像上也不能清晰地分辨出两者的交界。一般在密度不同结构交界处，密度高的结构边缘CT值偏小，密度低的结构边缘CT值偏大。密度差别小的结构相邻时，交界处影像不清，比周围结构密度明显较高的结构，其影像通常变大、失真。因此CT图像上所显示的结构或病变形状、大小和CT值并不一定同它本身的真实情况相一致。

（十一）T₁和T₂加权成像

在均匀的磁场中，组织内氢原子的自旋轴沿磁力线方向重新排列，产生磁化矢量。此时，用一个振荡频率与其相同的射频脉冲进行激发，氢原子核吸收能量而产生共振。射频脉冲停止后，磁化矢量的恢复过程称为弛豫，有纵向和横向弛豫，所用时间分别称为 T_1 和 T_2。MRI检查时，主要用于获取组织间组织间 T_1 弛豫时间差别的成像技术，称 T_1 加权成像（T_1WI）。主要用于获取组织间 T_2 弛豫时间差别的成像技术，称为 T_2 加权成像（T_2WI）。在 T_1 加权成像中，脂肪为白色高信号，水为黑色的低信号，而 T_2 加权像中水及水肿组织为高信号，脂肪呈暗灰色。

（十二）流空效应

由于心血管内的血液流动迅速，使发射MR信号的氢原子核离开接受范围而测不到MR信号，在 T_1 加权成像或 T_2 加权成像中均呈黑影，即流空效应。

五、人体断层与影像解剖学的学习方法

人体断层与影像解剖学在应用解剖的基础上，以实物标本和人体各部位常用的影像扫描图像学习人体各部位的横断层结构，使同学们完成从实物到影像的思维模式转换，并在此基础上研究人体各部矢状与冠状断层的影像解剖。这门课的学习，应注意以下几个方面。

（1）树立自立自强，立志成才，献身医学，报效祖国的坚定信念，发扬不怕苦，不怕累，刻苦钻研，迎难而上的精神，才能克服学习中遇到的各种困难，学好人体断层与影像解剖学。

（2）扎实的系统解剖学知识，是学习人体断层与影像解剖学的基础。课前应对相关的系统解剖学进行必要的复习，对每章的应用解剖部分进行充分预习，以便于理解重要结构在每一个断层和影像中的表现。

（3）人体断层与影像解剖学是解剖学与医学影像学等学科相互渗透、相互结合而形成的边缘学科，因此，熟悉各种检查技术及其成像原理，掌握影像解剖学的常用术语是学好本门课程的前提。

（4）断层与整体相结合，是学习人体断层与影像解剖学最重要的思维模式。人体的每一个断层都是整体不可分割的一部分，学习过程中应从整体的角度来理解断层，从断层出发重构整体，切忌从断层到断层的错误的学习方法。不要把注意力集中于一个或几个断层的所有结构上，而要一个器官或一个结构地逐一连续追踪学习，以求掌握其全貌及毗邻关系。

（5）"物""影"转换，是学习人体断层与影像解剖学必备的思维过程。"断层为基础，影像为目的"，从实物向影像的转化是学习人体断层与影像解剖学的过渡，做到观察人体断层标本时能"观物思影"，在阅读影像图片时能"观影忆物"，才能更有效地掌握人体断层与影像解剖学知识。

（6）理论联系实际，是学习人体断层与影像解剖学的有效方法。课本知识外，充分利用实验室资源，进行重要结构的数字化三维重建和结构追踪，阅读影像图片，都能起到很好的学习效果。

（于 晶 张 华）

第一章 头 部

知识目标

1.**掌握** 大脑半球主要沟回、脑干、基底核、内囊、脑室系统横断层解剖及影像学表现。

2.**熟悉** 头部横断层解剖常用基线；垂体、眼眶、鼻与鼻旁窦横断层解剖及影像学表现；头部矢状断层解剖。

3.**了解** 头部的境界和标志性结构；头部冠状断层解剖。

技能目标

1.**学会** 辨识头部断层解剖图像上的重要结构，熟悉重要结构在连续断层上的变化规律。

2.**具备** 学会辨识头部CT与MRI图像上的正常结构与非正常结构的能力，熟悉重要结构的密度及信号特点。

树立正确的世界观、人生观、价值观；热爱所学专业，牢记"健康所系，性命相托"的医学生誓言；养成严肃、严谨的学习态度；掌握扎实的专业技能，做一名合格的医技工作者。

第一节 概 述

PPT

案例讨论

案例 患者，男，30岁。头部外伤1小时。急诊CT检查示：左侧额骨颅板下见一梭形高密度影，内部密度均匀，边界清晰，不跨越颅缝，中线结构略向右移；骨窗示额骨骨质不连续。

讨论 1.以上CT征象符合脑外出血表现，请讨论该案例出血位于脑被膜哪个腔隙内？

2.请讨论脑表面各层被膜的位置关系及其形成的各腔隙的特点。

头部包括颅部与面部。颅部由脑颅骨围成颅腔，腔内容纳脑、脑室、脑膜、脑血管等结构。面部主要包括眶区、鼻区、咽区、腮腺咬肌区、耳区等结构（图1-1-1，图1-1-2）。

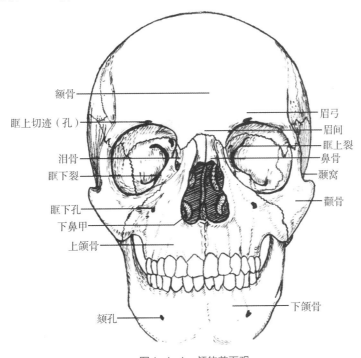

图1-1-1 颅的前面观

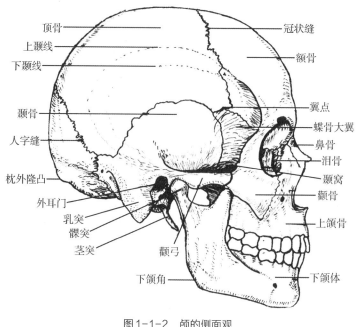

图 1-1-2　颅的侧面观

一、境界与分区

（一）境界

头部居于颈部上方，其与颈部的分界线为下颌体下缘、下颌角、乳突尖端、上项线和枕外隆凸的连线。

（二）分区

头部分为后上方的颅部和前下方的面部，两者间借眶上缘、颧弓上缘、外耳门上缘至乳突的连线分界。

二、标志性结构

对于头部定位较有意义的骨性标志性结构有：眉弓、额结节、颧弓、翼点、乳突、枕外隆凸、上项线。

1.眉弓　为眶上缘上方1.5cm处的弓形隆起，男性较显著；平对端脑额叶下缘，其内侧份深面为额窦。

2.额结节　为眉弓上方约5cm处的最突出部，男性较明显；其深面正对额中回。

3.颧弓　由颧骨颞突和颞骨颧突构成，位于眶下缘与耳屏的连线上，全长均可触及；其上缘相当于端脑颞叶前端的下缘。

4.翼点　为额骨、顶骨、颞骨、蝶骨相连接处形成的"H"形骨缝，位于颧弓中点上方约4cm处。其内面有脑膜中动脉前支通过；此处骨质薄弱，外伤时易发生骨折，并引起上述动脉破裂形成硬膜外血肿。

5.乳突　为颞骨后下方的突起，位于耳垂后方，其基底部前内侧有茎乳孔，内有面神经穿过；其后部的内面为乙状窦。

6.枕外隆凸　为枕骨后正中线上的隆起，是头部与颈部分界标志之一，其内面为窦汇。

7.上项线　为枕外隆凸向两侧至乳突的延伸，其内面为横窦。

三、头部断层解剖常用基线

（一）横断层解剖基线

由于应用目的不同而存在不同的基线，以不同基线获得的断层标本或影像图像，即使在同一高度也可存在明显差别。头部横断层解剖常用基线包括：

1.眦耳线 也称眶耳线，为眼外眦与外耳门中点的连线；临床上颅脑横断层影像检查多以此线为基线。

2.上眶耳线 为眶上缘中点至外耳门中点的连线；经过该线的横断层约平颅底平面，有利于更好地显示颅后窝结构。

3.下眶耳线 也称Reid基线，为眶下缘与外耳门中点的连线。

4.听鼻线 为外耳孔与同侧鼻翼下缘之间的连线。

5.听口线 为外耳孔与同侧口角之间的连线。

（二）冠状断层解剖基线

头部冠状断层解剖基线常采用经外耳门中点与眦耳线所做的垂线，以经过该线的断层作为基线层面。

（三）矢状断层解剖基线

头部矢状断层解剖基线常采用正中矢状线，以正中矢状面为基线层面。

四、头部解剖学概要

（一）脑

脑包括四部分，即端脑、间脑、脑干和小脑。其中，脑干由上至下又分为中脑、脑桥和延髓（图1-1-3、图1-1-4）。

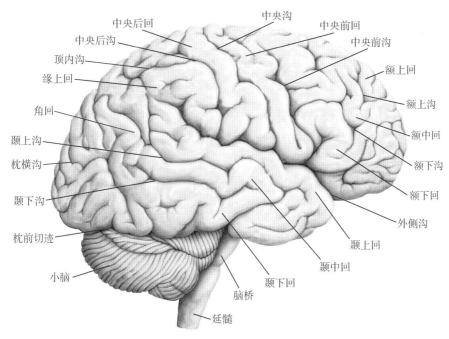

图1-1-3 脑的上外侧面

1.端脑

（1）端脑外形 端脑由左右两侧大脑半球构成。两侧半球间由大脑纵裂分隔，纵裂底部由胼胝体的横行纤维束连结两侧半球；大脑半球与小脑间由大脑横裂分隔。

大脑半球表面分布有深浅不同的脑沟及隆起的脑回，可作为分叶和定位的重要标志。每侧半球以三条深而恒定的脑沟分为额、顶、颞、岛、枕五个脑叶。外侧沟是大脑半球最深、最明显的沟，位于半球的上外侧面，自前下面向后上方斜行；中央沟位于半球的上外侧面，自半球上缘中点稍后方向前下方斜行，止于外侧沟上方；顶枕沟位于大脑半球内面的后部，由胼胝体压部后端向后上行转至上外侧面。

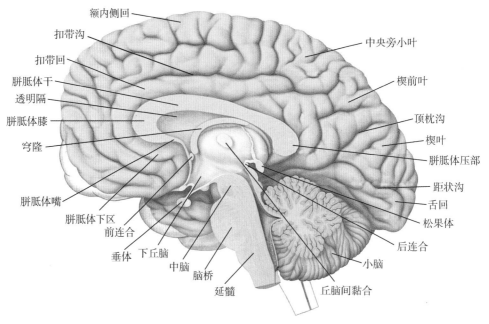

图 1-1-4　脑的内侧面

在大脑半球上外侧面，额叶居于外侧沟上方、中央沟之前，其后部为中央前回；顶叶居于外侧沟上方，中央沟与顶枕沟之间，其前部为中央后回；颞叶居于外侧沟下方；岛叶居于外侧沟底部，大致呈三角形，被额、顶、颞三叶所形成的岛盖掩盖；枕叶居于半球后部，顶枕沟后方，其内面有距状沟斜行通过。在半球内侧面，胼胝体和侧脑室下角底壁的外周，隔区（居于透明隔下部和下方）、扣带回、海马、海马旁回和齿状回等形成的结构，称为边缘叶。中央前回、中央后回上端延续至半球内侧面的部分称为中央旁小叶。

（2）端脑内部结构　此部分主要介绍大脑半球内部灰质和白质，侧脑室将在脑室部分详细叙述。

1）灰质　居于大脑半球基底部白质中的灰质核团称为基底核；分布于大脑半球表面的灰质称大脑皮质。

基底核包括尾状核、豆状核（苍白球、壳）、屏状核和杏仁体。尾状核与豆状核合称纹状体，二者在前端和腹侧面相互连结。苍白球又称旧纹状体，尾状核和壳又称新纹状体。尾状核头部膨大，突向侧脑室，形成侧脑室前角的外侧壁；尾部环绕于背侧丘脑稍外侧，向后下形成侧脑室下外侧壁，末端伸入颞叶与杏仁体相连。豆状核居于背侧丘脑外侧、岛叶深部，内侧邻内囊，外侧为外囊；豆状核由苍白球和壳构成，其内侧部为苍白球，外侧部为壳。屏状核为一薄层的灰质板，居于豆状核与岛叶皮质之间，其与豆状核之间的白质为外囊，与岛叶皮质之间的白质为最外囊。杏仁体又称杏仁核，居于侧脑室下角前端的前方、颞叶海马旁回沟的深面，与尾状核末端相连。

大脑皮质由神经元、神经胶质和穿行其间的神经纤维构成，为机体活动的最高中枢。躯体运动中枢，居于中央前回和中央旁小叶前部；躯体感觉中枢，居于中央后回和中央旁小叶后部；听觉中枢居于颞横回；视觉中枢居于枕叶距状沟周围；内脏活动中枢居于边缘叶。运动性语言中枢（说话中枢）居于优势半球（常为左侧半球）额下回后部；视觉性语言中枢（阅读中枢）居于角回；听觉性语言中枢居于颞上回后部；书写中枢居于额中回后部。

2）白质　主要由神经纤维组成。包括联络纤维、连合纤维和投射纤维三类。

联络纤维为联系同侧半球各叶、回的纤维。短纤维联系叶内各回，长纤维联系叶间各回。

连合纤维为连接左右半球皮质的纤维，包括胼胝体、前连合和穹隆。胼胝体居于大脑半球纵裂底部，是大脑半球中最大的连合纤维，在正中矢状面上呈弓状白质带，由前向后分为嘴、膝、干和压部四部分。这些神经纤维向两侧半球内辐射，连接双侧额、顶、颞、枕叶，形成额钳（膝部纤维）、枕钳（压部纤维），并参与组成半卵圆中心。前连合为穹隆前方横行纤维束，居于穹隆柱前方，连接两侧嗅球、颞叶、海马、杏仁体。穹隆为弓状纤维束，起自海马，向后上移行为穹隆脚，再向前上贴胼胝体下面前行，在中线两侧靠拢并行为穹隆体，穹隆体至室间孔上方为穹隆柱，止于下丘脑乳头体。其部分纤维越过中线至对边，称为穹隆连合。

投射纤维是联系大脑皮质与皮质下各中枢的上、下行纤维，包括内囊、外囊和最外囊。其中绝大部分投射纤维穿经内囊，少部分经外囊和最外囊。内囊为居于尾状核、豆状核与背侧丘脑之间的宽厚白质层，由前向后分为内囊前肢、内囊膝和内囊后肢三部分，各部分均有重要纤维束通过。内囊后肢受损可导致"三偏综合征"，即偏麻、偏瘫、偏盲。

半卵圆中心为大脑半球深部、侧脑室顶部的层面内的白质区，主要由胼胝体向大脑半球内辐射的连合纤维、经内囊的投射纤维以及部分联络纤维构成，在横断层上呈半卵圆形。半卵圆中心至大脑皮质的投射纤维呈辐射状分布，称为辐射冠。

2.间脑 间脑居于中脑上方，两侧大脑半球之间，分为五个部分：背侧丘脑、上丘脑、下丘脑、后丘脑和底丘脑。

（1）背侧丘脑 居于第三脑室与内囊膝和内囊后肢之间，双侧背侧丘脑借丘脑间黏合连接。其内侧构成第三脑室侧壁，上方有侧脑室脉络丛附着及穹隆弯过，向下借底丘脑与中脑相接。

（2）上丘脑 居于第三脑室后上方，由丘脑髓纹、缰三角、缰连合及松果体构成。松果体为一椭圆形小体，居于背侧丘脑的后上方，两上丘脑间的浅凹内，凭借细柄与第三脑室顶的后部相连。松果体一般自7~8岁后开始退化，正常成人松果体常出现生理性钙化，CT检查时表现为第三脑室后方高密度影。

（3）后丘脑 居于丘脑枕外下方，包括内侧膝状体和外侧膝状体。

（4）底丘脑 居于间脑和中脑被盖的过渡区，内含底丘脑核、部分红核、黑质。

（5）下丘脑 包括垂体与漏斗、视交叉、灰结节、乳头体及终板等。垂体居于垂体窝内，呈圆形或椭圆形，其上表面多凹陷或平坦。垂体上邻视交叉，下邻蝶窦，故垂体病变向上增大可压迫视交叉神经出现视觉障碍，向下侵犯可破坏鞍底骨质结构并累及蝶窦。垂体两侧与海绵窦相邻，故垂体瘤向外扩展可累及窦内的颈内动脉或脑神经。灰结节与乳头体居于视交叉后方。

3.脑干 脑干由下至上分为延髓、脑桥、中脑三部分。

（1）延髓 居于脑桥与脊髓之间，形似倒置圆锥。其腹侧面正中有前正中裂，裂的上部两侧纵行隆起为锥体，下部为锥体交叉。锥体外侧卵圆形隆起为橄榄。橄榄前沟有舌下神经的根丝附着，橄榄后沟自上而下有舌咽神经、迷走神经和副神经的根丝附着。延髓背侧面后正中沟两侧由内向外分别为薄束结节和楔束结节。

（2）脑桥 居脑干中部，腹侧面称为脑桥基底部，其中线上有纵行的基底沟，容纳基底动脉。腹侧面下缘与延髓之间为延髓脑桥沟，沟中由内向外依次有展神经、面神经、前庭蜗神经附着；腹侧面外侧逐渐变窄，移行为小脑中脚，此处有三叉神经根附着。

（3）中脑 腹侧面有粗大的柱状结构为大脑脚，两脚之间的凹陷为脚间窝，内有动眼神经穿出；背侧面为上丘和下丘，合称四叠体，下丘的下方有滑车神经穿过。大脑脚和四叠体是中脑断层解剖的特征结构。中脑水管为连通第三脑室与第四脑室的细长管道，居于中脑背侧面。

4.小脑 小脑居于颅后窝，延髓和脑桥的后方，由中间的蚓部和两侧小脑半球组成，借上、中、下三对小脑脚与脑干相连。小脑表面的沟、裂可作为识别小脑叶的标志，MRI扫描可清晰显示。原裂居于小脑上面的前部，自小脑蚓斜向前外，其前方为小脑前叶，后方为后叶。水平裂居于小脑上面的后部，呈水平走行，其前方为上半月叶，后下方为下半月叶。小脑半球下面小脑蚓两侧向下伸出舌状突起，称为小脑扁桃体，邻近枕骨大孔。当颅脑外伤或颅内肿瘤等疾病导致颅内压增高时，小脑扁桃体可嵌入枕骨大孔，形成小脑扁桃体疝，压迫延髓危及生命。

（二）脑室

脑室系统包括双侧侧脑室、第三脑室、第四脑室及起连通作用的室间孔、中脑水管（图1-1-5），此外，尚有发育变异的第五脑室、第六脑室。脑室内充满脑脊液，由脉络丛产生，在CT与MRI图像上表现为典型的液体密度或信号，容易辨识。

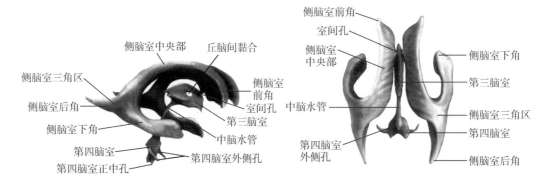

图1-1-5　脑室系统

1.侧脑室　侧脑室居于大脑半球内，左右各一，为脑室系统中最大者，借室间孔与第三脑室相通。侧脑室形态不规则，大致呈弧形包绕在尾状核周围，由前向后再向下依次为前角、中央部、后角、下角。

（1）前角　居室间孔之前的部分，伸入额叶，冠状面呈三角形；其前端至胼胝体膝后方，内侧以透明隔前部为界，上方以胼胝体为界，底为尾状核头。

（2）中央部　居室间孔与胼胝体压部之间的部分，伸入顶叶，呈狭长的水平裂隙；其顶为胼胝体，底为尾状核、背侧丘脑上面、脉络丛和穹隆，内侧壁为透明隔后部。

（3）后角　伸入枕叶，其顶和外侧壁为胼胝体，底为枕叶髓质，内侧壁上有两个纵行隆起，上方的称后角球，由胼胝体压部向枕叶放射的纤维形成，下方的称禽距，由距状沟前部皮质内陷形成。后角长度存在较大变异，左右常不对称，有时发育不全，甚至缺如。

（4）下角　最长，在背侧丘脑后下方弯向下向前伸入颞叶，呈裂隙状；其外侧壁为胼胝体，顶由胼胝体、尾状核尾、终纹和杏仁体构成，底为海马伞、海马和侧副隆起等。

侧脑室下角后部与后角汇合处呈三角形，称侧脑室三角区。侧脑室脉络丛位于三角区、中央部和下角，经室间孔与第三脑室脉络丛相连。

2.第三脑室　第三脑室为两侧间脑之间的狭窄腔隙，呈矢状位；其前壁为前连合和终板；后壁为上丘脑，由上至下分别为缰连合、松果体和后连合；顶为软脑膜及其血管与室管膜上皮共同组成的脉络组织，并突入室腔形成第三脑室脉络丛，前端在室间孔处与侧脑室脉络丛相连接；底为下丘脑，由前向后依次为视交叉、漏斗、灰结节和乳头体；侧壁由背侧丘脑和下丘脑构成。第三脑室腔向下延伸入终板与视交叉之间形成视隐窝，延伸入漏斗形成漏斗隐窝，延伸入松果体柄处形成松果体隐窝，延伸入松果体上方形成松果体上隐窝。第三脑室借室间孔与前上方的侧脑室相通，借中脑水管与后下方第四脑室相通。

3.第四脑室　第四脑室居延髓、脑桥与小脑之间，形似帐篷，其前下方为延髓和脑桥，后上方为小脑；底为菱形窝，顶朝向小脑，顶的前部为小脑上脚和前髓帆，后部为后髓帆和第四脑室脉络组织。第四脑室向上经中脑水管与第三脑室相通，向下与脊髓中央管相通；两个外侧角突向小脑与脑干之间，形成小脑外侧隐窝。在脑桥小脑角处，小脑外侧隐窝末端开口，形成外侧孔；在靠近菱形窝下角处有正中孔。第四脑室借外侧孔和正中孔通向蛛网膜下腔。

4.第五脑室　第五脑室居于两侧透明隔之间，又称透明隔间腔，为发育变异。其前壁为胼胝体膝，上壁为胼胝体体部，后壁为穹隆柱，下壁为胼胝体嘴和前连合。此脑室一般不与其他脑室相通。该脑室有时形成囊肿阻塞室间孔而致脑脊液循环受阻，引起颅内压增高。

5.第六脑室　第六脑室居于胼胝体压部与穹隆连合之间，第五脑室后方，又称Verga腔或穹隆脑室，亦为发育变异。第六脑室很少单独存在，常与第五脑室并存并相互交通。此室过度扩大亦可导致脑脊液循环受阻，引起颅内压增高。

（三）脑的被膜

脑的表面由外向内依次有硬脑膜、脑蛛网膜和软脑膜，形成颅内多个重要结构。

1.硬脑膜　硬脑膜坚韧有光泽，由内、外两侧构成，内层坚厚，外层即颅骨外膜。硬脑膜在颅缝、颅底处与颅骨结合紧密，在颅盖处与颅骨结合较疏松，故颅底骨折常致其撕裂；而硬膜外血肿常发生于颅顶处，范围较局限，呈梭形或凸透镜形，一般不跨越颅缝。在某些部位，硬脑膜两层之间形成静脉窦。此外，硬脑膜还形成一些板状突起，伸入脑各部之间。大脑镰、小脑幕、小脑镰、鞍膈、硬脑膜窦均为硬脑膜形成的结构（图1-1-6）。

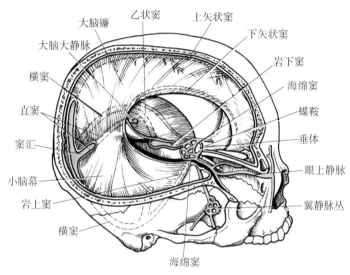

图1-1-6　硬脑膜与硬脑膜窦

（1）大脑镰　呈镰刀状，居于大脑纵裂内，分隔两侧大脑半球。其前端附着于鸡冠，后端在中线上与小脑幕相连，连接处形成直窦，下缘于胼胝体上方游离。在大脑镰上、下方分别有上、下矢状窦。

（2）小脑幕　居于颅后窝，分隔大脑半球枕叶与小脑半球，形似帐篷，构成颅后窝的顶。其前内侧缘游离称幕切迹，与鞍背围成小脑幕孔，中脑恰经此孔；前外缘附着于颞骨岩部上缘和前床突；后外缘附着于横窦沟。幕上病变引起颅内压增高时，可致海马旁回和钩受压移位至小脑幕切迹，形成小脑幕切迹疝，压迫动眼神经和大脑脚。小脑幕在横断层图像上随层面不同而表现为不同形态，可呈"Y"或"八"字形。

（3）小脑镰　居正中矢状位，为小脑幕后下缘伸入小脑两半球之间的镰状隔膜。

（4）鞍膈　居于蝶鞍上方，分隔蝶鞍与颅腔，为颅底的硬脑膜覆盖在垂体窝上方形成。膈孔为鞍膈中央的小孔，垂体柄经过此孔。

（5）硬脑膜窦　由分开的两层硬脑膜衬以内皮细胞构成，窦壁无平滑肌，故不能舒、缩，损伤后止血困难，易形成颅内血肿。主要包括上矢状窦、下矢状窦、直窦、横窦、乙状窦、海绵窦。

1）上矢状窦　居大脑镰上缘，前起于盲孔，后止于窦汇。

2）下矢状窦　居大脑镰的下缘，距镰的游离缘约1cm，向后汇入直窦。

3）直窦 居小脑幕与大脑镰连接处，由大脑大静脉与下矢状窦汇合而成，向后与上矢状窦汇合为窦汇。

4）横窦 居枕骨的横窦沟内，左右各一，为小脑幕后外侧缘附着处。横窦由窦汇向两侧延续而成，继续向外延续为乙状窦。

5）乙状窦 居乙状窦沟内，左右各一，内侧续于横窦，向前下在颅底颈静脉孔处延续为颈内静脉。

6）海绵窦 居蝶鞍两侧，左右各一，为两层硬脑膜间不规则的腔隙，内有结缔组织分隔成海绵状。两侧海绵窦经前、后海绵间窦相连。海绵窦向前至眶上裂内侧部，向后至颞骨岩部尖端，上壁毗邻额叶，下壁毗邻蝶窦，内侧紧靠蝶鞍，外侧与颞叶相邻。动眼神经、滑车神经、三叉神经的眼支与上颌支经海绵窦外侧壁，展神经及颈内动脉穿经海绵窦内侧壁。

2.脑蛛网膜 脑蛛网膜薄而透明，无血管和神经，其与硬脑膜间的潜在腔隙为硬膜下隙，与软脑膜间腔隙为蛛网膜下隙。蛛网膜在脑的某些沟、裂处扩大形成蛛网膜下池，亦称脑池。个体差异较大，相邻池间无明显界限，彼此相通。重要的蛛网膜下池有小脑延髓池、桥池、脑桥小脑角池、脚间池、四叠体池、鞍上池等。CT及MRI扫描均可较好地显示脑池。

（1）小脑延髓池 亦称枕大池，居于延髓背面，小脑扁桃体下方，为脑池中最大者。此池向前与第四脑室相通，向下与脊髓的蛛网膜下隙相通。小脑镰将小脑延髓池分为左、右两部分。

（2）桥池 居于脑桥腹侧面与枕骨斜坡之间，其内有基底动脉通过。此池向上通脚间池，向外后通脑桥小脑角池。

（3）脑桥小脑角池 居于颞骨岩部与小脑中脚和小脑半球之间，其内有面神经和前庭蜗神经通过。此池向前内侧通桥池，向后下通小脑延髓池。该区为前庭蜗神经纤维瘤的好发部位，患者常出现听力障碍、神经受压和小脑受损的临床表现。

（4）脚间池 居于两侧大脑脚之间，其内有动眼神经和大脑后动脉通过。

（5）四叠体池 居于中脑上丘、下丘背侧面与小脑蚓部前缘之间。此池向上通大脑大静脉池。

（6）交叉池 居于视交叉前方、蝶鞍上方，其内有大脑前动脉和前交通动脉。

（7）环池 在中脑外侧连接于四叠体池和脚间池之间，其内有大脑后动脉、小脑上动脉、脉络丛前、脉络丛后动脉、基底动脉和滑车神经。

（8）鞍上池 为影像学名词，居于蝶鞍上方，是交叉池、脚间池、桥池在横断层影像上的共同显影。其内有视交叉、视束、漏斗、乳头体、动眼神经等结构。由于体位和扫描基线不同，鞍上池在横断层上可呈六角形、五角形或四角形表现。六角形鞍上池为视交叉池与脚间池的共同显影，向前与大脑纵裂池延续，向前外侧与大脑外侧窝池延续，向后外侧与环池延续，后角为脚间池；其毗邻关系为：前方为额叶直回，后方为大脑脚，两侧为钩。五角形鞍上池常为交叉池与桥池的共同显影。四角形鞍上池常见于扫描层面较高且环池不显示时。

（9）大脑外侧窝池 居于额、顶、颞、岛叶之间的大脑外侧沟处。其内有大脑中动脉及其分支、大脑中浅静脉通过。

3.软脑膜 软脑膜为紧贴脑表面的薄膜，富含血管，深入脑沟、裂内。在脑室的一些部位，软脑膜夹带着血管及室管膜上皮形成脉络组织并突入脑室内，形成脉络丛。软脑膜亦对脑起着重要的营养作用。

（四）脑血管

1.脑的动脉 脑的动脉血供源自颈内动脉和椎-基底动脉。以顶枕沟为界，大脑前2/3和部分间脑由颈内动脉供血，大脑后1/3、部分间脑、脑干、小脑由椎-基底动脉供血。颈内动脉系和椎-基底动脉系在脑底面吻合成Willis环。

（1）颈内动脉系

1）颈内动脉的行径及分段　颈内动脉在第4颈椎高度起自颈总动脉，自颈部向上经颈动脉管外口入颅。Bouthillier分段法依据颈内动脉的邻近结构及行径将其分为颈段（C_1）、岩段（C_2）、破裂孔段（C_3）、海绵窦段（C_4）、床突段（C_5）、眼段（C_6）和交通段（C_7）七段。

颈段为颈内动脉起始部至颈动脉管外口之间的部分，亦称颅外段，此段一般无分支；岩段为自颈动脉管外口至破裂孔后缘的部分，该段主要居于颞骨岩部颈动脉管内；破裂孔段居于破裂孔垂直管内，向上进入海绵窦，止于岩舌韧带上缘；海绵窦段居海绵窦内，走行曲折；床突段其短，长度4~6mm；眼段发出眼动脉，入眶供应视器；交通段发出后交通动脉，参与构成Willis环。海绵窦段、床突段和眼段合称虹吸部，呈"U"或"V"形弯曲，是动脉粥样硬化的好发部位。

2）颈内动脉的分支　颈内动脉最主要的分支为大脑前动脉和大脑中动脉。

大脑前动脉发出后向前内侧走行，双侧大脑前动脉在视交叉前方或上方借前交通动脉与相连，继而转向后上进入大脑纵裂，沿胼胝体背侧后行。大脑前动脉依行径可分为水平段、垂直段、膝段、胼周段及终段五段。大脑前动脉的皮质支主要分布于顶枕沟以前的大脑半球内侧面、额叶底面的一部分和额、顶叶上外侧面的上部；大脑前动脉的中央支亦称内侧豆纹动脉，供应豆状核前部、尾状核头、内囊前肢和下丘脑等。

大脑中动脉为颈内动脉的直接延续，横过前穿质进入大脑外侧沟，并向外上方行于岛叶表面。此动脉是颈内动脉分支中最粗大的一支。大脑中动脉依其行径可分为水平段、脑岛段、岛盖段和终末段四段。大脑中动脉的皮质支沿外侧沟分布于大脑半球上外侧面的大部分和岛叶；大脑中动脉的中央支亦称外侧豆纹动脉，主要供应豆状核、尾状核、内囊膝和后肢，是脑出血的好发部位，又称脑出血动脉。

（2）椎-基底动脉系

1）椎动脉　起自锁骨下动脉第一段，穿第6~1颈椎横突孔上行，经枕骨大孔入颅，在蛛网膜下隙沿延髓斜向内上走行。两侧椎动脉在延髓脑桥沟平面汇合为基底动脉。椎动脉在颅外无分支，在颅内的分支包括：脑膜支、脊髓前动脉、脊髓后动脉、延髓动脉、小脑下后动脉。小脑下后动脉分布于小脑下后部、延髓后外侧部，行程长且弯曲，易发生动脉栓塞。

2）基底动脉　由左、右椎动脉合成，经脑桥基底沟上行至脑桥上缘，分为左、右大脑后动脉。其他分支有：小脑下前动脉、迷路动脉、脑桥动脉和小脑上动脉。大脑后动脉为基底动脉的终末支，借后交通动脉与颈内动脉相连，参与构成Willis环。大脑后动脉跨越动眼神经上方，经脚间池绕大脑脚后行至小脑幕上，经胼胝体压部下方进入距状沟，分为距状沟动脉和顶枕动脉。大脑后动脉的皮质支分布于大脑颞叶底面和内侧面及枕叶；大脑后动脉中央支营养中脑、背侧丘脑、下丘脑等。

（3）Willis环　即大脑动脉环，位于大脑底部、蝶鞍上方，环绕视交叉、灰结节和乳头体等，由一条前交通动脉和两侧颈内动脉末段、大脑前动脉起始段、后交通动脉及大脑后动脉组成，该环将两侧颈内动脉系与椎-基底动脉系连通起来，对脑血液供应的调节和代偿起重要作用。影像学上利用MRA可充分显示大脑动脉环。

2.脑的静脉　脑的静脉分为浅、深两群，注入硬脑膜窦回流至颈内静脉。

（1）大脑浅静脉　分布于大脑半球表面，收集大脑皮质及其邻近髓质的静脉血。从皮质穿出的小静脉吻合成软脑膜静脉网，再汇集成较大的静脉，穿经软脑膜和蛛网膜下隙注入硬脑膜窦。大脑浅静脉按位置划分为大脑上静脉、大脑中静脉和大脑下静脉。

大脑上静脉居外侧沟上方，收集大脑背外侧面和内侧面血液，注入上矢状窦；大脑中静脉居外侧沟内，收集大脑外侧面血液，注入海绵窦；大脑下静脉居外侧沟以下，收集大脑半球外侧面下部和半球下面的血液，注入上矢状窦、海绵窦和横窦。

（2）大脑深静脉　收集脑深部髓质、基底核区及脑室旁的静脉血，从周围流向中央，最终汇成一条大脑大静脉，注入直窦。

大脑大静脉居胼胝体后下方，由左、右大脑内静脉汇合而成，为一条粗短的静脉干，壁薄而脆，易破裂出血，与下矢状窦共同汇入直窦。

3.基底静脉环　又称脑底静脉环，居脑底下方、Willis环偏后方，其前方由前交通静脉连接左、右大脑前静脉，后方由后交通静脉连接左、右大脑脚静脉，两侧为左、右基底静脉共同连接而成。基底静脉环与Willis环均为颅内血管瘤的好发部位。

（五）面部

1.眶区　眼眶呈底向前外、尖向后内的四棱锥形，内容纳眼球及眼副器。眼球居眼眶前部，其后方经视神经与间脑相连。眼球由眼球壁及其内容物组成，眼球壁外层为角膜与巩膜，中层为虹膜、睫状体与脉络膜，内层为视网膜。眼球内容物包括房水、晶状体和玻璃体。眼球与眼副器主要由眼动脉供血，经眼上、眼下静脉回流入海绵窦。

2.鼻区　包括鼻腔与鼻旁窦。鼻腔居于面部中央，双侧眼眶与双侧上颌窦之间，由鼻中隔分为左、右两部分。鼻甲附着于鼻腔外侧壁，由上至下分别有上、中、下三对鼻甲。鼻旁窦包括额窦、上颌窦、筛窦及蝶窦。额窦为额骨内的含气腔隙，开口于中鼻道；上颌窦居上颌骨体内，开口于中鼻道；筛窦居筛骨迷路内，为多个蜂窝状小房，前、中组筛窦开口于中鼻道，后组筛窦开口于上鼻道；蝶窦居蝶骨体内，开口于蝶筛隐窝。

3.耳区　耳由外向内依次分为外耳、中耳和内耳三部分。外耳包括耳廓、外耳道与鼓膜三部分。中耳包括鼓室、咽鼓管及乳突窦和乳突小房，咽鼓管是鼓室向前与鼻咽部连接的通道。内耳居于颞骨岩部内，包括骨迷路与膜迷路两套管道。内耳道为颞骨岩部内的骨性通道，有前庭蜗神经和面神经通过。

4.腮腺　腮腺整体呈不甚规则的楔形，以下颌支为界分为深部与浅部。其前方与咬肌、下颌支、翼内肌相邻，后方与乳突、胸锁乳突肌相邻。腮腺深面有颈内动脉、颈内静脉走行。

五、头部结构的断层解剖学特点

（一）头部横断层的识别

头部横断层大致分为上、中、下三部分。上部为胼胝体干出现以上的断层，大脑镰居大脑纵裂内，分隔左右大脑半球；大脑半球内可辨别中央沟、中央前沟、中央后沟、顶枕沟等；可观察到上矢状窦、中央旁小叶、半卵圆中心等结构的位置、形态；中部为胼胝体干出现至侧脑室消失的断层，由胼胝体联系两侧大脑半球；大脑半球内可辨别外侧沟、顶枕沟、侧副沟等；可观察到胼胝体、基底核区、侧脑室、第三脑室、脑干等结构的位置、形态；下部为侧脑室以下的断层，大脑结构逐渐缩小至消失，可显示小脑半球、颅底骨结构。

（二）脑的主要沟、回在断层上的识别

1.中央沟与中央前、后回　中央沟为额叶、顶叶分界线，识别中央沟对确认脑叶、脑回有重要意义。横断层上识别中央沟的主要依据有：大部分中央沟为一不被中断的沟；中央沟较深，自脑断面外缘中份向后内侧延伸，并常有中央前沟、中央后沟与之伴行；一般中央前回皮质厚于中央后回；中央前沟与额上沟形成"T"字形；中央后沟与顶内沟形成"J"字形。中央沟前后方的脑回分别为中央前回与中央后回，通常中央前回宽、厚，中央后回较窄、薄。

2.外侧沟与额、颞、顶、岛叶　外侧沟是大脑半球最深、最明显的沟，居半球外侧面中部，依走行方向分为水平支和升支两部分。水平支呈内外走向，居颞叶与额叶或顶叶之间。在横断层上升支呈前后走向，岛叶居外侧沟深面；冠状断层上升支呈上下走向，其内侧为岛叶，外侧为额叶和颞叶。

3.**顶枕沟及楔叶、楔前叶**　在横断层上，顶枕沟为大脑半球内侧面自内向外横行的深沟，居胼胝体后方；此沟为顶叶和枕叶的分界线。顶枕沟的前方为楔前叶，后方为楔叶。

（三）头部的重要层面

1.**经中央旁小叶的层面**　中央旁小叶包绕在中央沟内侧端周围。此平面亦可见中央沟、中央前沟、中央后沟，可借助中央沟区分额叶与顶叶。

2.**经内囊的层面**　此层面出现基底核区，可区分尾状核、豆状核、背侧丘脑、屏状核、内囊、外囊诸结构；亦可见侧脑室与第三脑室，侧脑室前角呈倒"八"字形，经室间孔与第三脑室相连。大脑外侧面出现外侧沟，借此沟在该层面可明确区分岛叶、颞叶、额叶。

3.**经视交叉的层面**　此层面出现视交叉、鞍上池、脑干，亦可显示Willis环的部分结构。视交叉居于中线，与左右视神经相连，其后方为漏斗，左右两侧为颈内动脉延续为大脑中动脉处，并可见大脑中动脉水平段向外侧窝池走行。此断层可见中脑或脑桥，可识别中脑水管、四叠体池或基底静脉、第四脑室等结构。

六、头部结构的断层影像学表现

（一）CT断层表现

1.**CT平扫**　正常脑CT平扫（图1-1-7）。

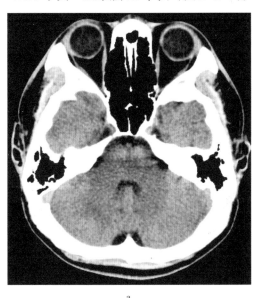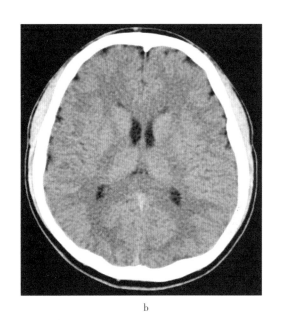

a　　　　　　　　　　　　　　　b

图1-1-7　正常脑CT平扫

a.经脑桥的横断层　b.经内囊膝的横断层

（1）脑实质　CT平扫可区分皮质及髓质，皮质的密度略高于髓质。大脑髓质深部的灰质核团，密度近似皮质，在CT图像上可清晰显示。尾状核头居侧脑室前角外侧，外部沿背侧丘脑外侧面向后下行走。背侧丘脑居第三脑室左、右两侧。豆状核居尾状核与背侧丘脑的外侧，呈楔形，由内向外分别为苍白球和壳核。屏状核居豆状核外侧近岛叶皮质处，呈带状。内囊为髓质结构，居尾状核、丘脑与豆状核之间，分为前肢、膝部和后肢三部分。外囊为屏状核和豆状核之间的窄带状髓质结构。

（2）含脑脊液腔隙

1）脑室系统　包括双侧侧脑室、第三脑室和第四脑室，内含脑脊液，呈均匀水样密度。双侧侧脑室对称，分为前角、中央部、后角、下角和三角区。

2）蛛网膜下腔　包括脑池、脑沟与脑裂，内含脑脊液，呈均匀水样密度影。脑池包括鞍上池、环池、小脑延髓池、脑桥小脑角池、大脑外侧窝池、四叠体池和大脑纵裂池等；鞍上池易识别，居蝶鞍上方，在横断层图像上呈多角形低密度，因扫描层面的差异可出现四角形、五角形、六角形等表现。

（3）颅骨与空腔 颅骨呈明显高密度，在CT骨窗颅底层面可见低密度的颈静脉孔、卵圆孔、破裂孔等。乳突气房及各鼻旁窦内气体呈明显低密度。

2.增强扫描 由于血脑屏障的存在，正常脑实质仅轻度强化，脑内血管明显强化，垂体、松果体及硬脑膜因无血脑屏障亦明显强化。

📖 知识拓展 　　　　　　　　　颅内生理性钙化

颅内钙化表现为CT图像上的高密度影，通常CT值高于100Hu，需注意鉴别病理性与生理性钙化。病理性钙化常见于脑肿瘤、感染性疾病、血管性疾病等，钙化形态、范围与病变密切相关；生理性钙化大小、形态与部位相对固定。

颅内生理性钙化主要包括：

1.松果体与缰连合钙化 松果体钙化为最常见的生理性钙化之一，约75%成年人可见到此钙化。缰连合钙化居松果体前方，第三脑室后方，可与松果体钙化共同显影。需注意观察此二者钙化是否偏离中线，钙化直径是否超过1cm。

2.脉络丛钙化 常见于侧脑室三角区，亦为最常见的生理性钙化之一。需注意观察此钙化的位置，若发生移位提示局部占位性病变。

3.硬脑膜钙化 大脑镰钙化较多见，常呈线状，见于老年人。

4.基底节钙化 以苍白球钙化最常见，多见于中老年人，通常双侧对称。

5.其他生理性钙化 小脑齿状核钙化、床突间韧带钙化等。

（二）MRI断层表现

1.MRI平扫 常规行横断位T_1WI与T_2WI检查，必要时加行冠状位和（或）矢状位成像。T_1WI显示解剖结构较好，T_2WI对发现病变较敏感（图1-1-8）。

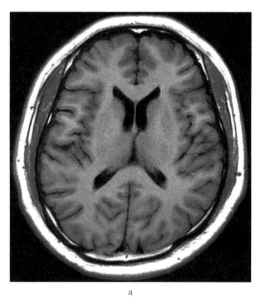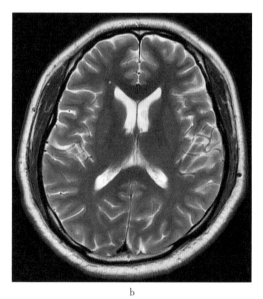

a　　　　　　　　　　　　　　　　　b

图1-1-8　正常脑MRI平扫

a.T_1WI　b.T_2WI

（1）脑实质 脑髓质与皮质结构不同，MRI平扫可清晰分辨。脑髓质T_1和T_2值较短，故T_1WI髓质信号稍高于皮质，T_2WI信号则稍低于皮质。脑内灰质核团如尾状核、豆状核等MRI

信号亦与皮质相似。

（2）含脑脊液结构　脑室系统与蛛网膜下腔内均含脑脊液，呈均匀一致的液体信号，T_1WI为低信号，T_2WI显示为高信号，水抑制序列（FLAIR）呈低信号。

（3）颅骨与空腔　颅骨内外板、颅内钙化和脑膜组织的含水量和氢质子含量很少，T_1WI和T_2WI均呈低信号。颅骨板障与皮下脂肪组织在T_1WI及T_2WI均为高信号。乳突气房及鼻旁窦内气体无信号。

（4）血管　由于血液的"流空效应"，脑血管结构可直接显示。血流速度较快的血管在T_1WI和T_2WI均呈低信号；当血流缓慢时则呈较高信号。

（5）颅神经　高场MRI可显示颅神经。T_1WI呈等信号。

2.增强扫描　脑组织的强化情况与CT相似（图1-1-9）。

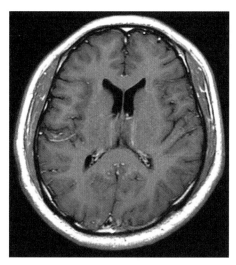

图1-1-9　正常脑MRI增强扫描

课堂互动

在MRI颅脑检查中，为更好地观察病灶范围及其与周围正常脑组织之间的信号差别等特征，常需进行MRI增强扫描。增强的方法为经静脉注入顺磁性对比剂如Gd-DTPA之后在特定时间进行扫描。

学生思考： 1.增强扫描后，病灶可出现哪些强化程度及强化形式？

2.增强扫描后，病灶是否强化及强化程度与哪些因素有关？

教师解答： 病灶强化程度可分为无强化、轻度强化、中等强化、明显强化等；强化形式可为均匀强化、不均匀强化、环形强化等。病灶是否强化以及强化程度与局部血脑屏障的破坏程度及病变组织的血供情况有关。

第二节　头部横断层解剖及影像

头部横断层解剖常用基线包括上眶耳线、眦耳线或眶耳线、Reid基线、听鼻线与听口线。本节头部横断层标本以听鼻线为基线，选取了19幅横断层解剖图像；而MRI图像是采用临床常用基线－眦耳线扫描所得。

一、经上矢状窦的横断层

上矢状窦是此断层的重要结构。上矢状窦为硬脑膜静脉窦，位于大脑镰上缘内，在此断层上上矢状窦位于中线，呈前细后粗的长条状管腔。上矢状窦的两侧为大脑实质，出现额上回。大脑上静脉收集大脑半球上外侧面和内侧面上部的静脉血，汇入上矢状窦，在神经外科手术时

PPT

医药大学堂
WWW.YIYADXT.COM

极易受损出血。

此断层颅骨部分主要为额骨和顶骨，内板、板障和外板分层清晰，额骨与顶骨之间可见冠状缝，在后方正中线上可见矢状缝。颅骨外为头皮，由皮肤、浅筋膜和帽状腱膜构成（图1-2-1）。

二、经中央旁小叶的横断层

中央旁小叶、扣带回、大脑镰、中央沟是此断层的重要结构。此断层两侧大脑半球较上一断层增大，中央沟、额上沟出现。

大脑半球内侧面由前向后依次出现额内侧回、扣带回、中央旁小叶。中央旁小叶包绕中央沟内侧端周围，是中央前回、中央后回上端移行于内侧面的部分。大脑镰居于两侧大脑半球之间，其前后端连接呈三角形的上矢状窦断面；当发生上矢状窦血栓时，影像学增强扫描常出现三角形区中心不强化现象，称为"空三角征"。

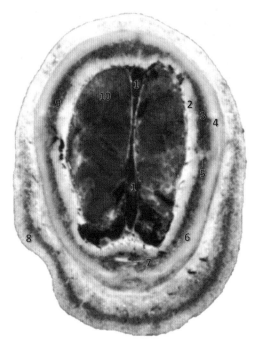

a

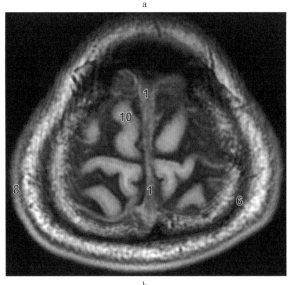

b

图1-2-1　经上矢状窦的横断层

a.断层标本　b.MRI T₁WI图像

1.上矢状窦　2.内板　3.板障　4.外板　5.冠状缝　6.顶骨　7.矢状缝　8.头皮　9.额骨　10.额上回

大脑半球外侧面由前向后依次为额上回、额中回、中央前回、中央后回、顶上小叶。额上回与额中回之间借额上沟分界。中央沟在大脑半球外侧面中份略偏后位置出现，自前外侧面向后内延续，其前方和后方分别可见与之平行的中央前沟和中央后沟。中央沟前后为中央前回和中央后回，中央前回较中央后回厚。中央后回后方出现顶上小叶（图1-2-2）。

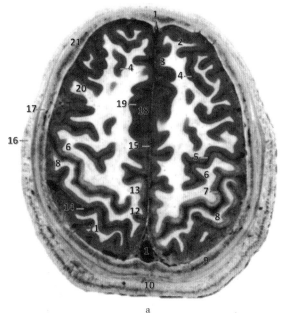

a

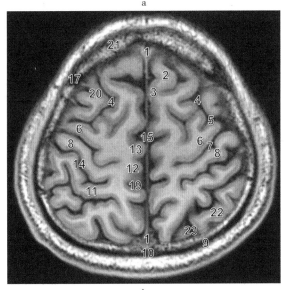

b

图1-2-2　经中央旁小叶的横断层

a.断层标本　b.MRI T₁WI图像

1.上矢状窦　2.额上回　3.额内侧回　4.额上沟　5.中央前沟　6.中央前回　7.中央沟　8.中央后回

9.顶骨　10.矢状缝　11.顶上小叶　12.中央旁小叶后部　13.中央旁小叶前部　14.中央后沟　15.大脑镰

16.帽状腱膜　17.冠状缝　18.扣带回　19.扣带沟　20.额中回　21.额骨　22.顶下小叶　23.顶内沟

三、经半卵圆中心的横断层

半卵圆中心、胼胝体干、顶枕沟、中央沟是此断层的重要结构。大脑半球内见广泛的髓质区，称为半卵圆中心，由三种纤维构成，即连合纤维、联络纤维、投射纤维（呈放射状，称辐射冠）。半卵圆中心的髓质纤维主要为有髓纤维，在CT图像上为稍低密度，在MRI T₁WI图像上呈高信号。脑内的脱髓鞘疾病如肾上腺脑白质营养不良、多发性硬化等常发生在该区域。

微课

　　此断层上大脑镰被胼胝体干阻断为前后两段，大脑半球内侧面可见胼胝体干居于中部，其前后方均有扣带回及扣带沟。顶枕沟居于大脑半球内侧面后部，由后内向前外延伸向半卵圆中心，其前方为楔前叶，后方为楔叶。

　　大脑半球外侧面前部可见额上回居额上沟前方，额中回居额上、下沟之间。中央沟居于大脑半球外侧面中份，其前方和后方分别为大致与其平行走行的中央前沟和中央后沟。顶内沟为中央后沟向后的延伸，其前外侧为顶下小叶，后内侧为顶上小叶。

　　中央沟为额叶与顶叶的分界线，在断层图像上准确辨认中央沟对确认脑叶、沟、回有重要意义。在横断层图像上，中央沟有以下特征：中央沟居于大脑半球外侧面中份；中央沟较深，多不中断；中央前沟、中央后沟与中央沟几乎平行走行；一般中央前回厚度大于中央后回（图1-2-3）。

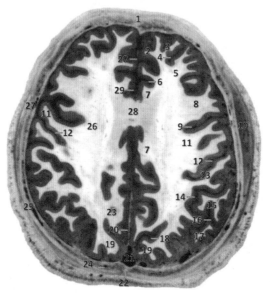

a

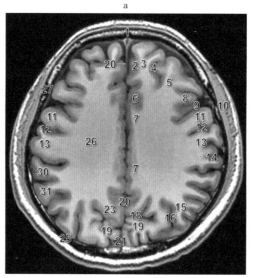

b

图1-2-3　经半卵圆中心的横断层

a.断层标本　　b.MRI T₁WI图像

1.额骨　2.额内侧回　3.额上回　4.额上沟　5.额中回　6.扣带沟　7.扣带回　8.额下回　9.中央前沟
10.颞肌　11.中央前回　12.中央沟　13.中央后回　14.中央后沟　15.顶下小叶　16.顶内沟　17.顶上小叶
18.顶枕沟　19.楔叶　20.大脑镰　21.上矢状窦　22.矢状缝　23.楔前叶　24.板障静脉　25.顶骨
26.半卵圆中心　27.冠状缝　28.胼胝体干　29.大脑前动脉　30.缘上回　31.角回

四、经侧脑室中央部的横断层

侧脑室中央部、胼胝体干、尾状核体是此断层的重要结构。与上一断层相比，该断层出现了侧脑室中央部及尾状核体部。侧脑室中央部呈"八"字形居于中线两旁，其上内侧壁为胼胝体干，下外侧壁为尾状核体。

大脑半球内侧面可见胼胝体干呈 X 型，其前部纤维向两侧伸入额叶；胼胝体干前、后方有扣带回与扣带沟，扣带回居扣带沟与胼胝体沟之间。此断层侧脑室中央部、尾状核体居于大脑半球中央，左右对称。大脑半球内侧面后部可见顶枕沟，其前方为楔前叶，后方为楔叶。

大脑半球外侧面前部额上回、额中回、额下回依次出现，三者间以额上沟及额下沟分界。额下回后方为中央前沟，向后依次有与其平行的中央沟和中央后沟；中央前沟与中央沟之间为较宽厚的中央前回，中央沟与中央后沟之间为较窄薄的中央后回。顶下小叶较上一层面增大（图1-2-4）。

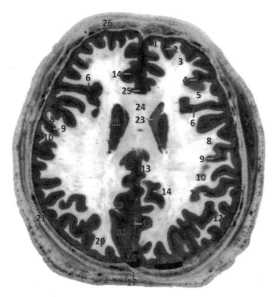

a

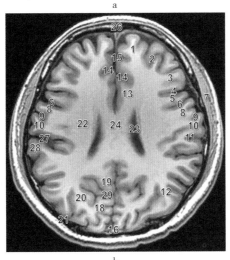

b

图1-2-4　经侧脑室中央部的横断层

a.断层标本　b.MRI T₁WI图像

1.额上回　2.额上沟　3.额中回　4.额下沟　5.额下回　6.中央前沟　7.颞肌　8.中央前回　9.中央沟
10.中央后回　11.中央后沟　12.顶下小叶　13.扣带回　14.扣带沟　15.大脑镰　16.上矢状窦　17.矢状缝
18.楔叶　19.楔前叶　20.顶上小叶　21.顶骨　22.尾状核体　23.侧脑室中央部　24.胼胝体干
25.大脑前动脉　26.额骨　27.外侧沟　28.缘上回　29.顶枕沟

五、经内囊膝的横断层

内囊、基底核、穹隆、外侧沟为此断层的重要结构。此断层半卵圆中心消失，内囊与基底核出现，外侧沟出现。两侧内囊呈"＞＜"形，分为前肢、膝部、后肢三部分，居于尾状核头、豆状核和背侧丘脑之间。豆状核与岛叶之间的白质被菲薄的屏状核分为两部分，内侧为外囊，外侧为最外囊。在MRI图像上，内囊与基底核结构清晰可辨。侧脑室前角居于尾状核头、胼胝体膝、透明隔之间，呈倒"八"字形，经室间孔与第三脑室相连。第三脑室呈前后走行的裂隙。背侧丘脑位于第三脑室的两侧，呈团块状。胼胝体干消失，胼胝体膝与胼胝体压部出现。胼胝体膝居两侧侧脑室前角之间，其纤维联系两侧额叶，称为额钳；胼胝体压部居两侧侧脑室后角之间，其纤维联系两侧枕叶，称为枕钳。此断层切及眼眶顶部，在外侧部泪腺窝内有泪腺出现。眶后方为额叶眶回。大脑半球内侧面在胼胝体膝的前方与胼胝体压部后方均可见扣带回。顶枕沟位置较前一层面前移，楔前叶消失，楔叶较前一层面增大。

大脑半球外侧面出现外侧沟，此沟是大脑半球最深、最明显的沟，在横断层上呈不规则状由大脑表面向内部延伸。外侧沟前方为额下回，后方包绕外侧沟末端的称为缘上回，为顶下小叶的一部分（图1-2-5）。

微课

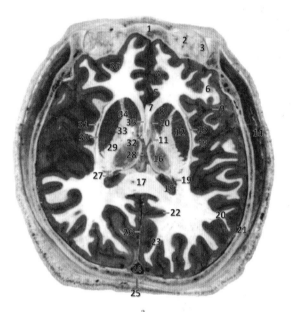
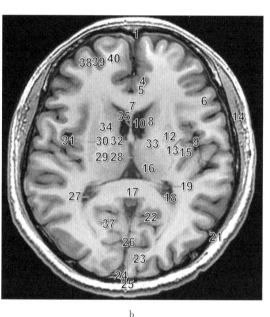

a   b

图1-2-5 经内囊膝的横断层

a.断层标本   b.MRI T₁WI图像

1.额骨 2.眶脂体 3.泪腺 4.扣带沟 5.扣带回 6.额下回 7.胼胝体膝 8.尾状核头 9.外侧沟 10.侧脑室前角 11.室间孔 12.豆状核 13.屏状核 14.颞肌 15.岛叶 16.背侧丘脑 17.胼胝体压部 18.侧脑室后角 19.尾状核尾 20.缘上回 21.顶骨 22.顶枕沟 23.楔叶 24.上矢状窦 25.枕骨 26.大脑镰 27.侧脑室脉络丛 28.第三脑室 29.内囊后肢 30.外囊 31.最外囊 32.穹隆 33.内囊膝 34.内囊前肢 35.透明隔 36.眶回 37.距状沟 38.额中回 39.额上沟 40.额上回

六、经内囊中份的横断层

内囊、基底核、外侧沟为此断层的重要结构。此断层胼胝体膝消失，内囊后肢清晰，其内侧为背侧丘脑，外侧为豆状核。豆状核大致呈三角形，又可分为内侧的苍白球与外侧的壳。屏状核居于壳的外侧，呈细线条状前后走行，与壳之间以外囊相隔；屏状核外侧以最外囊与岛叶相间隔。第三脑室呈前后走行的裂隙，其后方为胼胝体压部。背侧丘脑位于第三脑室的两侧，呈团块状，其外侧为内囊后肢。胼胝体压部两侧为侧脑室三角区，为侧脑室下角后部与后角汇合处，呈三角形向枕叶延伸，内有侧脑室脉络丛。

大脑半球内侧面眼眶后方可见为额叶眶回。此断层顶枕沟消失，距状沟显示清晰。

大脑半球外侧面可见外侧沟呈"Y"字形，其前方为额下回，深面为岛叶，沟内可见大脑中动脉及其分支走行。外侧沟后方为颞上回，再向后为围绕在颞上沟末端的角回。

断层的前份的眼眶结构较前一层面丰富，切及眼球，可见玻璃体和眼球壁，标本上可辨识角膜、巩膜与视网膜，而CT和MRI图像上眼球壁各层无法分辨。泪腺居额骨颧突内侧面的泪腺窝内。眼球后方有上直肌和上睑提肌的断面（图1-2-6）。

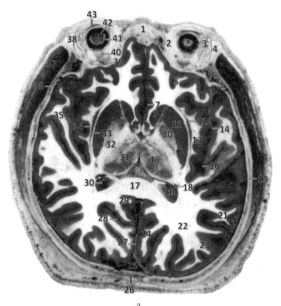

a

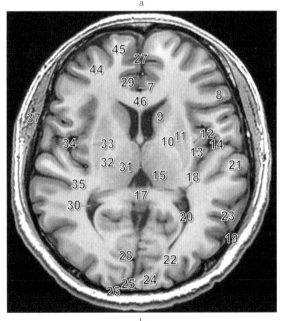

b

图1-2-6　经内囊中份的横断层

a.断层标本　　b.MRI T₁WI图像

1.筛骨　2.眶脂体　3.泪腺　4.颧骨　5.眶回　6.蝶骨　7.大脑前动脉　8.额下回　9.尾状核头　10.苍白球

11.壳　12.屏状核　13.岛叶　14.外侧沟　15.背侧丘脑　16.大脑中动脉　17.胼胝体压部　18.尾状核尾　19.顶骨

20.侧脑室三角区　21.颞上回　22.枕叶　23.角回　24.楔叶　25.上矢状窦　26.枕骨　27.大脑镰　28.距状沟

29.扣带回　30.侧脑室脉络丛　31.第三脑室　32.内囊后肢　33.外囊　34.最外囊　35.颞叶　36.颞骨　37.颞肌

38.巩膜　39.上睑提肌　40.上直肌　41.视网膜　42.玻璃体　43.角膜　44.额中回　45.额上回　46.胼胝体膝

七、经前连合的横断层

前连合、丘脑间黏合、距状沟、外侧沟为此断层的重要结构。前连合横行于左右大脑半球之间，居于尾状核头后方，分隔前方的大脑纵裂池与后方的第三脑室下部，形似"自行车把手"。前连合纤维为有髓纤维，在MRI T₂WI呈低信号，可清晰辨别。丘脑间黏合连接于左右丘脑，贯通第三脑室。胼胝体压部的两侧为侧脑室三角区，内含脉络丛。胼胝体压部后方可见直窦。上矢状窦呈三角形，居于枕骨前方。

大脑半球内侧面前部为额叶直回和眶回，后部为距状沟和楔叶。大脑半球外侧面可见呈"Y"字形的外侧沟，沟内有大脑中动脉及其分支走行。外侧沟前方为额下回，后方为颞上回和角回。

断层的前份为眼眶结构，眶内可见眼球内容物与眼球壁。眼球内容物可见晶状体与玻璃体，晶状体位于玻璃体前方，形如凸透镜；在CT图像上，晶状体呈均匀高密度影，CT值可达120~140Hu，类似钙化。眼球壁外层为角膜与巩膜，中间层为脉络膜，内层为视网膜。泪腺居额骨颧突内侧面的泪腺窝内（图1-2-7）。

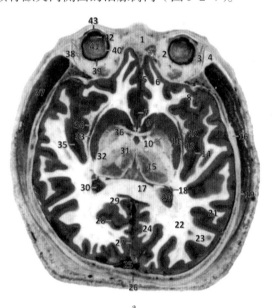
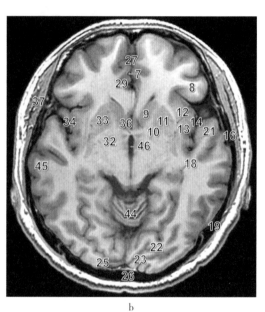

a   b

图1-2-7 经前连合的横断层

a.断层标本 b.MRI T₁WI图像

1.筛骨 2.眶脂体 3.泪腺 4.颧骨 5.直回 6.眶回 7.大脑前动脉 8.额下回 9.尾状核头 10.苍白球 11.壳 12.屏状核 13.岛叶 14.外侧沟 15.背侧丘脑 16.颞骨 17.胼胝体压部 18.尾状核尾 19.顶骨 20.侧脑室三角区 21.颞上回 22.枕叶 23.角回 24.楔叶 25.上矢状窦 26.枕骨 27.大脑镰 28.距状沟 29.扣带回 30.侧脑室脉络丛 31.丘脑间黏合 32.内囊后肢 33.外囊 34.最外囊 35.大脑中动脉 36.前连合 37.颞肌 38.巩膜 39.脉络膜 40.视网膜 41.玻璃体 42.晶状体 43.角膜 44.小脑蚓 45.颞中回 46.第三脑室

八、经松果体的横断层

松果体、海马、第三脑室、外侧沟是此断层的重要结构。松果体居于第三脑室后方，横断层图像上常表现为圆形或椭圆形，其影像表现与年龄相关，成年后逐渐钙化，在CT图像上呈高密度，是颅内常见的非病理性钙化之一；松果体钙化移位常提示颅内占位性病变。松果体后方为松果体池。小脑幕出现，其后方为直窦。此断层上大脑半球中部出现侧脑室下角，其内侧为海马，海马后方为海马旁回。

大脑半球内侧面额叶底部可见直回与眶回，二者以嗅束沟为间隔。大脑半球外侧面可见外侧沟，外侧沟后方为颞上回与颞中回，二者之间以颞上沟为界。

　　断层的前份仍主要为眼眶结构，眶内容物的形态与位置特点与前一断层类似。双侧眼眶之间鼻腔结构出现，鼻中隔居中呈前后走行，两侧为鼻腔（图1-2-8）。

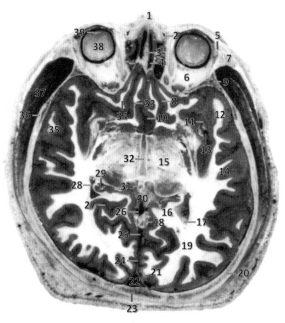

a

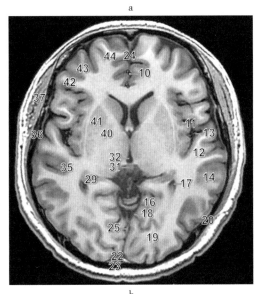

b

图1-2-8　经松果体的横断层

a.断层标本　　b.MRI T$_1$WI图像

1.鼻骨　2.泪囊　3.鼻中隔　4.鼻腔　5.泪腺　6.眶脂肪体　7.颧骨　8.嗅束沟　9.蝶骨　10.大脑前动脉　11.大脑外侧窝池　12.颞上回　13.大脑中动脉　14.颞中回　15.间脑　16.海马旁回　17.侧脑室三角区　18.小脑幕　19.枕叶　20.顶骨　21.楔叶　22.上矢状窦　23.枕骨　24.大脑镰　25.直窦　26.大脑大静脉　27.海马沟　28.侧脑室下角　29.海马　30.松果体池　31.松果体　32.第三脑室　33.直回　34.眶回　35.颞叶　36.颞骨　37.颞肌　38.玻璃体　39.晶状体　40.苍白球　41.壳　42.额下回　43.额中回　44.额上回

九、经中脑上丘的横断层

　　上丘、海马、鞍上池、眼眶是此断层的重要结构。此断层鞍上池出现，居于蝶鞍上方，其前方为额叶直回，前外侧向外延伸与大脑外侧窝池相连。中脑居于此断层的中心，可见上丘及中脑水管，其后方为呈"W"形的四叠体池。再向后可见大脑大静脉，为大脑深静脉中较重要的一支，主要由两侧大脑内静脉汇合而成，同时接受基底静脉、四叠体和松果体的静脉等，向后汇入后方的直窦。大脑半球中后部侧脑室下角内侧有海马，后方为海马旁回。

鞍上池与大脑外侧窝池前方仍可见额叶直回与眶回；大脑半球内侧面后部为楔叶。大脑半球外侧面由前向后依次为颞上回、颞中回，二者之间以颞上沟为界；后方为枕叶。

断层的前份为眼眶及其内容物，分列于筛骨两侧，眼眶的典型横断层出现，眼眶呈锥形，眶前部为眼球，眼球后方眶脂体内有内直肌、视神经、外直肌；视神经将通过视神经管入颅，并连于视交叉。鼻腔正中为呈前后方向走行的鼻中隔，前方为鼻骨，两侧筛骨迷路内为筛窦（图1-2-9）。

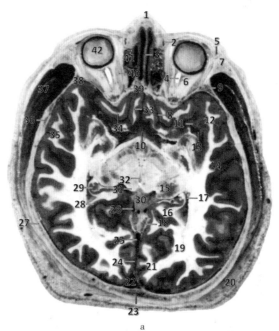

a

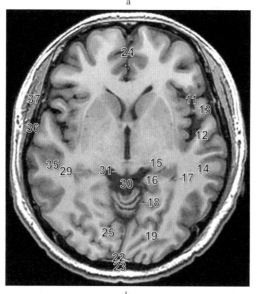

b

图1-2-9　经中脑上丘的横断层

a.断层标本　b.MRI T₁WI图像

1.鼻骨　2.泪囊　3.鼻中隔　4.视神经　5.泪腺　6.眶脂体　7.颧骨　8.嗅束沟　9.蝶骨　10.鞍上池　11.大脑外侧窝池　12.颞上回　13.大脑中动脉　14.颞中回　15.后丘脑　16.海马旁回　17.侧脑室下角　18.小脑幕　19.枕叶　20.枕额肌枕腹　21.楔叶　22.上矢状窦　23.枕骨　24.大脑镰　25.直窦　26.大脑大静脉　27.顶骨　28.海马沟　29.海马　30.四叠体池　31.上丘　32.中脑水管　33.直回　34.眶回　35.颞叶　36.颞骨　37.颞肌　38.外直肌　39.内直肌　40.上斜肌　41.筛窦　42.玻璃体

十、经视交叉的横断层

视交叉、漏斗、乳头体、上丘、鞍上池是此断层的重要结构。视交叉居于中线，与左右视神经相连，其后方可见漏斗及乳头体，左右两侧为颈内动脉延续为大脑中动脉处，并可见大脑中动脉水平段向外侧窝池走行。鞍上池位于蝶鞍上方，因扫描基线不同，形态也有差异，在CT和MRI图像上可呈四角形、五角形或六角形；图1-2-10a中鞍上池显示为四角形，可见前角、前外侧角与后角，前部为交叉池，后部为脚间池，此时鞍上池前方为额叶直回少量脑组织，两侧为钩，后方为大脑脚；而图1-2-10b因扫描方向的差别，鞍上池则呈五角形表现，由交叉池和桥池组成，前角与大脑纵裂池相延续，前外侧角与大脑外侧窝池相延续，后外侧伸入中脑与大脑之间，此时鞍上池前方为额叶直回，两侧为钩，后方为脑桥。中脑居于此断层中心，其内可见黑质、中脑水管、上丘，其后方为四叠体池。小脑上池出现。小脑幕显示清晰，并与其后方的直窦、大脑镰、上矢状窦共同形成"高脚杯"状。

大脑半球中部侧脑室下角内侧为海马，其后方为海马旁回。大脑半球外侧面前部为颞叶，后部为枕叶。

断层标本的前份为眼眶及筛窦，眼眶及其内容物分列于筛骨两侧。眶前部为眼球，眼球后方眶脂体内有内直肌、视神经、外直肌。眶内侧壁前部的泪囊窝内可见泪囊。鼻腔正中为呈前后方向走行的鼻中隔，前方为鼻骨，两侧筛骨迷路内为筛窦。MRI图像可见额窦出现，居于额骨内，由于内含气体，故呈明显低信号表现（图1-2-10）。

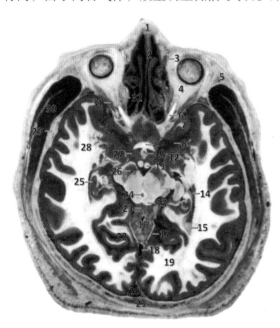
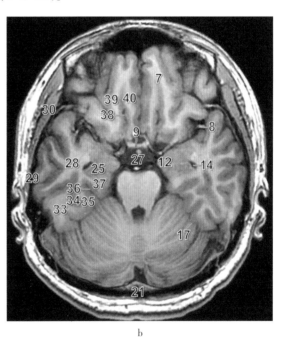

a   b

图1-2-10 经视交叉的横断层

a.断层标本　b.MRI T₁WI图像

1.鼻骨 2.鼻中隔 3.泪囊 4.眶脂体 5.颧骨 6.视神经 7.额叶 8.大脑中动脉 9.视交叉 10.漏斗 11.乳头体
12.钩 13.上丘 14.侧脑室下角 15.侧脑室三角区 16.小脑上池 17.小脑幕 18.直窦 19.枕叶
20.上矢状窦 21.枕骨 22.舌回 23.四叠体池 24.中脑水管 25.海马 26.黑质 27.鞍上池
28.颞叶 29.颞骨 30.颞肌 31.外直肌 32.内直肌 33.枕颞外侧回 34.枕颞沟
35.枕颞内侧回 36.侧副沟 37.海马旁回 38.嗅束沟 39.眶回 40.直回

十一、经中脑下丘的横断层

下丘、海马、杏仁体、小脑蚓是此断层的重要结构。中脑居于此断层中心，其前部为大脑脚，呈"V"形向左右前外方延伸，两脚之间的凹陷为脚间窝，参与组成前方的鞍上池。下丘居于中脑后部，突出向后方四叠体池，其前方为中脑导水管，在横断层上呈圆形表现。小脑幕内可见部分小脑蚓出现。

大脑半球中部侧脑室下角内侧为海马，其前方为杏仁体（居于钩的深面），后方为海马旁回。大脑半球外侧面前部为颞叶，后部为枕叶。

断层的前份为眼眶及筛窦，眼眶及其内容物分列于筛骨两侧。眶内眼球消失，可见大量眶脂体，眶后部为内直肌和外直肌。鼻腔正中为呈前后方向走行的鼻中隔，前方为鼻骨，两侧筛骨迷路内为筛窦。鼻泪管居于筛骨迷路前方，眼眶内侧壁处，呈类圆形断面，该管道上接泪囊，下方开口于下鼻道外侧壁（图1-2-11）。

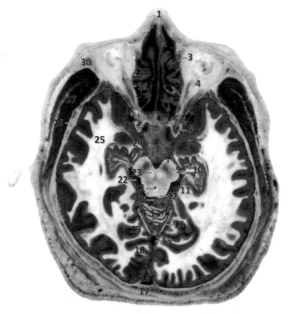

a

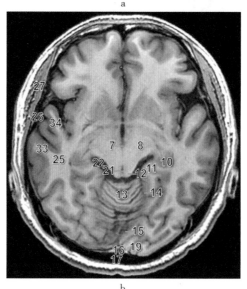

b

图1-2-11　经中脑下丘的横断层

a.断层标本　b.MRI T₁WI图像

1.鼻骨　2.鼻中隔　3.鼻泪管　4.眶脂体　5.前床突　6.杏仁体　7.脚间池　8.大脑脚　9.黑质　10.海马
11.海马旁回　12.下丘　13.小脑蚓　14.小脑幕　15.直窦　16.上矢状窦　17.枕骨　18.楔叶　19.舌回
20.四叠体池　21.中脑水管　22.环池　23.红核　24.钩　25.颞叶　26.颧骨　27.颞肌
28.颈内动脉颅内段　29.外直肌　30.颧骨　31.内直肌　32.筛窦　33.颞中回　34.颞上回

十二、经垂体的横断层

垂体、颈内动脉、小脑蚓是此断层的重要结构。垂体居于中线，横断层呈椭圆形，其左右两侧为海绵窦，窦内有类圆形颈内动脉断面；垂体前方为筛骨迷路，后方为后床突。中脑居于断层中心，可见呈"V"形的大脑脚向左右前外侧延伸，两脚之间为脚间窝。中脑水管呈类圆形断面，位于下丘前方。小脑幕内小脑蚓较前一层面增大。直窦与上矢状窦的形态及位置较前一层面无明显变化。

此断层仍可见海马及杏仁体。大脑半球外侧面前部为颞叶，后部为枕叶。断层的前份为眼眶及筛窦，切及眼眶下份，眶内有眶脂体及内直肌断面。鼻腔正中为呈前后方向走行的鼻中隔，前方为鼻骨，两侧筛骨迷路内为筛窦。鼻泪管居于筛骨迷路前方，眼眶内侧壁处，呈类圆形断面（图1-2-12）。

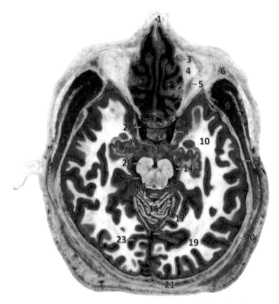

a

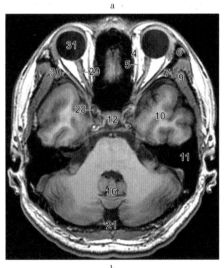

b

图1-2-12　经垂体的横断层

a.断层标本　b.MRI T₁WI图像

1.鼻骨　2.鼻中隔　3.鼻泪管　4.眶脂体　5.内直肌　6.颧骨　7.蝶骨　8.动眼神经　9.颞肌　10.颞叶

11.颞骨　12.垂体　13.脚间窝　14.大脑后动脉　15.下丘　16.小脑蚓　17.小脑幕　18.直窦　19.枕叶

20.顶骨　21.枕骨　22.上矢状窦　23.距状沟　24.中脑水管　25.环池　26.大脑脚　27.后床突

28.颈内动脉　29.视神经　30.外直肌　31.眼球

十三、经脑桥上份的横断层

脑桥、第四脑室、海绵窦是此断层的重要结构。脑桥居断层中心略偏后，其腹侧为桥池，内有起自基底动脉的双侧大脑后动脉，脑桥背侧为第四脑室的上部，呈三角形。蝶鞍居于断层中心，内为垂体，两侧为海绵窦，窦内有颈内动脉走行。蝶窦居于蝶鞍前方，为蝶骨内的含气空腔。

大脑半球内侧面可见大致前后方向走行的枕颞沟，其前内侧为枕颞内侧回，后外侧为枕颞外侧回。小脑幕内可见小脑半球出现，其后方为舌回。大脑半球外侧面前部为颞叶，后部为枕叶。

断层的前份眼眶消失，切及上颌窦顶部及鼻腔。鼻中隔居中线，分隔左右鼻腔。鼻泪管位于鼻腔外侧壁处，呈类圆形断面（图1-2-13）。

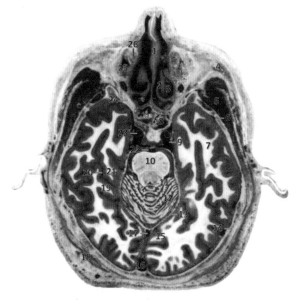

a

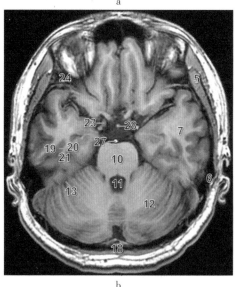

b

图1-2-13　经脑桥上份的横断层

a.断层标本　b.MRI T₁WI图像

1.鼻中隔　2.中鼻甲　3.中鼻道　4.颧骨　5.颞肌　6.颞骨　7.颞叶　8.蝶窦　9.海绵窦　10.脑桥
11.第四脑室　12.小脑半球　13.小脑幕　14.顶骨　15.舌回　16.上矢状窦　17.直窦　18.枕骨
19.枕颞外侧回　20.枕颞沟　21.枕颞内侧回　22.大脑后动脉　23.颈内动脉颅内段
24.蝶骨　25.上颌窦　26.鼻泪管　27.基底动脉　28.垂体柄

十四、经脑桥中份的横断层

　　脑桥、第四脑室、蝶窦、上颌窦是此断层的重要结构。蝶骨体居于此断层中心，其内的含气空腔为蝶窦，颈内动脉位于其左右两侧。脑桥腹侧为桥池，其内居中有基底动脉，左右侧有三叉神经根，背侧为第四脑室。小脑幕内可见小脑蚓与左右小脑半球相连。

　　颅中窝内可见颞叶底部，颅后窝内侧面偏前部结构为枕颞内侧回，小脑幕后方为舌回。

　　断层的前份为鼻腔及上颌窦。双侧中鼻甲、下鼻甲及中鼻道显示清晰。中鼻道位于中鼻甲与下鼻甲之间，额窦、前组筛窦及上颌窦引流至该鼻道。上颌窦较前一断层增大，呈三角形（图1-2-14）。

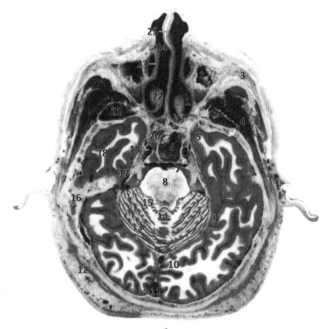

a

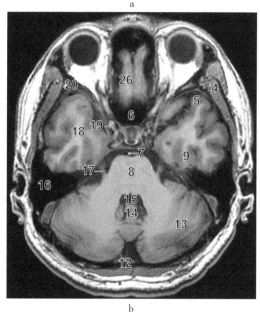

b

图1-2-14　经脑桥中份的横断层

a.断层标本　　b.MRI T₁WI图像

1.中鼻道　2.上颌窦　3.颧骨　4.颞肌　5.颞极　6.蝶窦　7.基底动脉　8.脑桥　9.枕颞内侧回　10.舌回
11.上矢状窦　12.枕骨　13.小脑半球　14.小脑蚓　15.第四脑室　16.颞骨　17.三叉神经根　18.颞叶
19.颈内动脉颅内段　20.蝶骨　21.翼外肌　22.中鼻甲　23.下鼻甲　24.鼻腔　25.鼻中隔　26.直回

十五、经脑桥下份的横断层

脑桥、颈动脉管、内耳门、颞骨是此断层的重要结构。蝶骨居于断层中心，其内含气腔为蝶窦。蝶骨两侧有颈动脉管走行，呈类圆形断面，为颈动脉进入颅腔的通道。脑桥、小脑与颞骨岩部间为脑桥小脑角池，内有面神经和前庭蜗神经向内耳门延伸并穿经内耳道，该区为听神经瘤的好发部位。脑桥侧后方可见粗大的小脑中脚。脑桥后方、小脑蚓前方可见第四脑室，呈马蹄形。颞骨乳突部可见多个含气乳突小房，在MRI图像上呈低信号区；乳突部前内侧为颞骨岩部，可见鼓室、听小骨与半规管。

此断层上中颅窝内仍可见到颞叶底部，后颅窝内大部分为小脑半球占据，后方枕骨前可见部分枕叶。断层的前份为鼻腔及上颌窦。鼻中隔居中，中鼻甲较前一断层明显变小，下鼻甲及下鼻道显示清晰。上颌窦分列于鼻腔两侧，呈三角形断面（图1-2-15）。

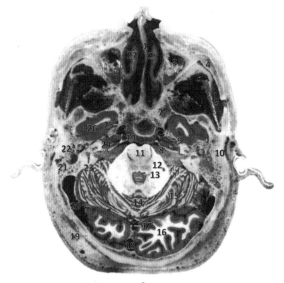

a

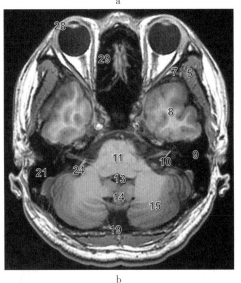

b

图1-2-15 经脑桥下份的横断层

a.断层标本 b.MRI T₁WI图像

1.鼻中隔 2.鼻腔 3.上颌窦 4.上颌骨 5.颞肌 6.翼外肌 7.蝶骨 8.颞叶 9.颞骨 10.内耳门

11.脑桥基底部 12.小脑中脚 13.第四脑室 14.小脑蚓 15.小脑半球 16.枕叶 17.直窦

18.上矢状窦 19.枕骨 20.横窦 21.乳突小房 22.听小骨 23.半规管 24.面神经和前庭蜗神经

25.颈动脉管 26.颞叶 27.下鼻甲 28.晶状体 29.筛窦

十六、经延髓上份的横断层

延髓、小脑、颈静脉结节、鼻咽是此断层的重要结构。鼻咽居于断层中心，向前经鼻后孔与鼻腔相通，向后外侧延伸为咽隐窝，该部位为鼻咽癌的好发区域。鼻咽腔外侧为翼内肌，再向外为翼外肌。鼻腔前方为硬腭。下颌骨髁突居于颞骨前方，二者形成颞下颌关节。

延髓前方、左右颈静脉结节间为延池，内有双侧椎动脉走行。颈静脉结节外侧为颈静脉孔，此断层可见右侧乙状窦汇入右颈内静脉。延髓后方与小脑蚓部之间为第四脑室下部。此断层枕骨内侧面中线上可见窦汇，由直窦与上矢状窦汇合而成（图1-2-16）。

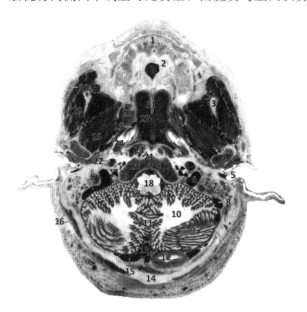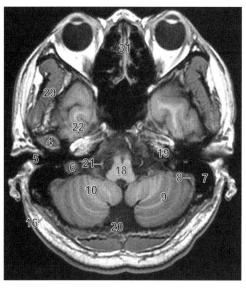

a   b

图1-2-16　经延髓上份的横断层

a.断层标本　b.MRI T₁WI图像

1.上颌骨牙槽突　2.硬腭　3.冠突　4.髁突　5.外耳道　6.颈静脉孔　7.乳突小房　8.乙状窦　9.小脑半球
10.小脑髓质　11.小脑蚓　12.枕叶　13.窦汇　14.枕外隆凸　15.横窦　16.夹肌　17.第四脑室　18.延髓
19.颈静脉结节　20.枕骨　21.椎动脉　22.颈内动脉　23.头长肌　24.咽隐窝　25.翼外肌　26.咽鼓管
27.鼻咽　28.翼内肌　29.咬肌　30.腮腺　31.鼻中隔

十七、经延髓中份的横断层

延髓、腮腺、鼻咽为此断层的重要结构。鼻咽部居于断层中心，向后外侧延伸为狭长形咽隐窝，为鼻咽癌的好发区域。鼻咽腔外侧由内向外依次为翼内肌、翼外肌、下颌支、咬肌。鼻咽前方为软腭。腮腺居于咬肌、下颌支后方，横断层呈楔形，其后部向深部延伸入颞骨乳突与下颌支之间。

延髓居于中线，其前方可见双侧椎动脉。延髓背面、小脑扁桃体下方有小脑延髓池，该池为脑池中最大者，向前与第四脑室相通。窦汇居于枕骨前方中线上，向左侧延续出横窦，走行于枕骨内侧面横窦沟内；横窦将继续向外延续为乙状窦。该断层未切及右侧横窦（图1-2-17）。

十八、经延髓下份的横断层

延髓、寰枕关节、腮腺是此断层的重要结构。咽居于断层中心，其前壁为软腭。口腔内可见舌及多个牙。咽后方有头长肌及颈长肌。腮腺居于咬肌、下颌支后方，横断层呈楔形，其后部向深部延伸至下颌支后侧内。咽外侧间隙后部有颈内动脉与颈内静脉走行，颈内动脉略偏前内，断面较小，颈内静脉居后外，断面较大。

此断层寰椎与枕骨形成的寰枕关节可清晰辨认，该关节间隙大致呈横行。延髓居于中线，延髓后方、两侧小脑半球之间可见小脑延髓池。小脑扁桃体为小脑半球下面小脑蚓两侧向下伸出舌状突起，邻近枕骨大孔。当颅脑外伤或颅内肿瘤等疾病导致颅内压增高时，小脑扁桃体可嵌入枕骨大孔，形成小脑扁桃体疝，压迫延髓危及生命。此断层小脑半球明显变小（图1-2-18）。

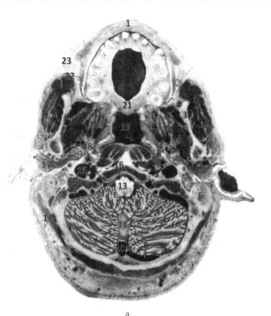
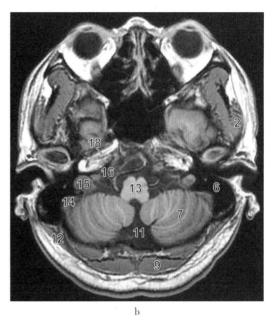

a   b

图1-2-17 经延髓中份的横断层

a.断层标本   b.MRI T_1WI图像

1.口轮匝肌 2.咬肌 3.下颌支 4.翼外肌 5.咽隐窝 6.颞骨 7.小脑半球 8.横窦 9.头半棘肌 10.窦汇
11.小脑延髓池 12.夹肌 13.延髓 14.乙状窦 15.颈内静脉 16.椎动脉 17.腮腺 18.颈内动脉
19.咽 20.翼内肌 21.软腭 22.颊肌 23.颊脂体

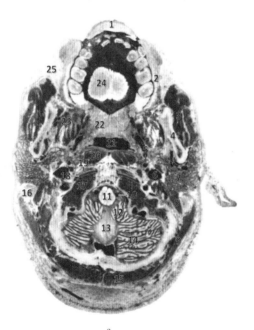
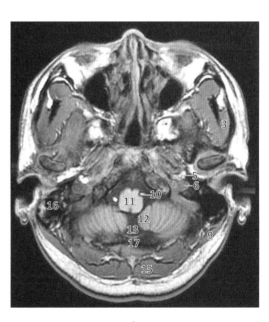

a   b

图1-2-18 经延髓下份的横断层

a.断层标本   b.MRI T_1WI图像

1.口轮匝肌 2.颊肌 3.咬肌 4.下颌支 5.颈内动脉 6.颈内静脉 7.腮腺 8.二腹肌 9.夹肌 10.椎动脉
11.延髓 12.小脑扁桃体 13.小脑延髓池 14.小脑半球 15.头半棘肌 16.颞骨 17.枕骨 18.寰枕关节
19.寰椎 20.头长肌及颈长肌 21.咽 22.软腭 23.翼内肌 24.舌 25.颊脂体

十九、经寰枢关节的横断层

寰枢关节、腮腺、下颌骨、口咽为此断层的重要结构。枢椎齿突呈类圆形断面，居于中线，与寰椎形成寰枢关节。口咽呈左右宽、前后短的扁腔，位于中线，其后方有头长肌与颈长肌，前方可见腭垂。口腔内可见舌，舌体正中前后走行的线状结构为舌中隔。下颌骨体部出现，呈倒"U"字形。腮腺居于咬肌、下颌支后方，横断层呈楔形，其后部向深部延伸。咽外侧间隙后部有颈内动脉与颈内静脉，颈内动脉略偏前内，断面较小，颈内静脉居后外，断面较大。寰椎横突孔内有椎动脉与椎静脉走行。枢椎齿突后方可见脊髓，呈类圆形断面（图1-2-19）。

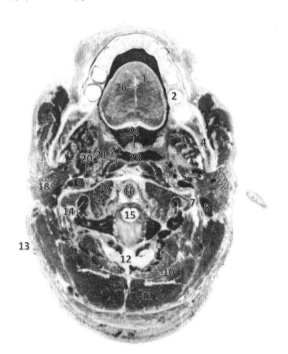
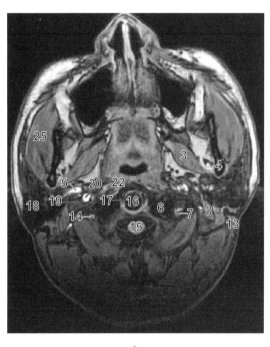

a　　　　　　　　　　　　　　　b

图1-2-19　经寰枢关节的横断层

a.断层标本　b.MRI T$_1$WI图像

1.舌　2.牙　3.翼内肌　4.下颌骨　5.颈外动脉　6.寰椎　7.横突孔　8.二腹肌　9.夹肌　10.头后大直肌　11.头半棘肌　12.枕骨　13.胸锁乳突肌　14.椎动脉　15.脊髓　16.齿突　17.寰枢关节　18.腮腺　19.颈内静脉　20.颈内动脉　21.头长肌　22.颈长肌　23.口咽　24.腭垂　25.咬肌　26.舌中隔

第三节　头部矢状断层影像解剖

正中矢状断层为标准层面，本节将头部分为4个矢状断层，以下选取MRI、CT平扫矢状面自左向右描述端脑、间脑、脑干、小脑的断面的结构。

一、头部正中矢状断层

胼胝体位于大脑纵裂底，前端呈钩形，由前往后分为嘴、膝、干和压部四部分，该层面可同时显示这四部分，胼胝体下缘和膝部构成侧脑室顶部和侧壁，胼胝体上缘为胼胝体沟。扣带沟起自胼胝体嘴的下方，由前往后走行，且与胼胝体沟走行平行，分为中央旁沟和缘支，扣带沟与胼胝体沟之间的脑组织为扣带回。脑干位于间脑与颈髓之间，由上往下分为中脑、脑桥和延髓三部分，该层面亦可同时显示这三部分，脑干背侧与小脑相连，中脑背侧有两对圆形隆起，称为四叠体或顶盖。第四脑室位于脑桥、延髓和小脑之间，上方与中脑水管相连，下方与

PPT

脊髓中央管相连，第三脑室内的脑脊液经中脑水管进入第四脑室，再经正中孔和外侧孔进入蛛网膜下腔。垂体位于蝶鞍垂体窝内，呈椭圆形，由前往后分为腺垂体和神经垂体两部分，神经垂体在 T_1WI 上显示为高信号。前连合位于穹隆柱前方终板内，主要连接两侧颞叶（图1-3-1）。

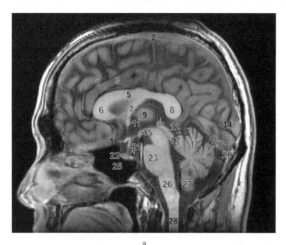
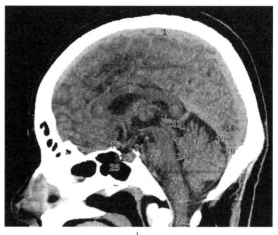

图1-3-1 头部正中矢状断层

a.MRI T_1WI b.CT图像

1.上矢状窦 2.扣带沟 3.扣带回 4.胼胝体沟 5.胼胝体干 6.胼胝体膝 7.穹隆体 8.胼胝体压部
9.背侧丘脑 10.松果体 11.前连合 12.四叠体 13.四叠体池 14.枕叶 15.乳头体 16.视交叉
17.中脑导水管 18.小脑半球 19.直窦 20.窦汇 21.垂体柄 22.垂体 23.脑桥 24.第四脑室
25.蝶窦 26.延髓 27.小脑扁桃体 28.颈髓

 知识拓展　　　　　　　　　　　　**小脑扁桃体下疝畸形**

小脑扁桃体下疝畸形又称Chiari畸形，为小脑较常见的先天性异常，是由于胚胎发育异常使小脑扁桃体下部经枕骨大孔疝入上颈段椎管内，部分患者同时合并延髓下段、第四脑室下部向下延伸。常伴有脊髓空洞、脑积水、脊髓纵裂等。通常认为小脑扁桃体低于枕骨大孔3mm以内属正常范围，低于3~5mm为可疑异常，低于5mm以上则为病理状态，可诊断为小脑扁桃体下疝畸形。该疾病以MRI矢状位显示最佳。表现为小脑扁桃体下端变尖呈舌状，向下越过枕骨大孔水平5mm；可伴有延髓、第四脑室、小脑蚓部位置下移；亦可合并脊髓空洞、脑积水等。小脑扁桃体下疝畸形需与小脑扁桃体枕骨大孔疝鉴别。后者由颅内压增高导致，常伴有颅内占位性病变，小脑扁桃体呈圆锥状下移，嵌入枕骨大孔。

二、经内囊膝的矢状断层

中央沟为大脑半球外侧面脑沟，在其内侧面，中央沟位于扣带沟缘支的前方，借此来确定中央沟，它是中央前、后回和额、顶叶的分界线。中央前、后沟与中央沟走行平行，中央前沟为中央前回的前界，可与额上沟相交，中央后沟为中央后回的后界，与顶内沟相交。顶枕沟位于大脑半球背侧，是顶叶和枕叶的分界线，在胼胝体压部与距状沟相交，顶枕沟与距状沟之间为楔叶，距状沟下方为舌回。尾状核位于丘脑背外侧，与豆状核合称为纹状体，为基底核的组成部分，由前往后分为头、体和尾三部分。小脑位于颅后窝内，是重要的运动调节中枢，它由两侧小脑半球和小脑蚓构成，两侧小脑半球下面前内侧为小脑扁桃体。当颅内压增高时，小脑扁桃体可能被挤入枕骨大孔，形成小脑扁桃体疝，需要与小脑扁桃体下疝畸形（又称Chiari畸形）相鉴别（图1-3-2）。

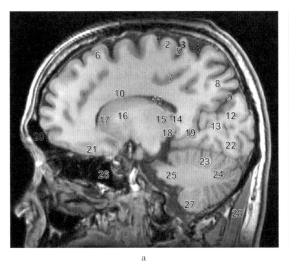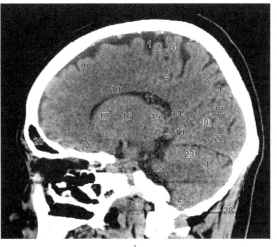

a   b

图 1-3-2 经内囊膝的矢状断层

a.MRI T₁WI b.CT图像

1.中央前沟 2.中央前回 3.中央后回 4.中央后沟 5.中央沟 6.额上回 7.扣带沟 8.楔前叶 9.顶枕沟

10.胼胝体干 11.侧脑室 12.楔叶 13.距状沟后部 14.胼胝体压部 15.背侧丘脑 16.内囊膝

17.尾状核头 18.扣带回峡 19.距状沟前部 20.额窦 21.眶回 22.舌回 23.小脑幕

24.小脑半球 25.小脑中脚 26.蝶窦 27.小脑扁桃体 28.头半棘肌

三、经壳的矢状断层

该矢状断层上中央前回显示粗大，中央后回显示较薄。顶内沟起自中央后沟中点并向后走行，随之延续向下走行，分别称为水平支和降支。顶上小叶位于顶内沟上方，与中央后回相连续；顶下小叶位于顶内沟下方，分为缘上回、顶后回和角回。顶枕沟仍可显示。壳位于内囊后肢前方，与苍白球合称为豆状核。海马为边缘系统的组成部分，与齿状回合称为海马结构，海马构成侧脑室下角的下壁，此层面为海马的最大矢状断层；海马旁回是海马结构传入纤维中的重要传入来源（图 1-3-3）。

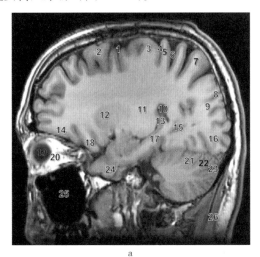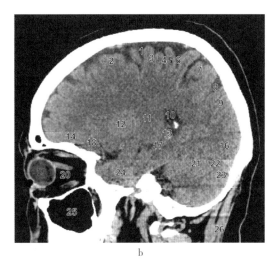

a   b

图 1-3-3 经壳的矢状断层

a.MRI T₁WI b.CT图像

1.中央前沟 2.额上回 3.中央前回 4.中央沟 5.中央后回 6.中央后沟 7.顶上小叶 8.顶枕沟 9.楔叶

10.侧脑室 11.内囊后肢 12.壳 13.海马 14.眶回 15.距状沟前部 16.舌回 17.海马旁回 18.额下回

19.眼 20.眶脂体 21.小脑半球 22.小脑幕 23.水平裂 24.颞中回 25.上颌窦 26.头夹肌

四、经颈内静脉的矢状断层

岛叶位于外侧沟深面，被额叶、顶叶和颞叶掩盖。中央沟在该矢状断层上较中央前、后沟显示最深，前、后方分别为中央前、后回。外侧沟是大脑半球外侧面最主要的脑沟，它起自大脑半球下面，向后上方走行，达上外侧面，前端发出前支和升支进入额下回，后支为外侧沟末端向后的延续，与前支和升支相比，后支相对较长。在该矢状断层上，根据中央沟、顶枕沟和外侧沟，将大脑半球分为额叶、顶叶、枕叶、颞叶和岛叶。内耳道有前庭蜗神经和面神经通过，前庭蜗神经又称为位听神经，在内耳道内长约1mm，听神经瘤多发生于此段。颈内静脉于颈静脉孔处延续于乙状窦（图1-3-4）。

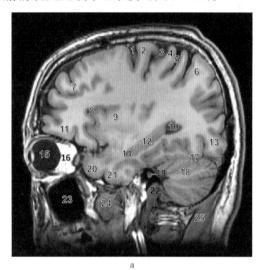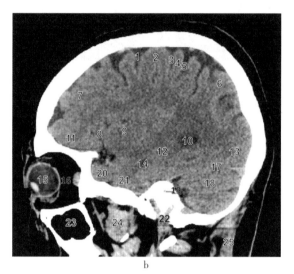

图1-3-4　经颈内静脉的矢状断层

a.MRI T₁WI　b.CT图像

1.中央前沟　2.中央前回　3.中央沟　4.中央后回　5.中央后沟　6.顶上小叶　7.额中回　8.外侧沟　9.岛叶　10.侧脑室后角　11.额下回　12.海马　13.枕叶　14.侧脑室下角　15.眼　16.眶脂体　17.小脑幕　18.小脑半球　19.内耳道　20.颞中回　21.颞下回　22.颈内静脉　23.上颌窦　24.翼外肌下头　25.头夹肌

第四节　头部冠状断层影像解剖

以下选取MRI、CT平扫冠状面来描述端脑、间脑、脑干、小脑的冠状主要影像解剖（由前往后）。

一、经鸡冠的冠状断层

在该冠状断层上可见大脑镰位于大脑纵裂内，将大脑分为左、右大脑半球，上端为上矢状窦，下端附着于筛骨鸡冠。额上沟前方起自眶缘，向后至中央前沟中部，走行与大脑纵裂平行。额下沟起自眶外侧回水平的前方，向后至中央前下沟，走行与外侧沟平行。额上回位于额上沟上方，额中回位于额上、下沟之间，额下回位于额下沟和外侧沟之间。眼球位于眼眶内，左右各一，近似球形，后方有视神经，眼球外肌共有7块，位于眼球周围，泪腺位于眼眶的外上部。鼻中隔由筛骨垂直板、犁骨、鼻中隔软骨和黏膜组成，将鼻腔分为左、右两腔，中鼻道位于中、下鼻甲之间，下鼻道位于下鼻甲下方。上颌窦位于上颌骨体内，开口于中鼻道的半月裂孔，该开口位于上颌窦内上方，高于窦底部，故内容物不易流出（图1-4-1）。

PPT

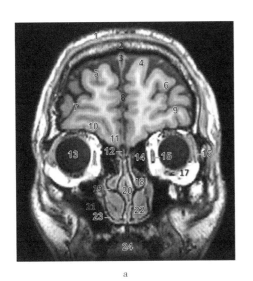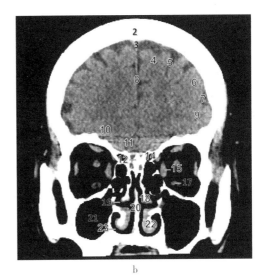

a   b

图 1-4-1　经鸡冠的冠状断层

a.MRI T₁WI　b.CT图像

1.头皮　2.额骨　3.上矢状窦　4.额上回　5.额上沟　6.额中回　7.额下沟　8.大脑镰　9.额下回　10.眶回

11.直回　12.鸡冠　13.眼球　14.筛窦　15.内直肌　16.泪腺　17.下直肌　18.中鼻甲　19.中鼻道

20.鼻中隔　21.上颌窦　22.下鼻甲　23.下鼻道　24.舌体

二、经上颌窦后份的冠状断层

大脑半球上外侧面的脑沟、脑回分布大致类似前一断层。额叶的下面有纵行的嗅束沟，大脑纵裂和嗅束沟之间为直回，嗅束沟外侧为眶回，眶回被"H"形的脑沟分为外侧部、内侧部、前部和后部四部分，分别为眶外侧回、眶内侧回、眶前回和眶后回。扣带沟位于大脑半球内侧面。视神经位于眼眶中央，断面呈圆形，眼球外肌分布于视神经周围。左、右眼眶之间为筛窦，筛窦下方为鼻腔，其外侧壁由上往下可见上、中、下鼻甲，呈卷曲突起样改变（图1-4-2）。

三、经颞极的冠状断层

在该冠状断层上，除颞极外，大脑半球上外侧面、内侧面和下面的脑沟、脑回分布大致类似前一断层（图1-4-3）。

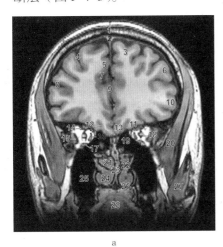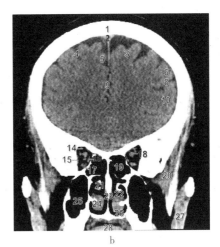

a   b

图 1-4-2　经上颌窦后份的冠状断层

a.MRI T₁WI　b.CT图像

1.额骨　2.上矢状窦　3.额上回　4.额上沟　5.额内侧回　6.额中回　7.扣带沟　8.额下沟　9.大脑镰　10.额下回

11.眶回　12.嗅束沟　13.直回　14.上直肌　15.外直肌　16.内直肌　17.下直肌　18.视神经　19.筛窦　20.颞肌

21.中鼻甲　22.中鼻道　23.鼻中隔　24.下鼻甲　25.上颌窦　26.下鼻道　27.咬肌　28.舌体

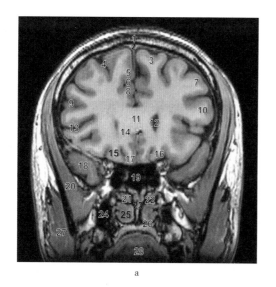
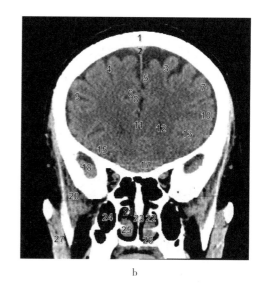

a b

图1-4-3 经颞极的冠状断层

a.MRI T₁WI b.CT图像

1.额骨 2.上矢状窦 3.额上回 4.额上沟 5.额内侧回 6.扣带沟 7.额中回 8.扣带回 9.额下沟 10.额下回

11.胼胝体膝 12.侧脑室前角 13.外侧沟 14.大脑前动脉 15.眶回 16.嗅束沟 17.直回 18.颞叶 19.蝶窦

20.颞肌 21.中鼻甲 22.中鼻道 23.鼻中隔 24.上颌窦 25.下鼻甲 26.下鼻道 27.咬肌 28.舌体

四、经胼胝体膝的冠状断层

该冠状断层上可见胼胝体膝和尾状核头，侧脑室前角位于两者之间，胼胝体膝上方为扣带回和额内侧回，扣带回上方的脑沟为扣带沟。大脑半球的下面为直回和眶回，两者之间的脑沟为嗅束沟。外侧沟开始显示，它是大脑半球上外侧面最长、最深的脑沟，起自额叶眶面和颞极之间，向后外侧走行，其深面为岛叶。颞上沟起自颞极，约平岛叶下缘，向后上方走行，且与外侧沟走行平行，终于顶叶。颞下沟位于颞上沟下方，向后走行，与外侧沟和颞上沟走行平行，终于枕叶。颞上沟上方为颞上回，颞上、下沟之间为颞中回，颞下沟下方为颞下回（图1-4-4）。

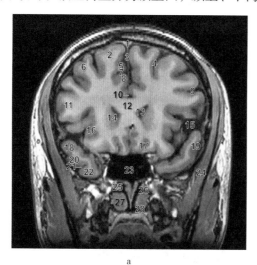
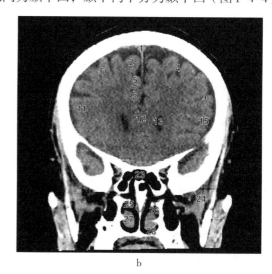

a b

图1-4-4 经胼胝体膝的冠状断层

a.MRI T₁WI b.CT图像

1.上矢状窦 2.额上回 3.大脑镰 4.额上沟 5.额内侧回 6.额中回 7.扣带沟 8.扣带回 9.额下沟

10.大脑前动脉 11.额下回 12.胼胝体膝 13.侧脑室前角 14.尾状核头 15.外侧沟 16.岛叶

17.嗅束沟 18.颞上回 19.颞上沟 20.颞中回 21.颞下沟 22.颞下回 23.蝶窦 24.颞肌

25.中鼻甲 26.中鼻道 27.下鼻甲 28.下鼻道

五、经内囊前肢的冠状断层

内囊前肢位于尾状核与豆状核之间，伸向前外。屏状核位于岛叶皮质和豆状核之间，为基底核的组成部分。屏状核和豆状核之间为外囊，岛叶皮质和屏状核之间为最外囊。透明隔出现，位于两侧侧脑室之间。侧脑室上方为胼胝体干，胼胝体干上方为扣带回和额内侧回，扣带回上方的脑沟为扣带沟。大脑半球上外侧面和内侧面的脑沟、脑回分布大致类似前一断层。蝶窦位于蝶骨体内，被内板隔分成左、右两腔，大多不对称（图1-4-5）。鼻咽是咽的上部，位于鼻腔后方，上方为颅底，鼻咽癌好发于鼻咽隐窝和顶壁，可向上侵犯颅底骨质。

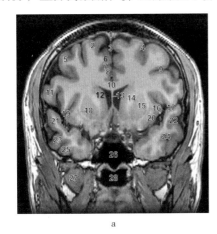 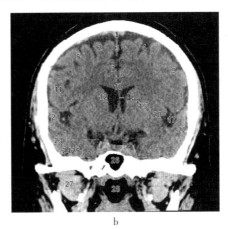

图1-4-5 经内囊前肢的冠状断层

a.MRI T$_1$WI b.CT图像

1.上矢状窦 2.额上回 3.大脑镰 4.额上沟 5.额中回 6.额内侧回 7.扣带沟 8.扣带回 9.额下沟 10.胼胝体干 11.额下回 12.尾状核头 13.透明隔 14.内囊前肢 15.壳 16.屏状核 17.外侧沟 18.外囊 19.最外囊 20.岛叶 21.颞上回 22.颞上沟 23.颞中回 24.颞下沟 25.颞下回 26.蝶窦 27.翼外肌 28.鼻咽

六、经内囊膝的冠状断层

内囊膝位于内囊前、后肢之间，即"V"字形尖端。视交叉位于蝶鞍上方，鞍结节后方，由双眼视网膜鼻侧半交叉纤维和双眼视网膜颞侧半不交叉纤维组成，分别进入不同侧的视束和对侧视束中。垂体柄由垂体前叶的结节部与漏斗组成，在该冠状断层上大致居中（图1-4-6）。

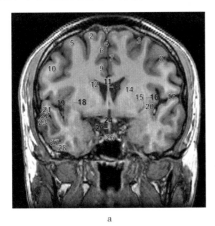 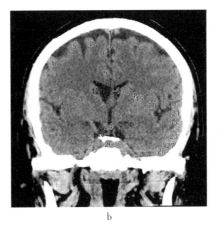

图1-4-6 经内囊膝的冠状断层

a.MRI T$_1$WI b.CT图像

1.上矢状窦 2.额上回 3.额上沟 4.大脑镰 5.额中回 6.额内侧回 7.扣带沟 8.中央前沟 9.扣带回 10.中央前回 11.胼胝体干 12.尾状核 13.透明隔 14.内囊膝 15.壳 16.屏状核 17.外侧沟 18.外囊 19.最外囊 20.岛叶 21.颞上回 22.颞上沟 23.颞中回 24.视交叉 25.垂体柄 26.垂体 27.颞下沟 28.颞下回

七、经内囊后肢的冠状断层

内囊后肢位于丘脑和豆状核之间，伸向后外。第三脑室位于间脑之间，将间脑分成左、右两部分，第三脑室可分为顶、底、前、后壁和两侧壁，前上方以室间孔与侧脑室相通，后下方以中脑水管与第四脑室相通。侧副沟又称为颞枕内侧沟，起自枕极附近，可与距状沟相连，侧副沟外侧的脑沟为枕颞沟，两者平行走行，侧副沟内侧为海马旁回，侧副沟与枕颞沟之间为颞枕内侧回，枕颞沟外侧为颞枕外侧回（图1-4-7）。

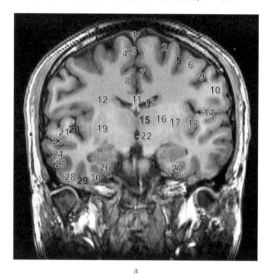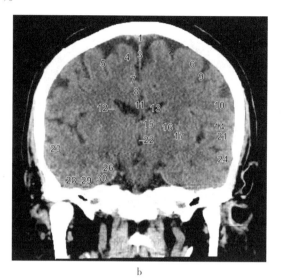

a

b

图1-4-7　经内囊后肢的冠状断层

a.MRI T₁WI　b.CT图像

1.上矢状窦　2.额上沟　3.大脑镰　4.额内侧回　5.中央前沟　6.中央前回　7.扣带沟　8.扣带回　9.中央沟
10.中央后回　11.胼胝体干　12.尾状核　13.侧脑室　14.外侧沟　15.背侧丘脑　16.内囊后肢　17.壳　18.屏状核
19.外囊　20.最外囊　21.颞上回　22.第三脑室　23.颞上沟　24.颞中回　25.颞下沟　26.海马旁回
27.侧副沟　28.颞枕外侧回　29.枕颞沟　30.颞枕内侧回

八、经胼胝体压部的冠状断层

该冠状断层上胼胝体压部为最后一个显示断层，位于中央。胼胝体压部的两侧为侧脑室三角区，内见脉络丛，脉络丛可产生脑脊液，为脑脊液的主要来源，少量脑脊液来自于室管膜上皮和毛细血管。外侧沟末端向后延续为后支，与中央沟之间为顶叶，由上往下依次为中央后回、顶下小叶和缘上回。外侧沟下方为颞叶，其脑沟、脑回分布大致类似前几个断层。中央沟内上方为中央前回，内侧为中央旁小叶。扣带沟下方为扣带回。侧脑室三角区内下方的脑沟为距状沟。颅后窝内为小脑和脑干，小脑占据大部分，其上覆盖小脑幕。第四脑室位于颅后窝中央，由脑桥、延髓和小脑围成，其外侧为小脑中脚，又称为脑桥臂，连接小脑和脑桥，粗于小脑上、下脚（图1-4-8）。

九、经侧脑室后角的冠状断层

小脑幕覆盖小脑，两端为横窦，其中央与大脑镰相交，呈"人"字形，相交处为直窦，两侧大脑内静脉汇入大脑大静脉后于胼胝体压部后下方进入直窦。大脑半球上外侧面的脑回由上往下依次为中央后回、顶上小叶、顶下小叶、角回、颞中回和颞下回。在大脑半球内侧面上，中央后回内侧为中央旁小叶，扣带沟与顶下沟之间为楔前叶。侧脑室后角又称为枕角，下一冠状断层消失，其外侧为视辐射（图1-4-9）。

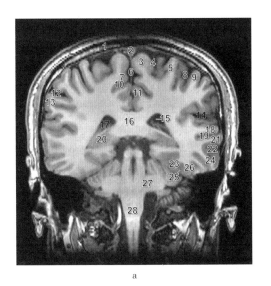
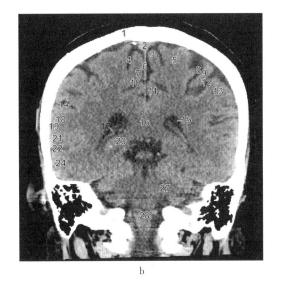

a   b

图1-4-8 经胼胝体压部的冠状断层

a.MRI T₁WI b.CT图像

1.顶骨 2.上矢状窦 3.中央前回 4.中央沟 5.中央后回 6.大脑镰 7.中央旁小叶 8.中央后沟 9.顶上小叶

10.扣带沟 11.扣带回 12.顶内沟 13.缘上回 14.外侧沟 15.侧脑室 16.胼胝体压部 17.脉络丛

18.颞上回 19.颞上沟 20.海马 21.颞中回 22.颞下沟 23.枕颞内侧回 24.颞下回

25.枕颞沟 26.枕颞外侧回 27.小脑中脚 28.延髓

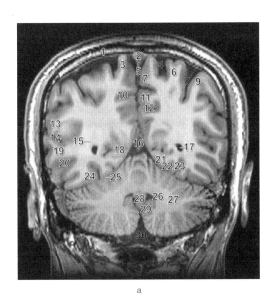
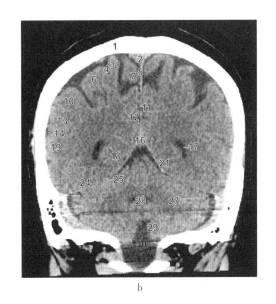

a   b

图1-4-9 经侧脑室后角的冠状断层

a.MRI T₁WI b.CT图像

1.顶骨 2.上矢状窦 3.中央后回 4.中央后沟 5.大脑镰 6.顶上小叶 7.中央旁小叶 8.顶内沟 9.顶下小叶

10.扣带沟 11.楔前叶 12.顶下沟 13.角回 14.颞上沟 15.视辐射 16.直窦 17.侧脑室后角 18.距状沟

19.颞中回 20.颞下沟 21.舌回 22.侧副沟 23.枕颞沟 24.枕颞外侧回 25.小脑幕

26.齿状核 27.小脑半球 28.蚓垂 29.小脑扁桃体 30.小脑延髓池

十、经楔叶的冠状断层

　　大脑镰、小脑镰和小脑幕相交处为窦汇，大、小脑镰和小脑幕将颅腔分为左、右大脑半球和左、右小脑半球四部分。顶枕沟上方为楔前叶，下方为楔叶。水平裂位于小脑半球后缘（图1-4-10）。

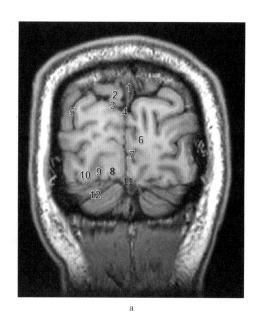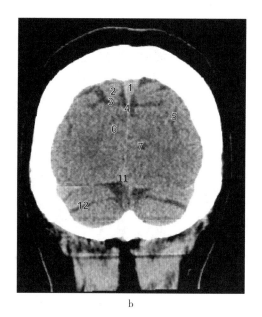

a   b

图1-4-10　经楔叶的冠状断层

a.MRI T₁WI　b.CT图像

1.上矢状窦　2.楔前叶　3.顶枕沟　4.大脑镰　5.顶内沟　6.楔叶　7.距状沟后部

8.颞枕内侧回　9.枕颞沟　10.颞枕外侧回　11.直窦　12.大脑横裂

💡 本章小结

　　本章在概述中介绍了头部的境界、分区、标志性结构、头部断层解剖常用基线；回顾了颅部及面部重要结构的位置、形态等解剖特点。脑分为端脑、间脑、脑干和小脑四部分；脑室系统包括双侧侧脑室、第三脑室、第四脑室及室间孔、中脑水管；脑的被膜有硬脑膜、脑蛛网膜和软脑膜；脑的动脉为颈内动脉系和椎-基底动脉系；脑的静脉分为浅、深两群，最终回流至颈内静脉。面部结构主要包括眶区、鼻区、咽区、腮腺咬肌区、耳区等。

　　本章选取了头部19个横断层、4个矢状断层和10个冠状断层。其中重点掌握以下几个层面。①经中央旁小叶的层面。此平面上中央沟、中央前沟、中央后沟清晰易辨，中央沟区为分额叶与顶叶的标志性结构。横断层图像上中央沟的辨别要点为：中央沟居于大脑半球外侧面中份；中央沟较深，多不中断；中央前沟、中央后沟与中央沟几乎平行走行；一般中央前回厚度大于中央后回。②经内囊的层面。横断切面上可有数个层面切及内囊，该位置解剖结构复杂；内囊呈"＞＜"形，分为前肢、膝部、后肢三部分，同时可见基底核区，可区分尾状核、豆状核、背侧丘脑、屏状核、内囊、外囊诸结构；亦可见侧脑室、第三脑室、外侧沟等。③经视交叉的层面。此层面切及视交叉、鞍上池、脑干，亦可显示Willis环的部分结构。

习 题

一、单项选择题

1.空三角征是指影像学增强扫描出现三角形区中心不强化现象，见于（　　）。

A.上矢状窦血栓　　　　　　　　B.下矢状窦血栓

C.直窦血栓　　　　　　　　　　D.大脑中动脉血栓

E.基底动脉血栓

2.以下有关脑脊液的影像学特点的叙述，不正确的是（　　）。

习题

A.CT图像上呈低密度　　　　　　　　　B.MRI T₁WI 为低信号

C.MRI T₂WI 为高信号　　　　　　　　　D.MRI 水抑制序列（FLAIR）呈低信号

E.MRI 图像上呈不均匀信号

3.在大脑半球上外侧面，居于外侧沟上方、中央沟之前的为（ ）。

A. 颞叶　　　　　　B. 顶叶　　　　　　C. 额叶　　　　　　D. 枕叶　　　　　　E. 岛叶

4.豆状核与屏状核之间的白质称为（ ）。

A. 内囊　　　　　　B. 外囊　　　　　　C. 最外囊　　　　　D. 胼胝体膝　　　　E. 胼胝体干

5.大脑半球中最大的连合纤维是（ ）。

A. 前连合　　　　　B. 胼胝体　　　　　C. 穹隆　　　　　　D. 内囊　　　　　　E. 外囊

6.以下（ ）不是硬脑膜形成的结构？

A. 大脑镰　　　　　B. 小脑幕　　　　　C. 鞍膈　　　　　　D. 上矢状窦　　　　E. 鞍上池

7.前庭蜗神经和面神经出入内耳门时经过的脑池为（ ）。

A.桥池　　　　　　　　　　　　　　　　B. 小脑延髓池

C.脑桥小脑角池　　　　　　　　　　　　D. 四叠体池

E.环池

8.颈内动脉起自颈总动脉处约平第（ ）颈椎高度？

A.第3颈椎　　　　B.第4颈椎　　　　C.第5颈椎　　　　D.第6颈椎　　　　E.第7颈椎

9.大脑后动脉的供应范围不包括（ ）。

A. 颞叶底面　　　　B. 枕叶　　　　　　C. 背侧丘脑　　　　D. 下丘脑　　　　　E. 内囊

10.横断层上横行于左右大脑半球之间，分隔前方的大脑纵裂池与后方的第三脑室下部，形似"自行车把手"的结构为（ ）。

A. 丘脑间黏合　　　　　　　　　　　　　B. 胼胝体膝

C. 胼胝体压部　　　　　　　　　　　　　D. 前连合

E. 穹隆

二、简答题

1.简述颅脑横断层的常用基线。

2.简述横断层上识别中央沟的主要依据。

3.简述Willis环的组成。

（傅　斌　高荣基）

第二章 颈 部

知识目标

1.**掌握** 颈部各横断层的解剖及影像结构。

2.**熟悉** 颈部的境界和标志性结构；颈部结构的断层解剖特点和影像学表现。

3.**了解** 颈部冠状、矢状断层解剖。

技能目标

1.**学会** 识别颈部连续横断层CT、MRI图像。

2.**具备** 运用CT、MRI等影像技术对颈部常见疾病进行诊断的能力。

具备基本的职业道德和服务意识，牢记"健康所系，性命相托"的医学生誓言；热爱影像技术专业，掌握扎实的专业技能和最新的影像检查动态，以便在将来的影像技术岗位上更好地服务患者。

第一节 概 述

PPT

案例讨论

案例 患者，男，55岁。鼻涕带血4个月，伴左耳听力下降，鼻咽喉镜检查见左侧咽隐窝处黏膜隆起，左颈部触及肿大淋巴结，临床诊断为鼻咽癌。

讨论 1.咽隐窝在何处？

2.鼻咽癌可侵犯周围哪些组织？

一、境界与分区

（一）境界

颈部位于头部、胸部和上肢之间。颈部向上以下颌骨下缘、下颌角、乳突尖、上项线和枕外隆凸的连线为界与头部相连，向下以颈静脉切迹、胸锁关节、锁骨上缘和肩峰至第7颈椎棘突的连线为界与胸部、上肢相连。

（二）分区

颈部分为固有颈部和项部，两者以两侧斜方肌前缘为界。固有颈部即俗称的颈部，以胸锁乳突肌前、后缘为界，可分为颈前区、胸锁乳突肌区和颈外侧区。颈部有脊髓、呼吸道、消化道、大血管、神经干等重要结构，各结构之间有结缔组织填充。筋膜包裹于颈部各结构周围，并形成了若干个筋膜间隙。

二、标志性结构

颈部标志性结构主要有舌骨、甲状软骨、环状软骨、胸锁乳突肌等（图2-1-1）。

1.舌骨 位于颈前区，向后适对第3颈椎椎体下缘，其两侧的舌骨大角为寻找舌骨的标志结构。

2.甲状软骨 为颈部明显的标志性结构，其上缘平对第3、4颈椎椎间盘，颈总动脉多在此平面分为颈内动脉和颈外动脉。男性喉结明显，为第二性征的标志结构。

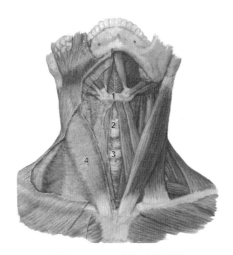

图2-1-1 颈部标志性结构

1.舌骨　2.甲状软骨　3.环状软骨　4.胸锁乳突肌

3.环状软骨　紧接在甲状软骨的下方，环状软骨弓平对第6颈椎椎体下缘，是喉与气管、咽与食管分界的标志结构。

4.胸锁乳突肌　位置表浅，位于颈部两侧，是颈部分区的重要标志。其后缘中点有颈丛皮支集中穿出。从上到下，两侧的胸锁乳突肌逐渐向前中线靠拢。

5.锁骨上窝　在胸锁乳突肌后缘、斜方肌前缘和锁骨上缘之间，为明显的凹陷。

三、颈部解剖学概要

（一）颈筋膜和筋膜间隙

颈筋膜和筋膜间隙与颈部的运动密切相关，对颈部各结构起固定和保护作用（图2-1-2）。

微课

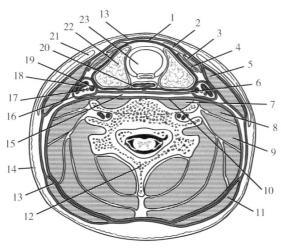

图2-1-2 颈筋膜和筋膜间隙（横断层）

1.气管前筋膜　2.胸骨舌骨肌　3.肩胛舌骨肌　4.胸骨甲状肌　5.胸锁乳突肌　6.翼状筋膜　7.颈长肌
8.前斜角肌　9.中、后斜角肌　10.斜方肌　11.椎前筋膜　12.颈椎　13.封套筋膜　14.浅筋膜　15.咽后间隙
16.颈动脉鞘　17.迷走神经　18.颈内静脉　19.颈总动脉　20.食管　21.颈阔肌　22.甲状腺　23.气管

1.颈筋膜　颈部的筋膜分为颈浅筋膜和颈深筋膜，相互移行形成鞘或囊包裹颈部的结构。

（1）颈浅筋膜　较薄，内含颈阔肌，深面含皮神经、浅静脉、淋巴结等，与其他部位的浅筋膜相互移行。

（2）颈深筋膜　位于颈浅筋膜和颈阔肌的深面，包绕颈部器官和肌群，由浅入深分三层。

1）颈深筋膜浅层　又称封套筋膜，包绕整个颈部。向上附着于头、颈交界处，向下附着于颈部和胸部、上肢交界处，向前于颈部正中形成颈白线，向后与项韧带相连。包裹胸锁乳突肌和斜方肌时分层形成肌鞘，包裹下颌下腺和腮腺时形成腺囊，包绕舌骨下肌群形成筋膜鞘，在颈静脉切迹上方形成胸骨上间隙。

2）颈深筋膜中层　又称气管前筋膜或内脏筋膜，在舌骨下肌群深面包绕颈部脏器（咽、食管、喉、气管、甲状腺等）。包绕甲状腺时形成甲状腺假被膜，在气管前方形成气管前筋膜，向下与纵隔胸膜相延续。

3）颈深筋膜深层　分为翼筋膜和椎前筋膜。翼筋膜向两侧包绕颈部大血管和迷走神经形成颈动脉鞘。椎前筋膜覆盖于椎体、椎前肌、斜角肌、交感神经干、膈神经、颈丛等结构的前面，向上接颅底，向下连胸内筋膜和腋鞘。

2.筋膜间隙　筋膜之间形成的疏松结缔组织间隙，出血或感染时易积血或积脓并向周围蔓延，对颈部器官有一定的保护作用。

（1）胸骨上间隙　位于胸骨上方，封套筋膜浅、深两层之间。其内主要有胸锁乳突肌的胸骨端。

（2）内脏间隙　位于内脏筋膜和咽、食管颈段、喉、气管颈段、甲状腺等结构之间，有疏松结缔组织填充。此间隙前部位于气管前筋膜与气管颈部之间的部分，称气管前间隙，内含甲状腺峡、气管前淋巴结等，向下与纵隔前间隙相通。

（3）咽后间隙　位于咽和食管后壁与椎前筋膜之间，向下通后纵隔。

（4）椎前间隙　位于椎前筋膜与颈椎之间。颈椎结核导致的脓肿可经此间隙向下蔓延至后纵隔，向两侧蔓延至锁骨上窝。

（二）咽

咽是呈漏斗型的肌性管道，上起自颅底，下至环状软骨弓平面与食管延续。咽的前壁不完整，分别与鼻腔、口腔和喉腔相通；咽侧壁与颈部大血管相邻。咽可分为鼻咽、口咽和喉咽三部分。

1.鼻咽　位于颅底和腭帆游离缘之间。鼻咽侧壁上，下鼻甲后方1.5cm处有咽鼓管咽口，该口的前、上、后方有明显的隆起称咽鼓管圆枕。咽鼓管圆枕的后上方有一深窝称咽隐窝，是鼻咽癌的好发部位。

2.口咽　位于腭帆游离缘与会厌上缘之间，口咽的外侧壁上有扁桃体窝和腭扁桃体。

3.喉咽　位于会厌上缘和第6颈椎椎体下缘之间，是咽最狭窄的部分。在喉口两侧有梨状隐窝，是异物易滞留的部位。

📖知识链接　　　　　　鼻咽癌局部蔓延

鼻咽癌好发于鼻咽隐窝和顶壁。鼻咽腔是一个解剖复杂的腔隙，与头面部各腔隙相通，与颈部重要间隙相邻，并有丰富的淋巴组织，因此鼻咽癌的蔓延途径有其独特的特点。鼻咽癌发展可向前蔓延侵及鼻腔，经蝶腭孔侵犯翼腭窝，经眶下裂侵入眶尖，经眶上裂进入海绵窦。肿瘤向外侧蔓延主要侵犯咽旁间隙，向后外方延至茎突后间隙并可使颅神经受累，向后侵犯椎前肌肉及筋膜。向下蔓延侵及口腔。向上蔓延侵及颅底或经卵圆孔、破裂孔进入海绵窦，经颈静脉孔进入颅后窝。

（三）喉

喉位于颈前部，上连舌骨，下接气管，前面有舌骨下肌群，后面贴咽，两侧为颈部大血管、神经和甲状腺侧叶。喉既是呼吸器官，又是发音器官。吞咽或发音时喉可上下移动，也可随头部转动而左右移动。喉以软骨为支架，借关节、韧带和肌肉连结在一起。

1.喉软骨　构成了喉的支架，主要有不成对的甲状软骨、环状软骨、会厌软骨和成对的杓状软骨。

微课

2.喉连结 包括喉软骨之间的连结及喉与舌骨、气管之间的连结。

（1）环甲关节 由甲状软骨下角和环状软骨相应关节面构成。甲状软骨可沿此关节的冠状轴作前倾和复位运动，使声带紧张或松弛。

（2）环杓关节 由环状软骨板上缘关节面和杓状软骨底构成。杓状软骨可沿此关节的垂直轴作旋转运动，以缩小或开大声门。

（3）弹性圆锥 位于甲状软骨前角后面、环状软骨上缘和杓状软骨声带突之间的弹性纤维膜，其上窄下宽形似圆锥。弹性圆锥的上缘游离并增厚，称声韧带，与声带肌、声襞一起构成声带。

3.喉腔 以前庭裂和声门裂为界，可分为喉前庭、喉中间腔和声门下腔。根据喉腔深层淋巴管有无交通，影像学上常将喉腔分为声门上区、声门区和声门下区。

（四）甲状腺

甲状腺可分为两个侧叶和中间的峡部，侧叶紧贴甲状软骨板、环状软骨和1~6气管软骨环的两侧，峡部位于2~4气管软骨环的前方。甲状腺毗邻结构复杂，其侧叶前方主要是胸锁乳突肌和舌骨下肌群，后面是颈部大血管，内侧面有气管、食管、喉上神经喉外支、喉返神经、环甲肌等。

课堂互动

甲状腺肿瘤是颈部常见的肿瘤，包括良性肿瘤和恶性肿瘤，女性多见。症状为颈前正中有肿块，随吞咽活动，部分病人还有声音嘶哑和吞咽困难、呼吸困难。

学生思考：1.甲状腺毗邻哪些结构？

2.甲状腺肿瘤切除术时有可能损伤哪些器官或组织？损伤后患者可出现哪些相应的临床表现？

教师解答：通过人体3D解剖教学软件系统，建立甲状腺及周围重要结构的模型进行解答。

（五）颈根部

颈根部结构多，毗邻复杂，是颈部与胸部和上肢的过渡区。前斜角肌为颈根部的标志性结构。

斜角肌间隙是位于前、中斜角肌与第1肋之间的间隙，有臂丛和锁骨下动脉穿过。

（六）颈部淋巴结

颈部淋巴结有300多个，不但引流头颈部的淋巴，还是全身淋巴的汇总区域，所以易因炎症、肿瘤转移而出现症状。较重要的淋巴结有颈上淋巴结、颈前淋巴结和颈外侧淋巴结。

（七）颈部结构的配布特点

颈部器官的分布可分为内脏格、血管格、支持格和套状结构。

1.内脏格 位于颈前部，被颈筋膜中层包裹，内有咽、食管、喉和气管、甲状腺等。

2.血管格 位于内脏格和支持格之间的颈动脉鞘内，包含颈总动脉或颈内动脉、颈内静脉和迷走神经等。

3.支持格 位于颈后部，藏于颈筋膜深层的后方，包括颈深肌群、脊柱颈段、臂丛根部和颈交感干等。

4.套状结构 位于颈筋膜浅层，内有斜方肌、胸锁乳突肌和舌骨下肌群等。

四、颈部结构的断层解剖学特点

（一）颈部结构横断层解剖学特点

1.颈部横断层分层方法 以甲状软骨上缘平面为界，分为上、下两段。

微课

2.颈部横断层结构 重点观察颈部器官、大血管、颈椎、颈部骨骼肌等在横断层上的形态大小、位置毗邻。颈部主要结构被颈深筋膜包裹，前部中央部分是脏器区，前部两侧是血管神经区，后部是颈椎和颈肌、背肌构成的脊柱区。脏器区喉和气管在前，咽和食管在后，甲状腺和舌骨下肌群位于喉和气管的前外侧，不同断层的结构特点详见本章第二节。血管神经区有颈动脉鞘为边界，鞘内颈总动脉位于内侧，颈内静脉位于外侧，迷走神经位于两者后方。脊柱区约占颈部横断层的后2/3，颈椎位于中央，椎骨前有椎前肌，椎骨外侧有斜角肌，椎骨后方是竖脊肌和斜方肌。甲状软骨和环状软骨是影像检查时喉的标志性结构，断层不同，呈现的外形不一。

（二）颈部结构冠状断层解剖学特点

冠状断层上喉和咽的显示完整，甲状腺的峡部和侧叶不能在同一断层显示。颈部大血管和神经干呈现条索状结构。

（三）颈部结构矢状断层解剖学特点

正中矢状断层为标准断层，可见喉和气管颈段位于最前方，其后是紧贴的咽和食管，脊柱位于中央部位，其后多结缔组织而缺少骨骼肌，甲状腺峡位于第2~4气管软骨环前方。

五、颈部结构的断层影像学表现

（一）CT断层表现

颈部皮下脂肪呈较低密度影，肌肉、血管、神经、淋巴结均呈中等密度，筋膜不能分辨。各组织间结缔组织、脂肪组织，呈低密度。CT增强扫描可观察血管形态和走行。

1.鼻咽腔 呈方形、长方形、梯形或双梯形含气空腔。两侧壁上见突向腔内的咽鼓管圆枕，其前、后方凹陷分别为咽鼓管开口和咽隐窝。侧壁外方为咽旁间隙，后壁为椎前软组织。黏膜皱襞呈等密度影。冠状位图像显示鼻咽腔的顶壁、侧壁及咽旁间隙。

2.软腭 是口咽与鼻咽的分界，呈软组织密度。

3.腭扁桃体与腭弓 呈等密度影。腭扁桃体位于口咽外侧壁舌腭与咽腭弓间的扁桃体窝。

4.喉 声门上区可见含气的喉前庭，两侧为梨状隐窝。前壁为会厌软骨，侧壁为杓会厌皱襞，后壁为杓状软骨。甲状软骨、环状软骨呈等或略高密度，会厌软骨呈等密度。室带附于甲状软骨板，两侧对称。声带呈对称的三角形，向后附于杓状软骨。

5.正常甲状腺含大量碘，且血流丰富，CT平扫表现为位于气管两侧的三角形的均匀高密度，增强扫描强化均匀、明显，正常甲状旁腺CT上不显影。

（二）MRI表现

颈部皮下脂肪在T_1WI和T_2WI呈高信号，肌肉为中低信号，气体组织无信号。颈前脏器区的喉、气管、食管和甲状腺可清晰地显示。颈血管鞘内血管，由于流空效应而呈低信号，其中颈内静脉由于血流慢，亦可呈高信号。横断层可清晰显示血管断面，矢状面有时可显示整条血管。颈部淋巴结T_1WI呈等信号，T_2WI呈稍高信号，信号均匀。

1.鼻咽 MRI影像学表现与CT相似，但MRI显示各部解剖结构更清楚。鼻咽腔浅表黏膜，在T_1WI上呈低信号，在T_2WI上呈高信号；咽旁间隙呈高信号；肌肉组织呈较低信号。

2.软腭 在T_1WI上呈等、高信号，在T_2WI上呈高信号。

3.腭扁桃体与腭弓 在T_1WI上呈等信号，在T_2WI上呈略高信号。

4.喉 MRI显示各部解剖结构比CT更清楚。喉前庭、喉室、梨状隐窝在T_1WI和T_2WI上均呈低信号；喉旁间隙和会厌间隙呈高信号；声带类似或稍高于肌肉信号，室带信号略高于声带；喉软骨钙化与骨化呈低信号，含脂肪的骨髓呈高信号。

5.甲状腺 两侧对称，呈三角形，信号均匀，T_1WI信号稍高于肌肉，T_2WI信号无明显增高。甲状旁腺正常时不易被发现。

第二节 颈部断层解剖及影像

结合临床需要，本节主要选取了颈部的8个横断层、1个矢状断层和2个冠状断层进行描述。

一、经舌骨体的横断层

此断层经舌骨体和第3颈椎椎体，重要结构有舌骨、会厌、梨状隐窝、颈动脉鞘、第3颈椎及周围的骨骼肌等。

此断层舌骨体呈弓形，其前方为舌骨肌群，后方为舌。会厌在舌后方，其断面呈扁三角形。会厌后方是喉咽，喉咽后壁为咽缩肌，喉咽两侧的凹陷为梨状隐窝，是异物易滞留处。下颌下腺位于舌骨体两侧，被封套筋膜所包裹。下颌下腺的后内侧可见颈总动脉分出的颈内动脉和颈外动脉。动脉后外侧为颈内静脉，迷走神经在血管后方。第3颈椎位于断层中央，椎体和椎弓围成三角形的椎孔，椎孔内有脊髓及其附属结构，椎体两侧可见椎动脉。颈部肌肉位于第3颈椎周围，椎体前外侧是椎前肌，横突两侧是斜角肌，斜角肌外侧是发达的胸锁乳突肌。椎骨后、外侧是竖脊肌，主要有夹肌、头半棘肌、颈半棘肌、最长肌等。此断层骨骼肌由后向前依次为斜方肌、夹肌、头半棘肌、颈半棘肌、肩胛提肌、胸锁乳突肌、颏舌骨肌、下颌舌骨肌、颈阔肌（图2-2-1）。

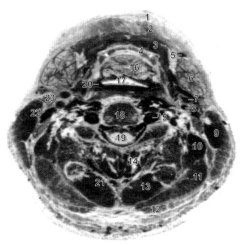

a

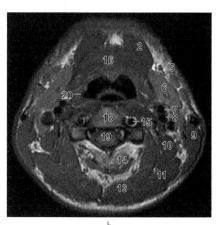

b

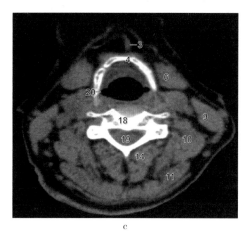

c

图2-2-1 经舌骨体的横断层

a.断层标本 b.MRI T₁WI图像 c.CT图像

1.颈阔肌 2.下颌舌骨肌 3.颏舌骨肌 4.舌骨体 5.面静脉 6.下颌下腺 7.颈外动脉 8.颈内动脉 9.胸锁乳突肌

10.肩胛提肌 11.夹肌 12.斜方肌 13.头半棘肌 14.颈半棘肌 15.椎动脉 16.舌 17.会厌软骨

18.第3颈椎椎体 19.脊髓 20.梨状隐窝 21.颈深静脉 22.颈内静脉 23.颈外侧深淋巴结

二、经甲状软骨上缘的横断层

此断层经甲状软骨上缘和第3、4颈椎椎间盘，重要结构有喉前庭、梨状隐窝、甲状软骨上角、颈动脉鞘、第3颈椎及周围的骨骼肌等。

此断层可见会厌软骨，其前方与甲状舌骨膜之间为会厌前间隙，其内填充脂肪组织，利于会厌运动。会厌后方为喉前庭，其向后与喉咽相通，喉咽两侧深陷为梨状隐窝，喉咽后壁为咽缩肌。咽缩肌两侧可见甲状软骨上角，其前外侧依然可见下颌下腺。下颌下腺的后方右侧可见颈总动脉，即将分为颈内动脉和颈外动脉，其后外侧为颈内静脉，血管后方为迷走神经，颈总动脉、颈内静脉和迷走神经三者被包裹在颈动脉鞘内；左侧为颈外动脉和颈内动脉，两者成前后排列。第4颈椎位于断层中央，椎体上可见椎间盘；椎体和椎弓围成椎孔，内有脊髓及附属结构；椎体两侧横突孔内有椎动脉穿行，两侧的椎弓可见关节突关节。第4颈椎前方有椎前肌（头长肌和颈长肌），两侧有前、中斜角肌，椎骨后方为竖脊肌（夹肌、头半棘肌、颈半棘肌、颈棘肌等）。浅层肌由后向前依次有斜方肌、肩胛提肌、胸锁乳突肌、颈阔肌、胸骨舌骨肌等。胸锁乳突肌位置逐渐前移，其与肩胛提肌之间有多个颈外侧深淋巴结（图2-2-2）。

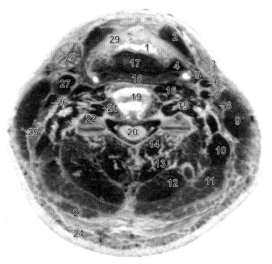

a

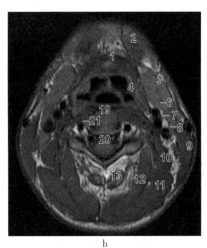

b

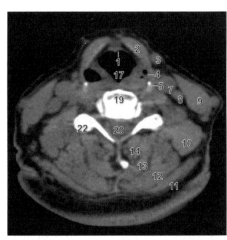

c

图2-2-2　经甲状软骨上缘的横断层

a.断层标本　b.MRI T₁WI图像　c.CT图像

1.会厌软骨　2.胸骨舌骨肌　3.左下颌下腺　4.梨状隐窝　5.甲状软骨上角　6.左颈外动脉　7.左颈内动脉　8.左颈内静脉　9.胸锁乳突肌　10.肩胛提肌　11.夹肌　12.头半棘肌　13.颈半棘肌　14.颈棘肌　15.中斜角肌　16.头长肌和颈长肌　17.喉前庭　18.咽缩肌　19.第3、4颈椎椎间盘　20.脊髓　21.椎动脉　22.关节突关节　23.斜方肌　24.项筋膜　25.颈外侧深淋巴结　26.右颈内静脉　27.右颈总动脉　28.右下颌下腺　29.会厌前间隙

三、经甲状软骨中份的横断层

此断层经甲状软骨中份和第4颈椎椎体，重要结构有甲状软骨、喉前庭、喉咽、颈动脉鞘、第4颈椎及周围的骨骼肌等。

此断层前部，可见"八"字形的甲状软骨板，是影像诊断中的标志性结构。甲状软骨板的前外侧有胸骨舌骨肌和甲状舌骨肌，更表浅为颈阔肌。甲状软骨板后方中央为喉前庭，两者之间为会厌前间隙。喉前庭向后通喉咽，两者以喉后壁、咽前壁隔开。喉咽两侧凹陷为梨状隐窝，后壁为咽缩肌。咽后壁右外侧可见颈动脉鞘，鞘内颈总动脉居前内，颈内静脉居前外，两者后方为迷走神经；左侧颈总动脉已分为供应头面部血液的颈外动脉和供应脑血液的颈内动脉，两者成前后排列。颈动脉鞘外侧为胸锁乳突肌，其与肩胛提肌之间有颈外侧深淋巴结。第4颈椎位于颈部中央，椎体和椎弓围成椎孔，其内有脊髓及附属结构。椎体两侧可见横突孔，孔内有椎动脉穿行。椎体和横突前方为椎前肌，横突两侧为斜角肌，椎弓板后方为竖脊肌（夹肌、头半棘肌、颈半棘肌、颈棘肌等）（图2-2-3）。

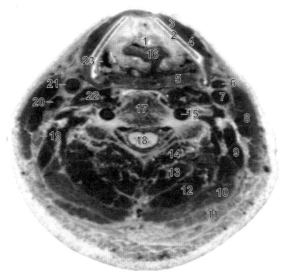

a

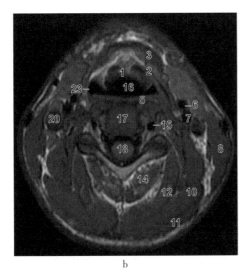

b

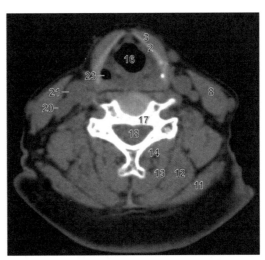

c

图2-2-3 经甲状软骨中份的横断层

a.断层标本 b.MRI T₁WI图像 c.CT图像

1.会厌软骨 2.甲状软骨 3.胸骨舌骨肌 4.甲状舌骨肌 5.咽缩肌 6.左颈外动脉 7.左颈内动脉 8.胸锁乳突肌 9.肩胛提肌 10.夹肌 11.斜方肌 12.头半棘肌 13.颈半棘肌 14.颈棘肌 15.椎动脉 16.喉前庭 17.第4颈椎椎体 18.脊髓 19.颈外侧深淋巴结 20.右颈内静脉 21.右颈总动脉 22.头长肌 23.梨状隐窝

四、经喉室的横断层

此断层经喉室和第4、5颈椎椎间盘，重要结构有甲状软骨、杓状软骨、前庭襞、颈动脉鞘、第4颈椎及周围的骨骼肌等。

此断层甲状软骨板位于颈前部，断面仍呈"八"字形，其前外侧有胸骨舌骨肌和甲状舌骨肌。甲状软骨板后方为杓状软骨，其断面呈三角形，两者之间有甲杓肌。杓状软骨前方，甲状软骨板内侧，可见狭小的喉中间腔，喉腔裂隙为前庭裂，前庭裂两侧的黏膜皱襞为前庭襞。杓状软骨后方为喉咽，喉咽内腔急剧缩小呈裂缝状，可见完整的喉咽前、后壁。颈动脉鞘位于喉咽两侧，其内有颈总动脉、颈内静脉和迷走神经。颈动脉鞘外侧为增厚的胸锁乳突肌。颈动脉鞘前方、甲状软骨外侧，可见甲状腺侧叶上极。第4颈椎位于断层中央，椎体处可见第4、5颈椎椎间盘，椎体前方为颈长肌；椎体和椎弓围成椎孔，其内有脊髓及其附属结构；椎体和横突之间可见椎动脉和第5颈神经穿行。横突外侧为斜角肌，椎弓板后方及棘突两侧为竖脊肌（夹肌、头半棘肌、颈半棘肌、颈棘肌等）。颈深筋膜的三层结构清晰（图2-2-4）。

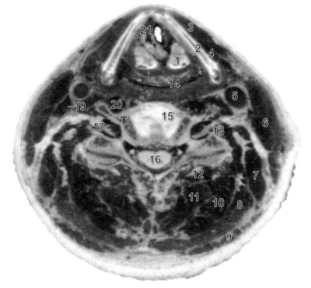

a

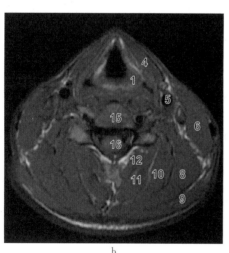

b

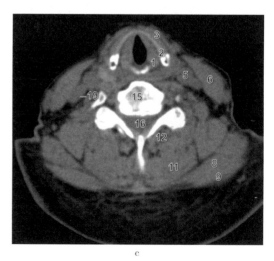

c

图2-2-4　经喉室的横断层

a.断层标本　b.MRI T₁WI图像　c.CT图像

1.杓状软骨　2.甲状软骨　3.胸骨舌骨肌　4.甲状舌骨肌　5.颈总动脉　6.胸锁乳突肌　7.肩胛提肌　8.夹肌　9.斜方肌　10.头半棘肌　11.颈半棘肌　12.颈棘肌　13.第5颈神经　14.喉咽　15.第4、5颈椎椎间盘　16.脊髓　17.椎动脉　18.椎静脉　19.颈内静脉　20.颈长肌　21.前庭襞

五、经杓状软骨的横断层

此断层经杓状软骨和第5颈椎，重要结构有甲状软骨、杓状软骨、声韧带、颈动脉鞘、第5颈椎及周围的骨骼肌。

此断层可见甲状软骨板断面连续，呈倒置的"V"形，甲状软骨前外侧有胸骨舌骨肌和甲状舌骨肌。甲状软骨内侧，颈前部中央为喉中间腔，腔中间狭窄的裂隙为声门裂，声门裂两侧可见声韧带。声韧带后端附着于成对的杓状软骨，其与甲状软骨之间有甲杓肌。喉中间腔后方为喉咽，其腔隙紧缩，两者之间有杓状会厌襞分隔。颈动脉鞘位于喉咽两侧，鞘外侧为胸锁乳突肌，可见颈外静脉位于胸锁乳突肌的后方。颈动脉鞘前方，可见甲状腺侧叶，其被内脏筋膜包裹。第5颈椎位于断层中央，其椎体和椎弓围成的椎孔内有脊髓及附属结构；椎体前方有颈长肌，横突上可见横突孔，孔内有椎动脉穿行；横突两侧为斜角肌，可见前、中斜角肌出现间隙。椎弓板后方及棘突两侧是竖脊肌，由后向前主要包括夹肌、头半棘肌、颈半棘肌、颈棘肌、多裂肌、最长肌等（图2-2-5）。

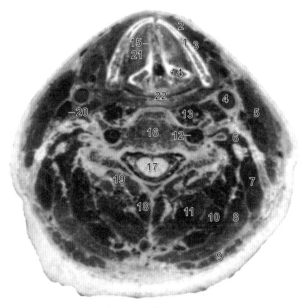

a

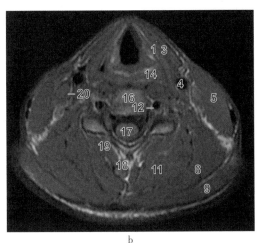

b

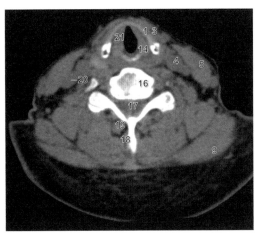

c

图2-2-5 经杓状软骨的横断层

a.断层标本 b.MRI T₁WI图像 c.CT图像

1.甲状软骨 2.胸骨舌骨肌 3.甲状舌骨肌 4.颈总动脉 5.胸锁乳突肌 6.中斜角肌 7.肩胛提肌 8.夹肌

9.斜方肌 10.头半棘肌 11.颈半棘肌 12.椎动脉 13.颈长肌 14.杓状软骨 15.声韧带

16.第5颈椎椎体 17.脊髓 18.颈棘肌 19.多裂肌 20.颈内静脉 21.甲杓肌 22.喉咽

六、经环杓关节的横断层

此断层经环杓关节和第5颈椎，重要结构有甲状软骨、环杓关节、声韧带、颈动脉鞘、第5颈椎及周围的骨骼肌等。

此断层在颈前部依然可见呈"八"字形的甲状软骨板断面，甲状软骨前外侧有胸骨舌骨肌和胸骨甲状肌。甲状软骨内侧，颈前部中央是喉中间腔，腔中间狭窄的裂隙为声门裂，声门裂两侧是声韧带。喉中间腔后壁为环状软骨板，其与前外侧的杓状软骨形成环杓关节。甲状软骨和杓状软骨之间有甲杓肌。环状软骨板后方为喉咽，其腔隙呈裂缝状。颈动脉鞘位于喉咽两侧，其前方有甲状腺侧叶，外侧有胸锁乳突肌。第5颈椎位于断层中央，其椎体和椎弓围成椎孔，内有脊髓及附属结构。椎体前方，颈长肌在内侧，前斜角肌在外侧。椎体两侧横突上可见横突孔，孔内有椎动脉。横突两侧为中斜角肌，其后方为肩胛提肌。椎弓板后方及棘突两侧为竖脊肌群，与上一断层结构基本相同（图2-2-6）。

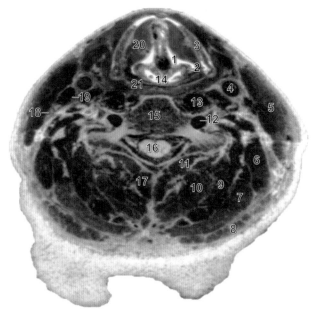

a

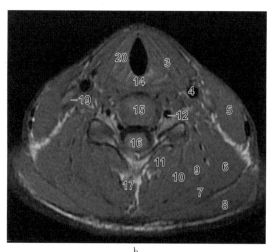

b

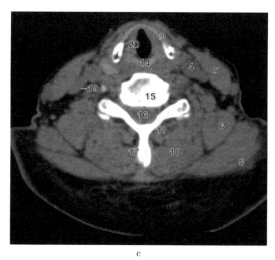

c

图2-2-6　经环杓关节的横断层

a.断层标本　b.MRI T₁WI图像　c.CT图像

1.杓状软骨　2.环杓关节　3.甲状软骨　4.颈总动脉　5.胸锁乳突肌　6.肩胛提肌　7.夹肌　8.斜方肌　9.头半棘肌

10.颈半棘肌　11.多裂肌　12.椎动脉　13.颈长肌　14.环状软骨板　15.第5颈椎椎体　16.脊髓

17.颈棘肌　18.颈外侧深淋巴结　19.颈内静脉　20.甲杓肌　21.喉咽

七、经环甲关节的横断层

此断层经环状软骨弓和第6、7颈椎椎间盘，主要结构有声门下腔、环状软骨、甲状腺、颈动脉鞘、第6颈椎及周围的骨骼肌。

此断层前部正中可见环形的环状软骨断面，其内为声门裂移行而来的声门下腔，腔隙明显扩大变圆，向下通气管。环状软骨后方，喉咽逐渐移行为食管。环状软骨外侧为甲状腺侧叶，被内脏筋膜包裹。甲状腺前方贴胸骨甲状肌和胸骨舌骨肌，后外侧有颈总动脉、颈内静脉、迷走神经、喉返神经等，内侧紧邻喉，甲状腺肿大时可压迫以上结构并出现相应症状。胸锁乳突肌位于颈动脉鞘的前外侧。第6颈椎位于断层中央，椎体和椎弓围成的椎孔内有脊髓及其附属结构。椎体前方为颈长肌，椎体两侧可见椎动脉。横突两侧为斜角肌，前、中斜角肌之间出现明显的间隙，其内有臂丛通行。斜方肌急剧增厚并向外侧延伸。斜方肌深层、椎弓板后方及棘突两侧，由后向前主要有夹肌、小菱形肌、头半棘肌、多裂肌、最长肌等。棘突末端连项韧带，最后方为项筋膜（图2-2-7）。

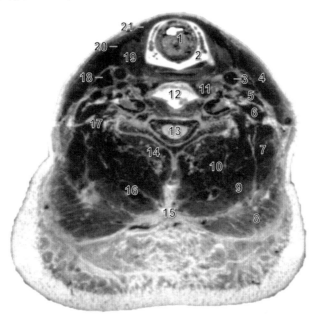

a

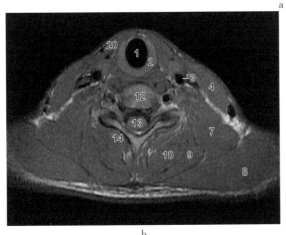

b

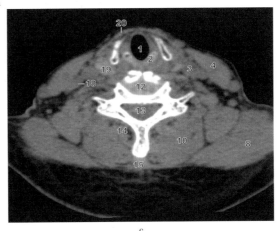

c

图2-2-7　经环甲关节的横断层

a.断层标本　　b.MRI T$_1$WI图像　　c.CT图像

1.声门下腔　2.环状软骨　3.颈总动脉　4.胸锁乳突肌　5.前斜角肌　6.后斜角肌　7.肩胛提肌　8.斜方肌　9.夹肌

10.头半棘肌　11.颈长肌　12.第6、7颈椎椎间盘　13.脊髓　14.多裂肌　15.项韧带　16.小菱形肌

17.最长肌　18.颈内静脉　19.甲状腺　20.胸骨甲状肌　21.胸骨舌骨肌

八、经第7颈椎的横断层

此断层经气管和第7颈椎椎体，重要结构有气管、食管、甲状腺、颈动脉鞘、第7颈椎及周围的骨骼肌。

此断层前部正中为气管，可见不完整的气管软骨环，后壁为软组织。气管外侧为甲状腺侧叶，气管前方为甲状腺峡。气管后方与食管相贴。颈动脉鞘位于甲状腺、胸锁乳突肌和前斜角肌之间，血管管径明显增大。第7颈椎位于断层中央，椎体和椎弓围成管径较大的椎孔，孔内有脊髓及其附属结构。横突孔内有粗大的椎动脉。斜角肌进一步增大，前、中斜角肌之间的斜角肌间隙内可见臂丛穿过。第7颈椎的棘突明显，向后与项韧带相连。斜方肌进一步增厚外延，其深层的骨骼肌与上一断层基本相同（图2-2-8）。

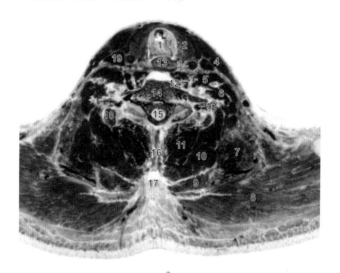

a

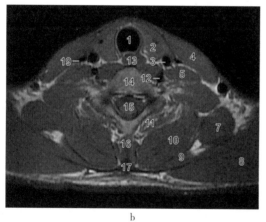

b

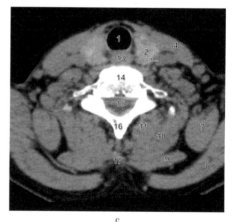

c

图2-2-8　经第7颈椎的横断层

a.断层标本　b.MRI T₁WI图像　c.CT图像

1.气管　2.甲状腺　3.颈总动脉　4.胸锁乳突肌　5.前斜角肌　6.后斜角肌　7.肩胛提肌　8.斜方肌　9.小菱形肌
10.夹肌　11.头半棘肌　12.椎动脉　13.食管　14.第7颈椎椎体　15.脊髓　16.棘突　17.项韧带
18.关节突　19.颈内静脉

📖知识链接　　　　　　　　　　　甲状腺肿

不同原因引起的慢性甲状腺肿大，称为甲状腺肿。甲状腺肿可分为单纯性甲状腺肿和甲状腺机能亢进症两类，发病与药物、放射线、情绪等多种因素有关，生长过大可引起压迫症状，如呼吸困难、刺激性干咳、声音嘶哑等。

九、正中矢状断层

此断层重要结构有舌、会厌、咽、喉、气管等。此断层可清晰显示口咽、喉咽内的结构及其和周围结构的毗邻关系。上部最前方为下颌骨，后下方有舌骨，两者之间有舌骨上肌群。舌骨和最下方的胸骨柄之间有胸骨舌骨肌。下颌骨后方为舌，舌的后上方贴软腭，后下方有会厌。会厌位于舌根后下方，呈叶片状由前下伸向后上方，其与舌根间为会厌谷。鼻腔和口腔的后方分别是鼻咽和口咽。咽以软腭下缘和会厌上缘为界，从上向下分为鼻咽、口咽和喉咽。会厌以下至环状软骨下缘（平第6颈椎下缘）为喉腔，其以前庭襞和声襞分隔。前庭襞以上部分称喉前庭，其前面有甲状软骨前角的断面；前庭襞和声襞之间狭长的间隙称喉中间腔，其向两侧的凹陷为喉室；声襞以下为声门下腔，声门下腔前面有环状软骨弓，后面有环状软骨板的断面。喉断面下接气管断面，可见气管软骨和甲状腺峡部的断面。喉和气管的后方，是喉咽和食管，腔隙狭小。断层中部是脊柱，可见明显凸向前的颈曲。椎体间有椎间盘，椎体后方椎管内有脊髓。椎管后方可见棘突，其周围多结缔组织而少骨骼肌（图2-2-9）。

十、经甲状腺侧叶的冠状断层

此断层主要结构有舌、喉前庭和甲状腺侧叶等。此断层上部中央为舌，舌下可见喉前庭。舌的外下方、喉前庭外上方，可见下颌下腺。前庭襞、杓会厌襞和会厌软骨所围成的腔隙是喉前庭，喉前庭下方为会厌断面，会厌下方为气管。甲状软骨的两侧有甲状腺侧叶。颈部最外侧有胸锁乳突肌（图2-2-10）。

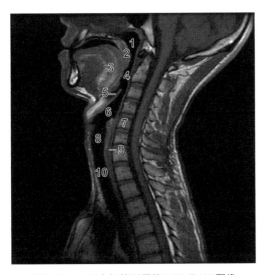

图2-2-9 正中矢状断层的MRI T₁WI图像

1.鼻咽 2.软腭 3.舌 4.口咽 5.会厌 6.喉前庭
7.第5颈椎椎体 8.声门下腔 9.食管 10.气管

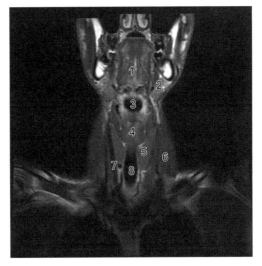

图2-2-10 经甲状腺侧叶的冠状断层MRI T₂WI图像

1.舌 2.下颌下腺 3.喉前庭 4.会厌 5.甲状腺左侧叶
6.胸锁乳突肌 7.右颈总动脉 8.气管

十一、经甲状腺侧叶后部的冠状断层

此断层主要结构有左颈总动脉、会厌等。此断层上部中央为舌，会厌软骨在黑色的气腔内，呈"八"字形突入口咽，其下是喉咽。会厌软骨外侧与口咽侧壁间的腔隙即为会厌谷。与会厌软骨下部相连的条形软组织影是杓会厌襞，其外与喉咽壁间的三角形腔隙称梨状隐窝。隐窝外下壁的斜形高密度影是甲状软骨板。杓会厌襞下部可见向腔内突出的前庭襞，其下方的另一突起为声襞，两个突起之间的梭形隐窝为喉室，是喉中间腔向两侧的延伸。前庭襞、杓会厌襞和会厌软骨所围成的腔隙是喉前庭。在声门下腔与气管壁的外侧可见条索状的颈总动脉，最外侧为胸锁乳突肌（图2-2-11）。

医药大学堂
WWW.YIYAODXT.COM

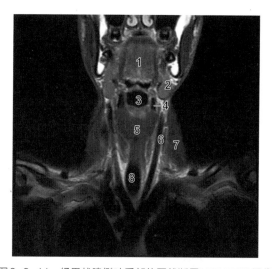

图2-2-11　经甲状腺侧叶后部的冠状断层MRI T$_2$WI图像

1.舌　2.下颌下腺　3.喉前庭　4.梨状隐窝　5.会厌　6.左颈总动脉　7.胸锁乳突肌　8.气管

本章小结

　　本章在概述中介绍了颈部的境界、分区及标志性结构；回顾了颈部重要脏器的位置、形态和结构特点；总结了颈部重要结构的解剖学特点和影像学特点。

　　本章选取了颈部8个横断层、1个矢状断层和2个冠状断层。颈部横断层为主要描述断层，分为上颈部和下颈部两部分。上颈部为1、2横断层，下颈部为3~8横断层。其中重点掌握如下几方面。①经舌骨体的横断层：重点识别舌骨和会厌；下颌下腺明显；颈动脉鞘内有颈内静脉和迷走神经贯穿全长；胸锁乳突肌位置较靠后。②经甲状软骨中份的横断层：甲状软骨板断面为标志性结构；喉前庭和喉咽有明显的间隔；颈总动脉在甲状软骨上缘逐渐分为颈外动脉和颈内动脉；胸锁乳突肌的位置不断前移。③经环状软骨弓的横断层：此断层可见完整环形的环状软骨断面；喉咽在此平面与食管相延续；斜方肌逐渐增厚外延。④经第七颈椎的横断层：第7颈椎棘突为标志结构；甲状腺毗邻的结构清晰可见；斜角肌间隙内可见臂丛穿过。⑤经颈部正中矢状断层：为最常用的矢状断层，可清晰显示咽、喉、气管等重要器官的毗邻关系；气管断面可见气管软骨和甲状腺峡部的关系。

习　题

一、单项选择题

　　1.经舌骨体的横断层上不出现（　　）。

　　A.舌骨　　　　　　　B.会厌　　　　　　C.梨状隐窝　　　　D.颈总动脉　　　E.下颌下腺

　　2.经甲状软骨上缘的横断层上不出现（　　）。

　　A.甲状软骨板　　　B.颈动脉鞘　　　　C.会厌　　　　　　D.喉前庭　　　　E.下颌下腺

　　3.经甲状软骨中份的横断层上不出现（　　）。

　　A.喉前庭　　　　　　　　　　B.甲状软骨上角

　　C.梨状隐窝　　　　　　　　　D.颈外侧深淋巴结

　　E.椎动脉

　　4.经环状软骨弓的横断层上不出现（　　）。

　　A.甲状腺　　　　　　　　　　B.颈内静脉

习题

C.颈内动脉　　　　　　　　　　　　D.声门下腔

E.胸锁乳突肌

5.经第7颈椎的横断层上，描述错误的是（　　）。

A.斜方肌增厚外延　　　　　　　　　B.前、中斜角肌间隙明显

C.颈椎棘突清晰可见　　　　　　　　D.气管后方为食管

E.此断层看不到椎动脉

6.在正常成年男性颈侧位片中，舌骨位于（　　）。

A.第2颈椎椎间隙平面　　　　　　　B.第3颈椎椎间隙平面

C.第4颈椎椎间隙平面　　　　　　　D.第5颈椎椎间隙平面

E.第6颈椎椎间隙平面

7.在横断层影像上，显示喉腔位置的标志性结构（　　）。

A.会厌软骨　　　　B.环状软骨　　　　C.甲状软骨　　　　D.杓状软骨　　　　E.喉口

8.颈部正中矢状面上的结构可见（　　）。

A.甲状腺侧叶　　　B.声门旁间隙　　　C.咽旁间隙　　　　D.会厌前间隙　　　E.杓状软骨

9.经甲状腺峡部的颈部冠状层面上的结构不包括（　　）。

A.食管　　　　　　B.喉室　　　　　　C.甲状腺峡部　　　D.环状软骨　　　　E.声襞

二、简答题

请简述颈部结构的配布特点。

（王志辉　　熊　毅）

第三章　胸　部

第一节　概　述

微课

一、境界与分区

（一）境界

胸部位于颈部与腹部之间，上方借颈静脉切迹、胸锁关节、锁骨上缘、肩峰至第7颈椎棘突的连线与颈部分界；下界为胸廓下口，底被膈封闭。两侧上部以三角肌前、后缘与上肢分界。因胸部结构与颈、腹部的结构有相互重叠，故在断层解剖学中，通常将第1胸椎上缘平面和心尖消失平面作为胸部的上界与下界。

（二）分区

胸部分为胸壁、胸腔及腔内器官。

1.**胸壁**　可分为胸前壁、胸外侧壁和胸后壁。胸前壁为前正中线与腋前线之间的部分；胸外侧壁为腋前线与腋后线之间的部分；胸后壁为腋后线与后正中线之间的部分。

2.**胸腔**　由胸壁和膈围成，分为左、中、右三部。中部被纵隔占据，左、右部容纳肺和胸膜。

二、标志性结构

胸壁有颈静脉切迹、胸骨角、剑突、肋弓、乳头等标志性结构。

1.颈静脉切迹　胸骨柄上缘中份的切迹，后方平对第2、3胸椎之间的椎间盘。

2.胸骨角　胸骨柄与胸骨体连接处向前微突的角，两侧与第2肋软骨相连。胸骨角平面是胸部的重要平面（图3-1-1），其标志性意义主要有：①是上、下纵隔的分界平面；②后方平对第4胸椎椎体下缘；③平对主动脉弓的起、止端；④气管杈在此平面出现；⑤该平面恰好通过主动脉肺动脉窗；⑥该平面通过第2胸肋关节，是计数肋的标志性平面；⑦奇静脉弓在此平面以上跨越右肺根上方，向前汇入上腔静脉；⑧食管在此平面以下与左主支气管相交叉，形成食管的第2个狭窄；⑨胸导管在此平面以下由脊柱右侧转向左侧上行；⑩肺动脉的分叉处位于此平面以下。

3.剑突　位于胸骨下端，其后方约平对第9胸椎。剑突和胸骨体结合处的水平面称为剑胸结合平面，膈穹位于此平面。

4.肋弓　第8~10肋借肋软骨依次连于上位肋软骨形成肋弓。通过其最低点的水平面可称肋下平面，约平对第3腰椎，为十二指肠水平部的标志平面。

5.乳头　为乳房中央的隆起，男性位于锁骨中线与第4肋间隙交界处，女性略低并偏外下方。

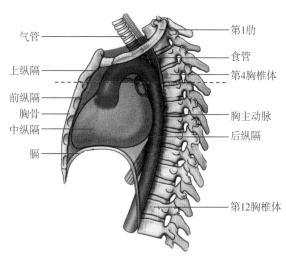

图3-1-1　胸骨角平面及其对应结构

三、胸部解剖学概要

（一）胸壁

胸壁以胸廓为支架，由浅入深包括皮肤、浅筋膜、深筋膜和肌、肋和肋间肌、胸内筋膜和壁胸膜等层次结构（图3-1-2）。

1.皮肤　不同部位皮肤的厚薄、活动度有较大差异，胸前、外侧壁的皮肤较薄，背部较厚。

2.浅筋膜　胸部的浅筋膜与颈部、腹部和上肢的浅筋膜相延续，内含浅血管、淋巴管、皮神经和乳腺。

3.深筋膜和肌　深筋膜位于浅筋膜的深面，覆盖于肌的表面及相邻的肌之间。胸前壁浅层肌为胸大肌，深层有胸小肌；其内侧部下方有腹直肌上部；胸外侧壁有前锯肌和腹外斜肌的一部分。背部主要有斜方肌、背阔肌和竖脊肌等。

4.肋间隙　胸廓由12对肋围成，肋与肋之间的间隙为肋间隙，间隙内有肋间肌、肋间血管、肋间神经和结缔组织等。肋间肌由浅入深依次为肋间外肌、肋间内肌和肋间最内肌，后两

微课

肌间有肋间血管和神经通过。肋间隙的宽窄不一，上部和前部较宽，下部和后部较窄。

5.胸内筋膜和壁胸膜 胸内筋膜衬覆于胸廓内面，向上覆盖于胸膜顶上面，向下覆盖于膈上面。壁胸膜为胸壁的最内层，与胸内筋膜之间有较发达的疏松结缔组织。

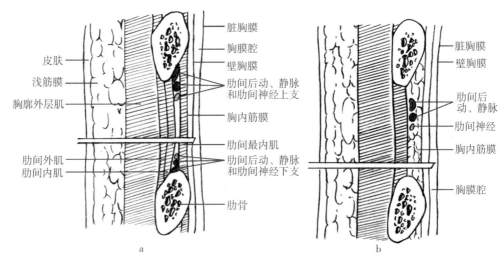

图3-1-2 胸壁层次以及胸膜腔穿刺部位

a.胸壁侧部 b.胸壁后部

（二）纵隔

1.纵隔的位置与分区

（1）纵隔的位置 纵隔是两侧纵隔胸膜之间所有器官、结构和结缔组织的总称。纵隔前界为胸骨和肋软骨，后界为脊柱胸段，两侧为纵隔胸膜，上界是胸廓上口，下界为膈（图3-1-1）。

（2）纵隔的分区 常用有四分法。以胸骨角平面为界，将纵隔分为上纵隔和下纵隔。下纵隔又以心包的前、后壁为界分为三部分，胸骨后面与心包前壁之间为前纵隔；心、心包及出入心的大血管所占据的区域为中纵隔；心包后壁与脊柱之间为后纵隔。

2.纵隔的结构

（1）上纵隔 自前向后可分为胸腺层、静脉层、动脉层、气管层和食管层五层。胸腺层内主要为胸腺或胸腺遗迹，向上可伸至颈部，向下抵达心包前面。静脉层内主要有头臂静脉和上腔静脉，左、右头臂静脉在右侧第1胸肋结合处汇合成上腔静脉，沿升主动脉和主动脉弓右前方垂直下行。动脉层内主要有主动脉弓及其三大分支、膈神经和迷走神经。气管层内主要有气管及其周围的气管旁淋巴结、气管支气管淋巴结。食管层内主要有食管及位于其左侧的胸导管，气管食管沟内的左喉返神经、胸交感干和纵隔后淋巴结等（图3-1-3、图3-1-4、图3-1-5）。

（2）前纵隔 极狭窄，内有胸腺或胸腺遗迹、纵隔前淋巴结和少量疏松结缔组织（图3-1-4）。

（3）中纵隔 范围较大，内有心及出入心的大血管、心包及心包腔、心包膈血管和膈神经等。

（4）后纵隔 由前向后分为四层，第一层是气管杈及左、右主支气管，仅占据后纵隔的上份；第二层是食管及包绕于其周围的迷走神经食管丛和食管周围淋巴结，自气管杈以下的食管位于后纵隔最前部，食管胸段以主动脉弓上缘和左下肺静脉下缘为标志可分为上、中、下段；第三层是胸主动脉及其周围淋巴结、奇静脉、半奇静脉、副半奇静脉和胸导管；第四层是位于脊柱两侧的胸交感干及穿经胸交感神经节的内脏大、小神经（图3-1-5）。

3.心包与心包腔 心包为包裹心和出入心的大血管根部的一锥形纤维浆膜囊，由纤维心包和浆膜心包构成。浆膜心包分为脏、壁层，两层互相转折移行围成的狭窄而密闭的腔隙称为心包腔。心包腔在升主动脉、肺动脉干后方和上腔静脉、左心房前方之间的间隙称为心包横窦；

在心包后壁与左心房、左右肺静脉、下腔静脉之间的间隙称为心包斜窦；位于心包腔的前壁与膈交角处的间隙称为心包前下窦。

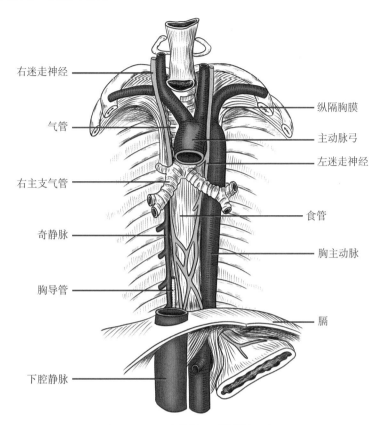

右迷走神经　气管　右主支气管　奇静脉　胸导管　下腔静脉

纵隔胸膜　主动脉弓　左迷走神经　食管　胸主动脉　膈

图 3-1-3　上纵隔和后纵隔的器官

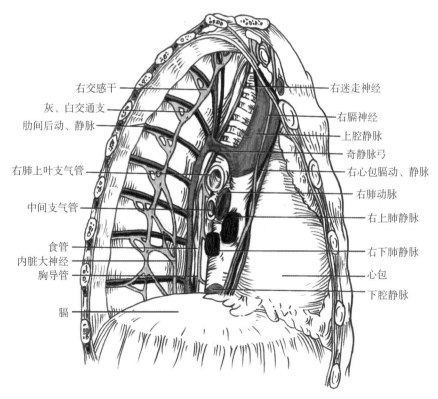

右交感干　灰、白交通支　肋间后动、静脉　右肺上叶支气管　中间支气管　食管　内脏大神经　胸导管　膈

右迷走神经　右膈神经　上腔静脉　奇静脉弓　右心包膈动、静脉　右肺动脉　右上肺静脉　右下肺静脉　心包　下腔静脉

图 3-1-4　纵隔右侧面观

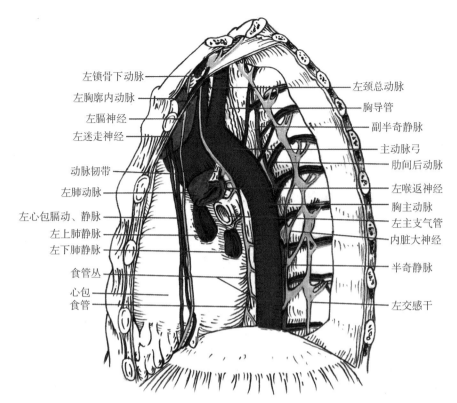

左锁骨下动脉　　　　　　　　　　　　　　　　　　　左颈总动脉
左胸廓内动脉　　　　　　　　　　　　　　　　　　　胸导管
左膈神经　　　　　　　　　　　　　　　　　　　　　副半奇静脉
左迷走神经　　　　　　　　　　　　　　　　　　　　主动脉弓
　　　　　　　　　　　　　　　　　　　　　　　　　肋间后动脉
动脉韧带　　　　　　　　　　　　　　　　　　　　　左喉返神经
左肺动脉　　　　　　　　　　　　　　　　　　　　　胸主动脉
左心包膈动、静脉　　　　　　　　　　　　　　　　　左主支气管
左上肺静脉　　　　　　　　　　　　　　　　　　　　内脏大神经
左下肺静脉　　　　　　　　　　　　　　　　　　　　半奇静脉
食管丛　　　　　　　　　　　　　　　　　　　　　　左交感干
心包
食管

图 3-1-5　纵隔左侧面观

4.纵隔的间隙　纵隔间隙为纵隔器官之间的间隙，含疏松结缔组织、脂肪组织和淋巴结等（图3-1-4、图3-1-5）。主要间隙有：①气管前间隙，位于气管、上腔静脉和主动脉弓及其三大分支之间，内有奇静脉弓淋巴结；②气管后间隙，位于气管和脊柱之间，内有食管、胸导管；③血管前间隙，位于胸骨柄后方、两侧壁胸膜前返折线之间及大血管以前的间隙，内含胸腺；④主动脉肺动脉窗，其上方为主动脉弓，下方为左肺动脉，右侧为气管下端和食管，左侧为左肺，内有动脉韧带、左喉返神经以及脂肪组织、淋巴结等；⑤气管杈下间隙；⑥后纵隔间隙；⑦膈脚后间隙。

知识拓展　　　　　　　　　纵隔间隙的临床意义

纵隔间隙内结缔组织与颈部器官周围和腹膜后隙的结缔组织相延续，故颈部血肿或炎症积液可向下蔓延至纵隔；胸部创伤时空气可向上扩散至颈部，炎症积液可向下蔓延至腹膜后隙。另外，由于纵隔间隙内充填疏松结缔组织、脂肪组织等，故为低CT值区。

（三）肺

1.肺的外形　肺大致呈圆锥形，有一尖、一底、两面（肋面和纵隔面）和三缘（前、后和下缘）。肺尖向上经胸廓上口突至颈根部，超出锁骨内侧1/3上方2~3cm。肺底与膈相对，又称为膈面。肋面隆突，与肋和肋间隙相贴。纵隔面又称为内侧面，中部长圆形的凹陷为肺门，又称第一肺门，有支气管、肺动脉、肺静脉、淋巴管和神经等进出（图3-1-6）。肺叶支气管、动脉、静脉、淋巴管和神经出入肺叶之处称为第二肺门。肺段支气管、动脉、静脉、淋巴管和神经出入肺段之处称为第三肺门。

出入第一肺门的结构将肺与纵隔连接在一起，并由结缔组织包绕，称为肺根。肺根内诸结构的排列自前向后依次为上肺静脉、肺动脉、主支气管和下肺静脉。自上而下左肺根的结构依次为左肺动脉、左主支气管、左上肺静脉和左下肺静脉；右肺根的结构依次为上叶支气管、右肺动脉、中间支气管、右上肺静脉和右下肺静脉（图3-1-7）。

微课

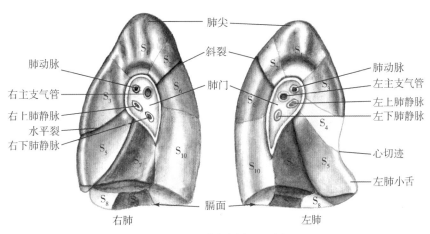

图3-1-6　肺的内侧面及肺段

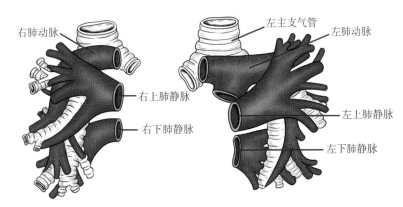

图3-1-7　肺根结构的排列关系

肺前缘介于肋面和纵隔面之间，较锐利。左肺前缘下部有心切迹，心切迹下方的突起称为左肺小舌；右肺前缘近垂直。肺后缘钝圆。下缘介于肋面与膈面之间，亦较锐利，可随呼吸上下移动。

右肺由斜裂和水平裂分为上、中、下叶，而左肺被斜裂分为上、下叶。两肺斜裂均起自纵隔面的肺门后缘、先走向后上方，在距肺尖6~7cm处（第3、4胸椎棘突平面）绕过肺后缘达肋面，从后上方斜向前下方达膈面，继而重新到达纵隔面，终止于肺门前缘。右肺水平裂自肋面的斜裂分出，呈弓形绕过肺的前缘，到达纵隔面，终止于肺门前缘。

📖 知识拓展　　　　　　　　　　　　肺　野

在临床上，肺野是指充满气体的两肺在胸片上表现的均匀一致透明的区域。为了便于指明病变的部位，通常将两侧肺野分别划分为上、中、下野和内、中、外带共九个区域。横向划分是分别在第2、4肋骨的前端下缘划一水平线，将肺野分为上、中、下三个野；纵向划分是分别将两侧肺纵行分为三等份，将每侧肺野分为内、中、外三个带。

2.支气管肺段　每个肺段支气管的分支与其所属的肺组织构成一个支气管肺段，简称肺段（S）。肺段从形态和功能上都可作为一个相对独立的单位。每一肺段均呈圆锥形，尖伸向肺门，底朝向肺表面。相邻两肺段借结缔组织和肺静脉段间支分隔。左、右肺各有10个段。左肺有时有两相邻的肺段支气管共干，两肺段合并，故常为8个段（图3-1-6，图3-1-8）。

（1）**右肺肺段**　右肺肺段比较恒定，可分为10段。

上叶分为尖段（S_1）、后段（S_2）和前段（S_3）3段。尖段即肺尖的部分；后段位于尖段下方的后外侧部；前段位于尖段下方的前内侧部。

中叶分为外侧段（S_4）和内侧段（S_5）2段。外侧段位于中叶的外侧部；内侧段位于中叶的内侧部。

下叶分为上段（S$_6$）、内侧底段（S$_7$）、前底段（S$_8$）、外侧底段（S$_9$）和后底段（S$_{10}$）5段。上段也叫背段，位于下叶的上部，为下叶中最大的一段；内侧底段位于下叶的内下部；前底段位于下叶的前下部；外侧底段位于下叶下部的后外侧部；后底段位于下叶的后下部，上方与上段相接。

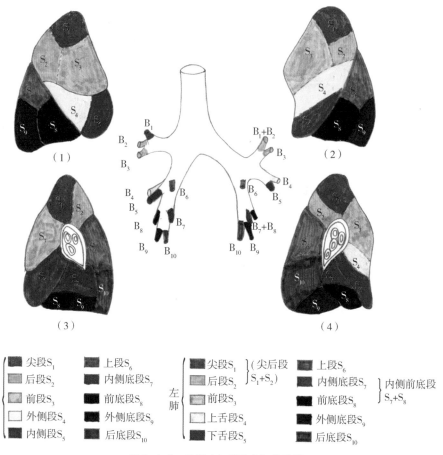

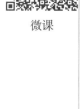

图3-1-8　肺段支气管及支气管肺段

（2）左肺肺段　由于左肺的尖段支气管与后段支气管、内侧底段支气管与前底段支气管常共干，故左肺常分为8段。

上叶分为尖后段（S$_{1+2}$）、前段（S$_3$）、上舌段（S$_4$）和下舌段（S$_5$）4段。尖后段包括肺尖及上叶的后上部；前段位于上叶上部的前下份、尖后段的前下方。上舌段位于上叶下部（舌叶）的上半部；下舌段位于上叶的最下部。

下叶分为上段（S$_6$）、内侧前底段（S$_{7+8}$）、外侧底段（S$_9$）和后底段（S$_{10}$）4段。上段位于下叶的上部；内侧前底段位于下叶下部的前内侧部；外侧底段位于下叶基底的后外侧部；后底段位于下叶的后下部。

3.肺内管道系统　肺由肺实质和肺间质构成，肺实质包括肺内各级支气管和肺泡等；肺间质是肺内血管、淋巴管、神经和结缔组织的总称。支气管、肺动脉和肺静脉是肺内的主要管道。

（1）支气管　主支气管在肺门处分出肺叶支气管。肺叶支气管入肺后再分出肺段支气管（图3-1-8）。肺段支气管再反复分支，越分越细，呈树枝状，称为支气管树。

右主支气管较短粗，入肺门后，即由后外侧发出短的上叶支气管，本干继续下行进入斜裂称为中间支气管，中间支气管又分为右肺中、下叶支气管分别进入右肺中叶和下叶。右肺上叶支气管多数分为尖段支气管（B$_1$）、后段支气管（B$_2$）和前段支气管（B$_3$）3支。右肺中叶支气管多数分为外侧段支气管（B_4）和内侧段支气管（B_5）。右肺下叶支气管先发出上段支气管（B_6），行向后外上方，主干向下再发出4个底段支气管，即内侧底段支气管（B_7）、前底段支气管（B_8）。左主支气管较细长，入肺门后，分为左肺上、下叶支气管，分别进入左肺上、下叶。左肺上叶支气管分为上、下干，上干分为尖后段支气管（B_{1+2}）和前段支气管（B_3），尖后段支气管行向后上方再分为尖段和后段支气管；下干亦称为舌干，分为上舌段支气管（B_4）和下舌段支气管（B_5）。左肺下叶支气管先向后外侧发出上段支气管（B_6）；主干行向下后外侧，分为各底段支气管，内侧底段支气管与前底段支气管常共干为内侧前底段支气管（B_{7+8}），另外两支为外侧底段支气管（B_9）和后底段支气管（B_{10}）。

（2）肺动脉　肺动脉干由右心室发出，在主动脉弓下方分为左、右肺动脉。在肺内，肺动脉的分支与同名支气管伴行（图3-1-9）。

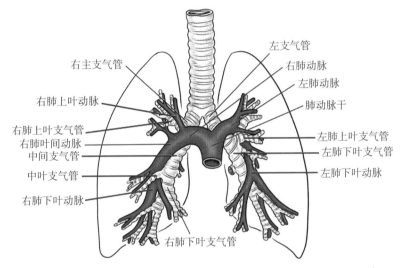

图3-1-9　肺动脉与支气管的位置关系

右肺动脉较长而低，向右经升主动脉和上腔静脉后方、奇静脉弓下方进入右肺。右肺动脉入肺门后立即分出右肺上叶动脉入上叶，本干继续向右下行称为叶间动脉，叶间动脉在斜裂处分为中叶动脉和下叶动脉。右肺中叶动脉为叶间动脉发出的终末支。

左肺动脉较短而高，向左经胸主动脉前方入左肺。左肺动脉入肺门后即呈弓形（左肺动脉弓），从左主支气管的前上方绕至上叶支气管的后下方，易名为左肺下叶动脉。左肺动脉弓发出左肺上叶动脉入左肺上叶。左肺下叶动脉至叶间裂处分出舌段动脉干至舌叶，然后沿舌叶支气管后方入下叶。

课堂互动

肺动脉造影是一种有创检查，是通过穿刺外周静脉后运用造影导管选择性的插入左、右肺动脉主干，向肺动脉内注射造影剂从而使肺动脉显影，从而了解肺血管病变部位，明确病变性质等。

学生思考：1.肺动脉造影的适应症和禁忌症。

2.自股静脉穿刺插管至肺动脉干经过的解剖结构。

3.肺动脉造影应注意哪些并发症。

教师解答：通过人体3D解剖教学软件系统建立经股静脉穿刺至肺动脉干的虚拟路径；利用网络查阅资料，解答肺动脉造影的适应证、禁忌证和并发症。

（3）肺静脉　有段内支和段间支两种属支。前者位于肺段内，不能作为分段标志；后者位于肺段之间，引流相邻两肺段的血流，可作为分段的标志。两肺的静脉最后汇集成4条肺静脉，出肺门后均位于肺根的前下部，从两侧穿过心包汇入左心房（图3-1-10）。肺静脉常离开支气管在肺段之间走行，不与支气管伴行。

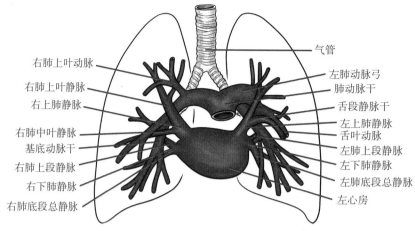

图3-1-10　肺内管道

右上肺静脉引流右肺上叶和中叶的血流，由右肺上叶、中叶静脉汇合而成。右下肺静脉引流右肺下叶的血流，由上段静脉和底段总静脉汇合而成。

左上肺静脉引流左肺上叶的血流，由左肺上叶静脉和舌段静脉干共同汇合而成。左下肺静脉与右下肺静脉大致相同。

（四）胸膜和胸膜腔

1.胸膜　是一薄层浆膜，分为脏胸膜和壁胸膜。覆盖于肺表面的称脏胸膜，不仅附于肺表面，而且伸入肺叶间裂内。贴附于胸壁内面、膈上面和纵隔表面的称壁胸膜。壁胸膜根据衬贴部位不同可分为胸膜顶、肋胸膜、膈胸膜和纵隔胸膜四部分。在肺根下方移行的胸膜前后两层重叠，形成的胸膜皱襞称肺韧带，对肺有固定作用。

2.胸膜腔　胸膜腔位于脏胸膜与壁胸膜之间，是一个封闭、狭窄、呈负压的腔隙，腔内含少量浆液。胸膜隐窝是壁胸膜相互移行处的胸膜腔，即使在深吸气时肺缘也不能深入其中。在肋胸膜与膈胸膜转折处，称肋膈隐窝，此处是胸膜腔的最低位置。胸膜腔积液时，首先积聚于此。纵隔胸膜与肋胸膜转折移行处形成肋纵隔隐窝，左侧较为明显。

（五）胸部结构的配布特点

胸壁和膈围成胸腔。胸腔的两侧容纳肺和胸膜囊，中部为纵隔，有心及出入心的大血管、食管、气管等。纵隔内结构（两侧肺尖和胸膜顶）向上经胸廓上口延伸至颈部，故在胸廓上口处，胸部结构与颈根部结构相互重叠。胸部结构向下借膈与腹腔分隔，由于膈向上隆凸，肝、胃、脾等上腹部的器官不同程度地被胸壁下部所覆盖，胸部与腹部的结构在膈区上下错落。

四、胸部结构的断层解剖学特点

（一）肺的横断层解剖学特点

1.肺段划分的标志性结构　肺段作为肺的形态功能单位，是肺部病变精准定位的基础。在横断层上，可先寻找斜裂和水平裂将肺叶分开，再依据各肺叶内的管道及段间静脉的分布来确认肺段。肺内血管及支气管由中心向外围走行，由粗变细。其中肺段动脉、肺段静脉及段间支、肺段支气管的位置关系为肺段划分的主要标志。肺动脉与同级别的支气管相伴走行，两者的断面直径相近，位于肺段中央位置，是识别肺段的基础。部分肺段静脉及段间支走行在各肺段之间，是判断肺段位置的重要标志。

2.支气管和血管的走行　支气管与血管为管腔结构，在横断层上走行方向不同时，其断面形状不同。上下走行的支气管和血管在横断层上表现为圆形；斜行者在横断层上表现为椭圆形；水平走行者在横断层上表现为冠状或者长条状。

（二）胸部的重要平面

1.经主动脉弓的横断层　主动脉三大分支消失，主动脉弓出现，主动脉弓的出现可视为左肺门出现的标志。主动脉弓右侧左、右头臂静脉汇合成上腔静脉。

2.经奇静脉弓的横断层　奇静脉在上腔静脉后方自后行向前方并向外隆凸。奇静脉弓的出现可视为右肺门出现的标志。

3.经主动脉肺动脉窗的横断层　此断层经主动脉肺动脉窗和胸骨角。胸骨角是上、下纵隔划分的标志。主动脉肺动脉窗内含有动脉韧带、气管支气管上淋巴结和左喉返神经。

五、胸部结构的断层影像学表现

（一）CT断层表现

常规CT平扫均需对肺窗和纵隔窗进行观察。观察及分析胸壁骨质病变时应采用骨窗。

1.气管与肺　肺组织观察需用肺窗。平扫时含气肺组织表现为双侧对称的低密度，CT值约−400Hu。含气的气管与支气管亦表现为低密度，形状与其走行有关，表现为圆形、椭圆形及长管状。肺内血管表现为自肺门向周围呈放射状分布的树枝状高密度影，逐渐变细，称为肺纹理。

增强扫描时，从肘静脉注入造影剂。肺内血管均有强化，密度较平扫明显增高。在肺动脉期，肺内动脉内充盈对比剂含量较多，呈显著高密度影，而肺静脉轻度强化；在肺静脉期，肺内静脉强化显著，而肺内动脉内对比剂浓度迅速下降。气管及肺内支气管分支增强扫描无强化。

2.肺叶的划分　叶间裂是划分肺叶的标志结构。在CT图像上，叶间裂表现为线状弧行高密度影。当层厚较厚时，由于容积效应，叶间裂常不能显示，条带状低密度乏纹理区域是判断叶间裂位置的方式。

3.纵隔内的心及大血管　观察纵隔内结构需采用纵隔窗。平扫时，心与大血管表现为软组织密度。一般成人主动脉直径小于4.0cm，其中升主动脉直径3.2±0.5cm；胸主动脉直径2.5±0.4cm。肺动脉干直径2.4±0.2cm。动脉直径增宽提示有动脉瘤可能。

增强扫描时，心与大血管均强化。动脉期，心及大动脉均明显强化。静脉期，心及大血管内造影剂含量均减少，表现为轻度强化。

（二）MRI断层表现

MRI对肺的显示效果较差，但对纵隔、胸壁结构和病变显示具有独特优势。

MRI同CT图像一样，均以不同的灰度显示各解剖结构，但有区别。前者灰阶度所反映的是纵向弛豫时间（T_1）、横向弛豫时间（T_2）的长短及氢质子含量的多少，而后者灰阶度反映的是组织的密度高低。

在MRI上，脂肪在T_1WI、T_2WI上均表现为高信号影（白色）；血管及心腔表现为流空低信号（黑色）影；肌肉及淋巴结表现为中等信号影（灰色）；肋骨骨皮质为低信号影（黑色），而肋骨及椎体骨松质的信号强度随其骨髓内的脂肪含量的变化而变化，从低信号到高信号均可。肺组织为低信号影。增强扫描时，同CT一样，血管及心腔明显强化，呈高信号影。

第二节　胸部横断层解剖及影像

胸部横断层解剖及影像共选取了18个连续断层由上向下加以叙述。

一、经颈静脉切迹的横断层

此断层中央为第1胸椎椎体，椎体前方为椎体前区，两侧为胸腔肺区，后方为椎体后区，

PPT

两侧胸腔肺区后外侧是肩胛区。

在椎体前区，气管位于其中心位置。气管后方是食管，食管为一扁的肌性管道，紧贴气管膜部的后方；气管前方有胸骨甲状肌和胸骨舌骨肌，在胸骨舌骨肌前方有胸锁乳突肌。胸锁乳突肌的外侧有锁骨和锁骨下肌的斜切面。气管左侧有颈动脉鞘及其内容物，分别是颈总动脉、颈内静脉和迷走神经。气管右侧有右颈总动脉。右颈总动脉右侧为颈内静脉横断面，其后方可见右锁骨下动脉。左侧颈动脉鞘后方有椎动、静脉。其外侧为斜角肌，在斜角肌间隙内可见白色的臂丛断面。

在椎体后区有椎管、椎弓板、棘突和横突。椎管内容脊髓及其向两侧发出的脊神经。椎管两侧及后方是横突和棘突。横突后方、棘突两侧有竖脊肌。竖脊肌后方可见菱形肌。菱形肌外侧端肌束为肩胛提肌及其前外侧的前锯肌，前锯肌呈弧形由前向后走行，止于肩胛骨内侧缘。菱形肌后方为横行的斜方肌。

此断层胸腔已剖开，胸腔内有肺尖水平断面，为右肺的尖段和左肺的尖后段。胸腔外侧壁有前方的第1肋骨断面和后方的第2肋骨断面。

胸腔的外侧及后外侧有肩胛骨喙突、肩胛冈。肩胛骨喙突呈"V"字型，在其后方、肩胛冈前方有冈上肌（图3-2-1）。

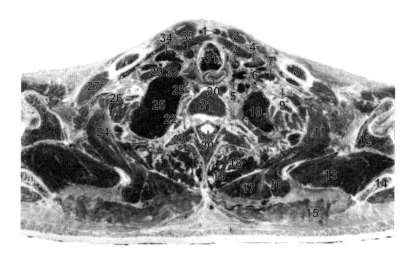

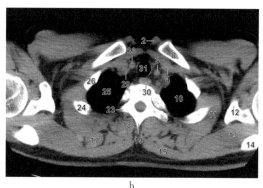

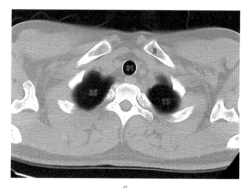

图3-2-1 经颈静脉切迹的横断层

a.断层标本 b.CT纵隔窗 c.CT肺窗

1.颈前静脉 2.胸锁乳突肌 3.左颈总动脉 4.左颈内静脉 5.左椎动脉 6.左椎静脉 7.前斜角肌 8.锁骨
9.臂丛 10.左肺上叶 11.前锯肌 12.肩胛骨喙突 13.冈上肌 14.肩胛冈 15.斜方肌 16.肩胛提肌
17.菱形肌 18.竖脊肌 19.第2胸椎棘突 20.脊髓 21.第1胸椎椎体 22.肋头关节 23.第2胸椎横突
24.第2肋 25.右肺上叶 26.第1肋 27.锁骨下肌 28.颈长肌 29.右锁骨下动脉 30.食管
31.气管 32.气管旁淋巴结 33.右颈总动脉 34.右颈内静脉

二、经左、右静脉角的横断层

此断层以第2胸椎椎体为中心，椎体前方为纵隔区，两侧为胸腔肺区。在纵隔前方、双侧锁骨之间有胸锁乳突肌断面。锁骨外侧可见胸大肌走行。

纵隔仍以气管为中心，食管紧贴其后。气管与食管两侧为分布至颈部和上肢的大血管。左颈总动脉紧靠气管左侧，左颈内静脉在左颈总动脉的外方，迷走神经在左颈总动脉的外侧。头臂干位于气管右前方，由上一层面颈总动脉和右锁骨下动脉汇合而成。头臂干外侧分别是右颈内静脉和右锁骨下静脉的断面，两者将汇合成右头臂静脉。右迷走神经位于头臂干的后外方。食管左侧，左肺尖的内前方有锁骨下动脉。

在胸腔肺区，有左肺肺尖后段和右肺肺尖段的横断面，较上一层面增大；胸腔外侧壁有1~2肋骨及肋间内、外肌的断面，肋骨的外面有前锯肌包绕。前锯肌的前外方可见臂丛及腋动脉向腋窝走行。

第2胸椎椎体后方同上一断层相似，分别是椎管、椎弓板、棘突和横突。椎管内容脊髓。椎体后外侧及横突前外侧可见第1肋与其构成的肋头关节和肋横突关节。在横突后方、棘突两侧有竖脊肌。竖脊肌后方可见菱形肌。菱形肌后方为斜方肌。

在肩胛区，肩胛冈消失。在肩胛骨的前方是肩胛下肌，后方是冈下肌（图3-2-2）。

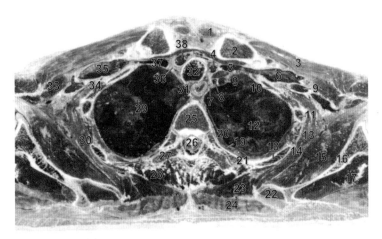

a

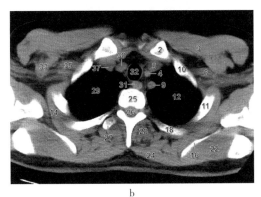

b

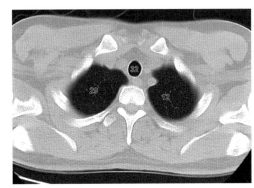

c

图3-2-2 经左、右静脉角的横断层

a.断层标本 b.CT纵隔窗 c.CT肺窗

1.胸锁乳突肌 2.锁骨 3.胸大肌 4.左颈总动脉 5.左颈内静脉 6.左锁骨下静脉 7.胸导管 8.左椎动脉
9.左锁骨下动脉 10.第1肋 11.第2肋 12.左肺上叶 13.肋间外肌 14.前锯肌 15.肩胛下肌 16.肩胛骨
17.冈下肌 18.第3肋 19.胸膜腔 20.肋头关节 21.肋横突关节 22.冈上肌 23.菱形肌 24.斜方肌
25.第2胸椎椎体 26.脊髓 27.第3胸椎横突 28.竖脊肌 29.右肺上 30.肋间内肌 31.食管 32.气管
33.胸小肌 34.腋动脉 35.右锁骨下静脉 36.迷走神经 37.右颈内静脉 38.头臂干

三、经第3胸椎的横断层

此断层经第3胸椎椎体，椎体前方为上纵隔。上纵隔前方为胸骨柄，两侧为纵隔胸膜，呈前宽后窄的倒"三角形"，左右头臂静脉分别位于上纵隔的前外侧角，食管构成前纵隔后角。在胸骨柄后方有胸腺断面。纵隔仍以气管为中心。正常气管形态变化较大，多呈马蹄形，也可见倒圆形、卵圆形、三角形等；当发生慢性阻塞性肺气肿时，气管常呈"剑鞘"样改变，在横断层上表现为气管前后径明显大于左右径。气管右前方有口径粗大的头臂干，后方有食管。气管左侧有左颈总动脉和左锁骨下动脉，使左肺上叶内前缘形成一个凹陷。在胸骨柄后方有左、右头臂静脉。左头臂静脉向右侧走行，并逐渐与右头臂静脉汇合成上腔静脉。在食管与气管之间左侧有左喉返神经断面。

纵隔两侧的胸腔和肺组织的水平断面逐渐增大。内为左肺上叶和右肺上叶。胸壁由第1~3肋的断面及肋间肌构成。胸壁外侧有前锯肌，前锯肌外侧三角区为腋窝，内容腋动、静脉及臂丛。粗大的腋静脉注入锁骨下静脉。

在肩胛骨内前方是肩胛下肌，后外方是内侧冈下肌和外侧的小圆肌（图3-2-3）。

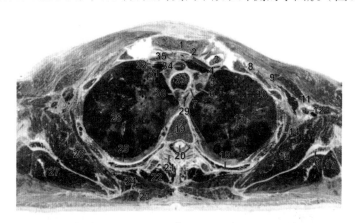

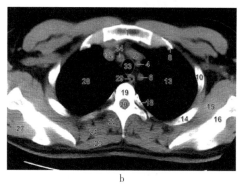

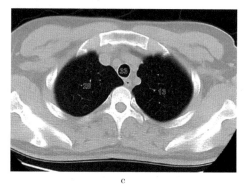

图3-2-3　经第3胸椎的横断层

a.断层标本　b.CT纵隔窗　c.CT肺窗

1.胸骨柄　2.左头臂静脉　3.锁骨　4.左颈总动脉　5.左迷走神经　6.左锁骨下动脉　7.左喉返神经　8.第1肋

9.肋间外肌　10.第2肋　11.腋静脉　12.腋动脉　13.左肺上叶　14.第3肋　15.肩胛下肌　16.肩胛骨

17.小圆肌　18.第4肋　19.第3胸椎椎体　20.脊髓　21.关节突关节　22.竖脊肌　23.斜方肌

24.菱形肌　25.胸膜腔　26.前锯肌　27.冈下肌　28.右肺上叶　29.食管　30.气管后淋巴结

31.气管淋巴结　32.右头臂静脉　33.气管　34.头臂干　35.胸腺

四、经左、右头臂静脉汇合处的横断层

此断层经第3、4椎间盘层面，前半部分为第3胸椎椎体下部断面。椎体后半部分为第3~4胸椎椎间盘，椎管内有脊髓及其被膜。椎弓板后方和棘突两侧有竖脊肌、方肌等。

气管位于上纵隔中间，气管左后方为食管。气管的右侧紧贴右纵隔胸膜；气管右前方到左侧可见主动脉弓的三大分支，分别为头臂干、左颈总动脉、左锁骨下动脉的横断面。头臂干前方为左头臂干静脉弓，此断层可见左头臂静脉从纵隔左侧向右侧走行并与右头臂干静脉汇合呈上腔静脉。在胸骨柄后方、大血管的前方，两侧为纵隔胸膜的区域为血管前间隙，胸腺及低位的甲状腺位于该区域。在食管和椎体之间可见胸导管走行。

椎体及纵隔两侧为胸腔肺区，分别为左肺上叶和右肺上叶的断面。在双肺后方有胸膜腔。

在椎体后方和肩胛区的结构及位置与上一断层相似（图3-2-4）。

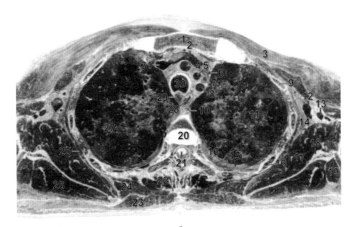

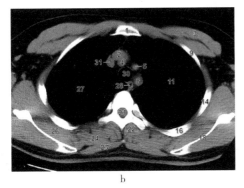
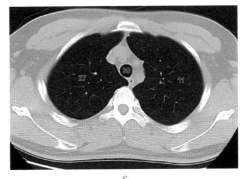

图3-2-4　经左、右头臂静脉汇合处的横断层

a.断层标本　b.CT纵隔窗　c.CT肺窗

1.胸骨柄　2.左头臂静脉　3.胸大肌　4.头臂干　5.左颈总动脉　6.左膈神经　7.左迷走神经　8.左锁骨下动脉　9.第2肋　10.胸导管　11.左肺上叶　12.腋静脉　13.腋动脉　14.第3肋　15.胸膜腔　16.第4肋　17.肩胛下肌　18.肩胛骨　19.小圆肌　20.第3、4胸椎椎间盘　21.脊髓　22.竖脊肌　23.斜方肌　24.菱形肌　25.前锯肌　26.冈下肌　27.右肺上叶　28.食管　29.气管后淋巴结　30.气管　31.右头臂静脉

五、经主动脉弓的横断层

该横断层经第4胸椎，椎体前方为纵隔区，此断层纵隔呈三角形。纵隔右前方左、右头臂静脉已汇合成上腔静脉。纵隔后方为气管和食管的横断面。纵隔左前方的主动脉弓三大分支，即头臂干、左颈总动脉和左锁骨下动脉几乎消失，取而代之的为主动脉弓横断面，由于在CT与MRI图像上主动脉弓易辨识，所以常以其作为识别邻近结构的标志。另主动脉弓的外侧可见左膈神经走行。由气管、主动脉弓和左、右头臂静脉及上腔静脉围成的间隙称气管前间隙。此间隙向上经胸廓入口与颈部的气管前间隙相延续；向下达气管隆嵴平面，内容淋巴结和心包上隐窝。气管后间隙位于气管与胸椎椎体之间，内容食管断面。在食管的后方椎体前方可见胸导管断面。血管前间隙内可见到胸腺的横断面。

纵隔两侧为胸膜腔和肺组织，左肺下叶出现，左肺上、下叶以斜裂为分界，斜裂以前为

微课

左肺上叶，以后为左肺下叶。斜裂属于叶间裂。在CT上叶间裂一般呈线样高密度，当叶间裂不显影，辨别斜裂的方式是寻找灰色带状相对无纹理区。右肺斜裂尚未出现。胸壁由胸椎、第2~4肋骨和肋间内、外肌以及前方的胸骨柄组成。在胸壁前方有胸大肌，胸大肌深面可见胸小肌断面。胸壁两侧腋窝见腋动、静脉和腋窝淋巴结。

在肩胛区有大圆肌断面，位于肩胛骨后外侧，小圆肌外侧。其他结构及位置同上一断层（图3-2-5）。

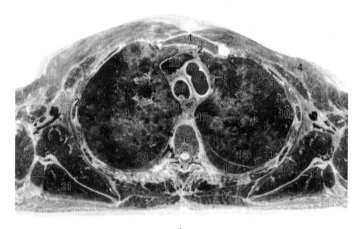

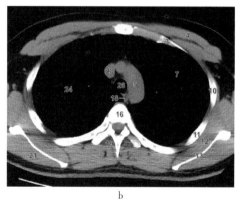
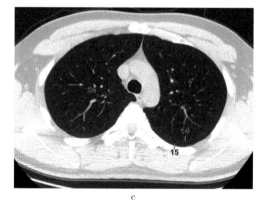

图3-2-5 经主动脉弓的横断层

a.断层标本 b.CT纵隔窗 c.CT肺窗

1.胸骨柄 2.胸腺 3.第2肋 4.胸大肌 5.主动脉弓 6.膈神经 7.左肺上叶 8.肋间外肌 9.肋间内 10.第3肋
11.第4肋 12.肩胛下肌 13.肩胛骨 14.左肺斜裂 15.左肺下叶 16.第4胸椎 17.胸导管 18.食管
19.竖脊肌 20.胸膜腔 21.冈下肌 22.小圆肌 23.大圆肌 24.右肺上叶 25.腋淋巴结
26.气管 27.气管前淋巴结 28.上腔静脉

六、经奇静脉弓的横断层

此断层经胸骨角及第2胸肋关节层面，胸骨角是体表的重要标志；胸骨角后及大血管前方有胸腺横断面。胸腺左后方为主动脉弓的断面，右后方为上腔静脉；在上腔静脉后方有从后行向前方并向外隆凸的血管为奇静脉弓，其紧贴右纵隔胸膜；其后方有一凹窝称奇静脉食管隐窝，右肺向该窝突入形成肺嵴。此断层可见前后略扁呈卵圆形的气管权，由此气管将分成左、右主支气管。气管权的左后方为食管，食管后方为胸导管，胸导管后方为第4、5胸椎椎间盘断面。

在左肺上叶可见左肺尖后段支气管和动脉，左肺尖后段动脉位于左肺尖段支气管内侧。两者前方有左肺尖后段静脉。左肺斜裂向前移行，左肺下叶面积增大。在右肺上叶有左肺尖段支气管断面（图3-2-6）。

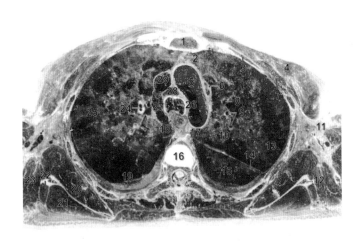

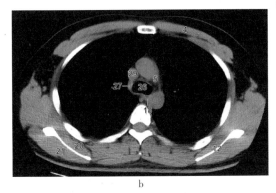
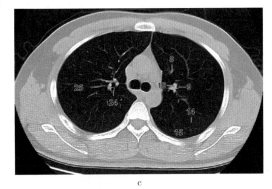

图3-2-6 经奇静脉弓的横断层

a.断层标本 b.CT纵隔窗 c.CT肺窗

1.胸骨角 2.胸腺 3.第2肋 4.胸大肌 5.主动脉弓 6.膈神经 7.胸小肌 8.左肺尖后段静脉 9.左肺后段支气管
10.左肺尖后段支气管动脉 11.腋淋巴结 12.肩胛骨 13.左肺上叶 14.左肺斜裂 15.左肺下叶
16.第4、5胸椎椎间盘 17.胸导管 18.食管 19.胸膜腔 20.肩胛下肌 21.冈下肌 22.小圆肌 23.大圆肌
24.右肺尖段支气管 25.右肺上叶 26.气管杈 27.奇静脉弓 28.气管前淋巴结 29.上腔静脉

七、经主动脉肺动脉窗的横断层

　　此断层经主动脉弓下缘，可见前方的升主动脉和左后方的胸主动脉，升主动脉与胸主动脉之间至纵隔左缘，称主动脉肺动脉窗。主动脉肺动脉窗在CT图像上为一低密度间隙。其范围是指从主动脉弓下缘到肺动脉杈上缘之间的区域，其左侧为左纵隔胸膜，内侧为气管，前方为升主动脉，后方为食管和胸主动脉，含有动脉韧带、气管支气管上淋巴结和左喉返神经，当此区域淋巴结肿大压迫神经时，常引起声音嘶哑。胸主动脉左前方可见左迷走神经；右迷走神经较恒定的走行于气管、食管和奇静脉组成的三角形间隙内，因其较细，此断层未显示。升主动脉前方为血管前间隙，其内容胸腺，胸腺在此层面呈三角形。此断层气管杈已分为左、右主支气管；在纵隔的右侧可见奇静脉注入上腔静脉。在气管前方、升主动脉及上腔静脉后方的气管前间隙可见淋巴结。

　　此断层右肺斜裂已出现，其前方为右肺上叶，后方为右肺下叶；在右肺上叶内见右肺尖段支气管和其内侧的动脉，其前方有右肺前段支气管断面。左肺斜裂继续向前移行；在左肺上叶内可见左肺尖后段静脉和其后方的左肺尖后段支气管与伴行动脉（图3-2-7）。

八、经气管隆嵴的横断层

　　此断层左、右主支气管已完全分离，两者形成的夹角称为气管隆嵴，夹角下方区域称隆嵴下间隙，该区域内容淋巴结，称隆嵴下淋巴结。右主支气管后方为斜而扁的奇静脉，左主支气管后方为食管断面，食管后方与椎体之间为胸导管，食管左侧为胸主动脉。奇静脉、胸主动脉、食管与椎体之间有胸导管走行。左主支气管前方有粗大的升主动脉断面；右主支气管前方，升主动脉的右侧为上腔静脉，与升主动脉紧密相贴。升主动脉前方为胸腺，胸腺前方是胸骨角。

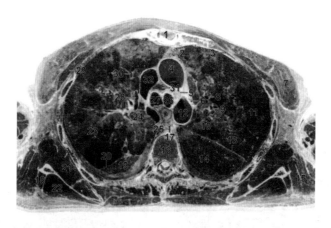

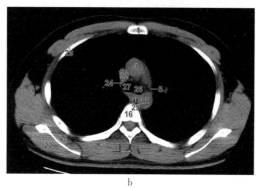
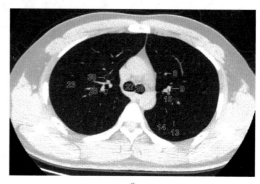

图3-2-7　经主动脉肺动脉窗的横断层

a.断层标本　b.CT纵隔窗　c.CT肺窗

1.胸骨角　2.胸腺　3.第2肋　4.升主动脉　5.主动脉肺动脉窗　6.左迷走神经　7.胸大肌　8.左肺尖后段静脉
9.左肺尖后段支气管　10.左肺尖后段动脉　11.左肺上叶　12.胸主动脉　13.左肺斜裂　14.左肺下叶
15.大圆肌　16.第5胸椎　17.胸导管　18.小圆肌　19.右肺下叶　20.右肺斜裂　21.肩胛下肌
22.冈下肌　23.右肺上叶　24.奇静脉弓　25.食管　26.左主支气管　27.右主支气管
28.尖段支气管与动脉　29.胸小肌　30.右肺前段支气管　31.气管前淋巴结　32.上腔静脉

两肺斜裂继续前移，双肺下叶增大。左肺尖段后段支气管与伴行动脉和左肺尖后段静脉继续下行。左肺前段支气管出现，因其前后走行，呈长管状。右肺上叶后段支气管出现，亦呈长管状，并逐渐与尖段支气管、前段支气管汇合成右肺上叶支气管（图3-2-8）。

九、经肺动脉干的横断层

此断层肺动脉出现，在升主动脉左侧为肺动脉干的横断面，肺动脉干向左向后延伸为左肺动脉，伸入左肺门。在左肺动脉前外可见左肺前段动脉。在左肺前段动脉外侧有左肺前段支气管伴行。左肺前段支气管即将与左肺尖后段支气管汇合成左肺上叶支气管。在左肺动脉与左肺前段动脉夹角处的圆形管道为左上肺静脉断面，其接受左肺尖后段静脉和左肺前段静脉的汇入，位置相对恒定。肺动脉干向右延伸为右肺动脉，伸入右肺门，此横断层可见右肺动脉自肺门向前发出水平走行的右肺前段动脉，其外侧有右肺前段支气管伴行。右肺动脉前方有上腔静脉；后方为右中间段气管的断面；此横断层右主支气管已向外侧水平发出上叶支气管，故右肺尖段支气管消失，右主支气管延续为右中间段支气管。右中间段支气管左侧有左主支气管断面。两者之间为隆嵴下间隙，内容隆嵴下淋巴结，隆嵴下淋巴结后方有食管断面。在升主动脉与胸骨体之间为血管前间隙，内有三角形的胸腺。升主动脉右侧可见新月形结构，为心包上隐窝。降主动脉位于纵隔左后方。本断层经第5~6胸椎椎间盘，椎间盘前方可见部分第5胸椎椎体。在食管与胸椎椎体之间，自右向左有奇静脉、胸导管及胸主动脉。奇食隐窝内有肺嵴。椎体后方为椎管，椎管内有脊髓及其被膜。椎弓板及棘突两侧有竖脊肌、斜方肌。

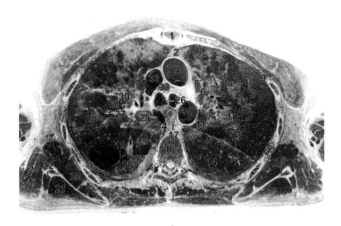

a

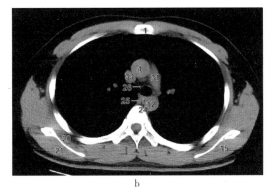

b

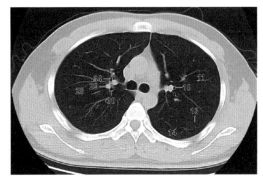

c

图3-2-8　经气管隆嵴的横断层

a.断层标本　b.CT纵隔窗　c.CT肺窗

1.胸骨角　2.胸腺　3.左肺上叶　4.升主动脉　5.主动脉弓下淋巴结　6.左迷走神经　7.左肺前段支气管　8.左肺尖后段静脉　9.胸小肌　10.左肺尖后段支气管　11.左肺尖后段动脉　12.左主动脉　13.左肺斜裂　14.左肺下叶　15.肩胛骨　16.第5胸椎　17.胸导管　18.右肺下叶　19.右肺斜裂　20.肩胛下肌　21.冈下肌　22.小圆肌　23.大圆肌　24.食管　25.奇静脉　26.气管隆嵴　27.右肺后段支气管　28.右肺上叶　29.右肺尖段静脉　30.右肺尖段支气管　31.右肺动脉　32.气管前淋巴结　33.上腔静脉　34.右肺前段支气管

在胸膜肺区，双侧斜裂向前移行，左肺下叶和右肺下叶增大。在右肺上叶可见右肺后段静脉，其为左肺前段与右肺后段的分界。

肩胛骨越来越小，内侧有菱形肌，外侧有大圆肌，后方有冈下肌，前方有肩胛下肌（图3-2-9）。

十、经肺动脉杈的横断层

此断层较上一横断层变化不大，右肺动脉较上一横断层增宽，肺动脉干与两侧肺动脉呈"人"字形排列，被称为肺动脉杈。在胸部连续横断层图像上，左肺动脉与右肺动脉常同时出现在同一断层，部分左肺动脉较右肺动脉高一层面。升主动脉前方为胸腺，右侧时新月形心包上隐窝，其环形围绕在升主动脉周围；升主动脉前面有心包上隐窝与胸腺隔，后方为一无浆膜覆盖额心包裸区。当发生积液时，心包上隐窝增大，注意不要误诊为主动脉夹层、淋巴结肿大等病变（图3-2-10）。

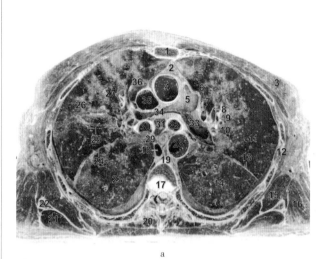
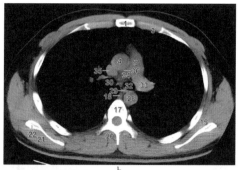
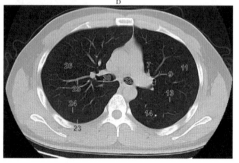

图3-2-9　经肺动脉干的横断层

a.断层标本　b.CT纵隔窗　c.CT肺窗

1.胸骨体　2.胸腺　3.胸大肌　4.升主动脉　5.肺动脉干　6.膈神经　7.左上肺静脉　8.左肺前段动脉
9.左肺前段支气管　10.左肺尖后段支气管　11.左肺上叶　12.腋淋巴结　13.左肺斜裂　14.左肺下叶　15.肩胛下肌
16.大圆肌　17.第5、6胸椎椎间盘　18.奇静脉　19.胸导管　20.竖脊肌　21.冈下肌　22.肩胛骨　23.右肺下叶
24.右肺斜裂　25.右肺后段静脉　26.右肺上叶　27.右肺前段支气管　28.胸主动脉　29.食管　30.右主支气管
31.隆嵴下淋巴结　32.左主支气管　33.左肺动脉　34.右肺动脉　35.上腔静脉　36.心包上隐窝

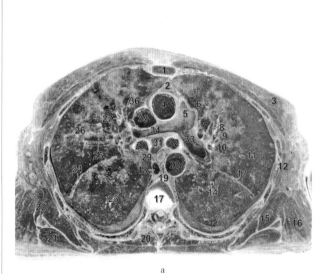
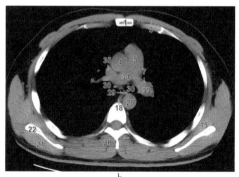
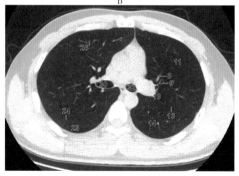

图3-2-10　经肺动脉杈的横断层

a.断层标本　b.CT纵隔窗　c.CT肺窗

1.胸骨体　2.胸腺　3.胸大肌　4.升主动脉　5.肺动脉干　6.膈神经　7.左上肺静脉　8.左肺前段动脉　9.左肺前段
支气管　10.左肺尖后段支气管　11.左肺上叶　12.腋淋巴结　13.左肺斜裂　14.左肺下叶　15.肩胛下肌　16.大圆肌

十一、经右肺动脉的横断层

此横断层主要显示右肺动脉，肺动脉干和右肺动脉的断面呈弧形包绕升主动脉和上腔静脉，右肺动脉由左向右横行入右肺门，其外侧有右肺尖后段静脉断面，其前方及上腔静脉后外侧有右肺前段静脉。右中间段支气管在肺门处位于右肺动脉的后方。升主动脉右侧的心包上隐窝进一步扩大。胸主动脉位于纵隔左后方，其前方为左主支气管断面；其右侧可见食管、奇静脉和胸导管。

在胸腔肺区，斜裂向前推移，双肺下叶面积逐渐扩大。在左肺肺门，支气管较上一层面粗大，为左肺上叶支气管，由左肺尖后段支气管与左肺前段支气管汇合而成。在左肺上叶支气管内前方为左上肺静脉断面，内后方为左肺动脉，其发出前段和尖后段动脉后主干进一步下行并绕至左主支气管的外侧，变成右肺下叶动脉（图3-2-11）。

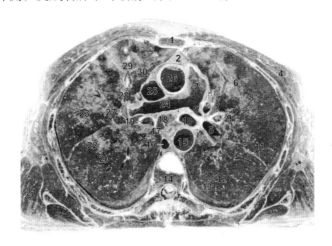

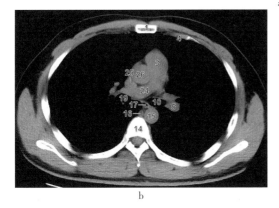

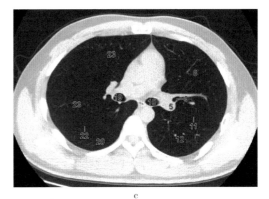

图3-2-11 经右肺动脉的横断层

a.断层标本 b.CT纵隔窗 c.CT肺窗

1.胸骨体 2.胸腺 3.肺动脉干 4.胸大肌 5.左肺动脉 6.左肺前段支气管 7.左上肺静脉 8.左肺上叶 9.左肺上叶支气管
10.左主支气管 11.左肺斜裂 12.左肺下叶 13.胸膜腔 14.第6胸椎椎体 15.胸主动脉 16.奇静脉 17.食管
18.隆突下淋巴结 19.右主支气管 20.右肺下叶 21.大圆肌 22.右肺斜裂 23.右肺上叶 24.右肺动脉 25.上腔静脉
26.升主动脉 27.右肺尖后段静脉 28.右肺前段静脉 29.右肺前段支气管与动脉 30.心包上隐窝

十二、经上腔静脉口的横断层

此横断层纵隔内结构为心底和出入心底的大血管。右心耳出现，位于升主动脉的右前方上腔静脉前方。上腔静脉即将汇入到右心房。紧贴上腔静脉后为右肺动脉。右肺动脉在下一横断层将分出右肺中叶动脉，主干延续为右肺下叶动脉。右肺动脉肺门处前方为右上肺静脉断面。右肺动脉后方为右中间段支气管。由于右主支气管和右中间段支气管的后外侧壁直接与肺组织相邻。在CT图像上，如果右主支气管和右中间段支气管的后外侧壁与肺组织之间出现高密度影，提示相应部位存在病变。在升主动脉的左侧为肺动脉干根部。肺动脉干根部左后方为左心耳断面，后方是左上肺静脉，此横断层可见上舌段静脉汇入。紧贴左上肺静脉后方的左主支气管分为左肺上叶支气管和左肺下叶支气管，分叉处有左肺动脉，此横断层可见左肺上叶动脉分支。心包横窦是心包腔在升主动脉、肺动脉干根部后方，左心房前壁前方的间隙，其右侧为上腔静脉；窦的左侧入口在左心耳与肺动脉干左侧之间，窦的右侧入口在上腔静脉、右心耳与升主动脉之间；从横窦左、右侧入口可伸入两个横指，当心脏直视手术需阻断主动脉、肺动脉血流时，可通过横窦从前、后钳夹两大血管。左肺下叶的一部分肺组织呈小舌状伸入胸主动脉与左肺下叶动脉之间，其内侧抵达左肺支气管后壁，如果舌状肺组织被推出两血管之外，提示左肺门或左肺下叶肺组织存在病变。食管与胸椎椎体之间有奇静脉、胸导管。胸腺消失。双肺斜裂前移，肺下叶增大。在右肺斜裂内测可见右肺水平裂出现，提示右肺中叶出现，位于右肺斜裂与水平裂之间。斜裂后方是右肺下叶（图3-2-12）。

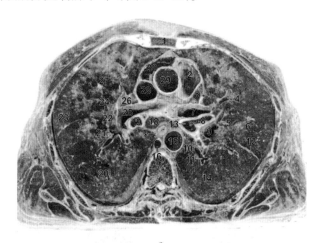

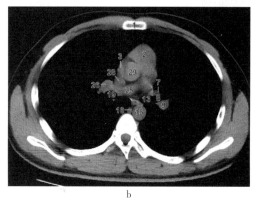
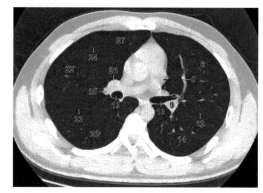

图3-2-12　经上腔静脉口的横断层

a.断层标本　b.CT纵隔窗　c.CT肺窗

1.胸骨体　2.肺动脉干　3.左心耳　4.上舌段静脉　5.左肺上叶动脉　6.左肺上叶　7.左上肺静脉

8.左肺上叶支气管　9.左肺动脉　10.左肺下叶支气管　11.左肺下叶静脉　12.左肺斜裂

13.左主支气管　14.左肺下叶　15.胸主动脉　16.奇静脉　17.胸导管　18.肺门淋巴结

19.右主支气管　20.右肺下叶　21.右肺下叶动脉　22.右肺中叶　23.右肺斜裂　24.水平裂

25.右肺动脉　26.右上肺静脉　27.右肺上叶　28.上腔静脉口　29.升主动脉　30.右心耳

十三、经第6胸椎的横断层

该横断层经第6胸椎，胸椎前方为纵隔区，纵隔以心包为界又分前纵隔、中纵隔及后纵隔，前纵隔位于心包和胸骨体之间，为一潜在间隙。心包内为中纵隔，内主要是心脏及出入心脏的血管。位于后纵隔的结构是食管、胸主动脉、奇静脉和胸导管。升主动脉左前方为肺动脉口，即将移行为右心室。升主动脉右前方为右心耳，较上一层面增大。在升主动脉右侧，右心耳后方为上腔静脉。上腔静脉右后方是右上肺静脉断面。左心耳位于肺动脉口左后方。左心耳后方的血管为左上肺静脉，即将注入左心房，左心房横位于中纵隔后方。左心房右侧上腔静脉后方心包内出现心包斜窦。心包斜窦又叫Haller窦，是位于左心房后壁，左、右肺静脉，下腔静脉与心包后壁之间的心包腔。在左肺门可见舌干分出上舌段支气管与伴行血管和下舌段支气管与伴行血管。其后内侧支气管为左肺下叶支气管及其分支左肺上段支气管。两者之间为右左肺下叶动脉横断面。上段支气管内侧为左肺上段静脉。在右肺门可见右肺中叶动脉和右肺下叶动脉汇合。其内侧支气管为右肺下叶支气管及其分支右肺上段支气管。伴随着水平裂的断面出现，右肺断面上可见上、中、下三叶。水平裂前方为右肺上叶，水平裂与斜裂之间为右肺中叶。水平裂后方为右肺下叶。在下部的横断层，随着水平裂及斜裂的前移，右肺下叶及右肺中叶逐渐增大，右肺上叶逐渐缩小（图3-2-13）。

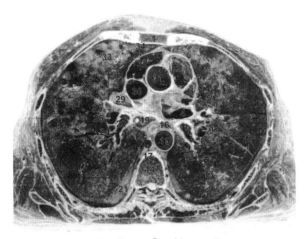

a

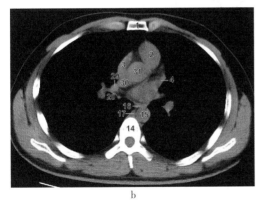

b

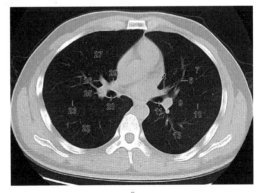

c

图3-2-13　经第6胸椎的横断层

a.断层标本　b.CT纵隔窗　c.CT肺窗

1.胸骨体　2.肺动脉口　3.左心耳　4.左上肺静脉　5.上舌段支气管与动脉　6.下舌段支气管与动脉　7.左肺上叶
8.左肺上叶支气管　9.左肺下叶动脉　10.左肺斜裂　11.左主支气管　12.左肺上段静脉　13.左肺下叶
14.第6胸椎椎体　15.胸主动脉　16.食管　17.奇静脉　18.胸导管　19.肺门淋巴结　20.右肺下叶支气管
21.胸膜腔　22.右肺下叶　23.右肺斜裂　24.右肺上段支气管　25.右肺下叶动脉　26.右肺中叶动脉　27.右肺中叶
28.右肺水平裂　29.右上肺静脉　30.上腔静脉　31.升主动脉　32.右心耳　33.右肺上叶　34.心包

十四、经第7胸椎椎体的横断层

该横断层经主动脉窦。主动脉窦为一前两后排列；前方为右冠状动脉窦，发出右冠状动脉；左后为左冠状动脉窦，发出左冠状动脉，左冠状动脉干较短，紧接着发出左冠状动脉前室间支和左冠状动脉旋支；右后方为后窦。中纵隔以主动脉窦为中心，在主动脉窦左前方为右心室流出道，肺动脉干已消失。主动脉窦右前方为右心房，上腔静脉血液注入其中。上腔静脉消失。主动脉窦后方为左心房。左侧可见左下肺静脉汇入，右侧可见右上肺静脉注入。在左心房后壁及心包后为后纵隔，内容胸主动脉、食管、奇静脉和胸导管。在左肺门，左下肺静脉外侧的圆形管道为右肺下叶支气管。右肺斜裂与水平裂前移，右肺中叶明显增大，上叶即将消失。右肺中叶呈楔形，外大内小。在右肺中叶可见外侧段支气管，其内前侧为内侧段支气管，有一横行的肺静脉段间部，把中叶分成两部分，后外的部分为外侧段，前内的部分为内侧段。右肺下叶肺门处右肺下叶支气管已分出内底段支气管，其右前方及右后方为右肺下叶动脉分支，分别是右肺内前底段动脉和右肺后外底段动脉。其中右肺内前底段动脉即将分为右肺内底段动脉和右肺前底段动脉。右肺下叶支气管内侧为右下肺静脉（图3-2-14）。

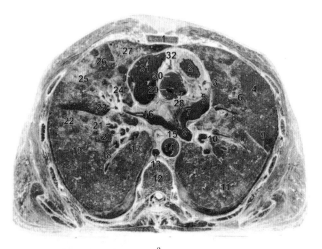

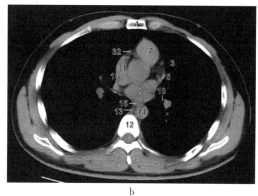
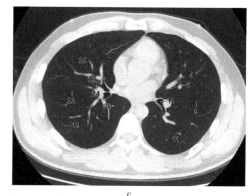

图3-2-14　经第7胸椎椎体的横断层

a.断层标本　b.CT纵隔窗　c.CT肺窗

1.胸骨体　2.右心室流出道　3.左冠状动脉　4.左肺上叶　5.左冠状动脉旋支　6.左肺下舌段支气管　7.左心房　8.左下肺静脉　9.左肺斜裂　10.左肺下叶支气管　11.左肺下叶　12.第7胸椎椎体　13.奇静脉　14.胸主动脉　15.食管　16.右上肺静脉　17.右肺上段静脉　18.右肺后外底段动脉　19.右肺下叶　20.右肺下叶支气管　21.右肺内前底段动脉　22.右肺斜裂　23.外侧段支气管　24.内侧段支气管　25.右肺中叶　26.水平裂　27.右肺上叶　28.主动脉左窦　29.主动脉后窦　30.主动脉右窦　31.右心房　32.右冠状动脉

十五、经第7胸椎椎体下份的横断层

该横断层经第7胸椎椎体下份。在中纵隔内由心包围绕着三腔心，左心室开始出现。右心房和右心室位于右前方，其间为右房室口；左心房与左心室位于左后方，其间为左房室口，可看到左心室流出道位于左心房左心室之间前方。左、右心房之间为房间隔；其上可见卵圆孔；

左、右心室之间为室间隔。在右心房与右心室交界处的表面有右冠状动脉的断面。右心室与左心室交界处表面见左冠状动脉前室间支和心大静脉。左心房与左心室交界处的表面有左冠状动脉旋支和心大静脉。心包斜窦位于左心房后方，食管前方。左心房右侧右下肺静脉注入其中，并可见右下肺静脉分支右肺底段上静脉断面。后纵隔内食管、奇静脉、胸主动脉和胸导管的关系与上一断层基本相同。在食管前缘与右肺下叶之间有双层胸膜形成的右肺韧带，在胸主动脉前方与左肺下叶之间亦有双层胸膜形成的左肺韧带，内有淋巴结，肺癌可转移至此。

在右肺门，右肺底段上静脉右侧有右肺前底段支气管与伴行动脉。其后方可见右肺后底段支气管与伴行动脉。在左肺门，前方的左肺底段上静脉和后方的左肺底段下静脉汇合成左肺底段总静脉，左肺底段总静脉与左肺上段静脉汇合成左下肺静脉并汇入左心房。左肺底段上静脉左侧有左肺内前底段支气管。左肺底段下静脉左后方有外侧的左肺外侧底段支气管与伴行动脉和内侧的左肺后底段支气管与伴行动脉。

两肺斜裂继续前移，两肺下叶增大。右肺水平裂前移致中叶增大，上叶即将消失（图3-2-15）。

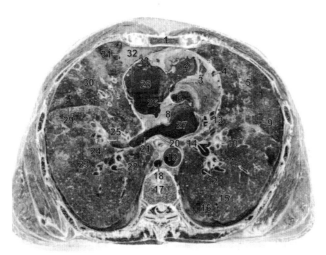

a

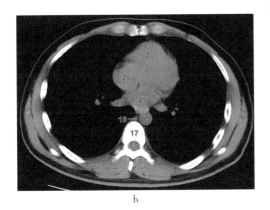

b

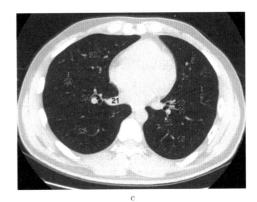

c

图3-2-15　经7胸椎椎体下份的横断层

a.断层标本　　b.CT纵隔窗　　c.CT肺窗

1.胸骨体　2.右心室　3.室间隔　4.左冠状动脉前室间支和心大静脉　5.左肺上叶　6.左心室流出道　7.左心室
8.卵圆窝　9.左肺斜裂　10.左肺内侧前底段支气管　11.左肺外侧底段支气管与动脉　12.左肺后底段支气管与动脉
13.左冠状动脉旋支与心大静脉　14.左肺底段上、下静脉　15.左肺下叶　16.胸膜腔　17.第7胸椎椎体　18.奇静脉
19.胸主动脉　20.食管　21.右下肺静脉　22.右肺后底段支气管与动脉　23.右肺下叶　24.右肺前底段支气管与动脉
25.右肺底段上静脉　26.房间隔　27.左心房　28.右心房　29.右肺斜裂　30.右肺中叶　31.水平裂
32.右肺上叶　33.右冠状动脉

十六、经第7、8胸椎椎间盘的横断层

中纵隔内仍为三腔心。右心房横断面增大，右房室口增宽。左、右心室间隔为室间隔，分为膜部和肌部。左心房与左心室交界处后方心大静脉注入到冠状窦，冠状窦开口于右心房。后纵隔内食管、奇静脉、胸主动脉和胸导管的关系与以上断层基本相似。奇静脉食管隐窝变小。此横断层经第7、8胸椎椎间盘。椎体两侧后方有胸肋关节，椎管内有脊髓及其被膜，椎弓板后方有竖脊肌及斜方肌。下叶肺组织各段位置与上一断层基本相同，但面积有所扩大。各肺段支气管及肺动、静脉的断面更加清晰（图3-2-16）。

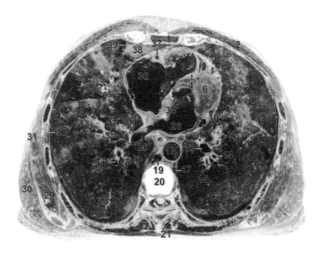

a

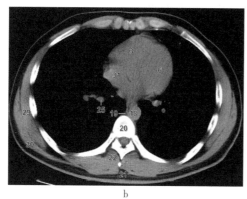

b

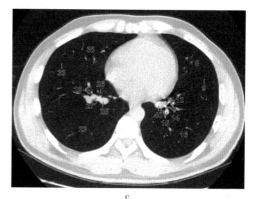

c

图3-2-16　经第7、8胸椎椎间盘的横断层

a.断层标本　b.CT纵隔窗　c.CT肺窗

1.胸骨体　2.胸大肌　3.右心室　4.室间隔　5.左冠状动脉前室间支与心大静脉　6.左心室　7.房间隔　8.左肺上叶
9.左肺斜裂　10.左冠状动脉旋支　11.冠状窦　12.左肺内侧前底段支气管与动脉　13.左肺底段下静脉
14.左肺外侧底段支气管与动脉　15.左肺后底段支气管与动脉　16.左肺下叶　17.副半奇静脉　18.胸主动脉
19.奇静脉　20.第7、8胸椎椎间盘　21.斜方肌　22.竖脊肌　23.右肺下叶　24.右肺后底段支气管与动脉
25.右下肺静脉　26.右肺内侧底段支气管　27.右肺底段上静脉　28.右肺前底段支气管与动、静脉
29.前锯肌　30.背阔肌　31.肋间外肌　32.肋间内肌　33.右肺斜裂　34.卵圆窝　35.右肺中叶
36.右心房　37.右冠状动脉、　38.右肺上叶　39.水平裂

十七、经第8胸椎的横断层

中纵隔内为三腔心，可见右心房、右心室、左心室。右房室口处可见三尖瓣。左心室壁和室间隔肌部明显增厚。左心房消失，右心房腔增大。其后方可见冠状窦注入。后纵隔内食管、奇静脉、胸主动脉和胸导管的关系与以上断层基本相似，中纵隔心包内为三腔心，可见右心房（右后方）、右心室、右房口及三尖瓣。左心室腔增大，左心房消失。

右肺断面上右肺伴随着水平裂消失，右肺上叶消失。中叶外侧段和内侧段面积增大。下叶肺组织各段位置与上一断层基本相同，但面积有所扩大。

左肺斜裂前移，下叶增大，下叶断面中后底段、外侧底段、内前底段断面位置不变。舌叶仅剩下舌段，其面积缩小（图3-2-17）。

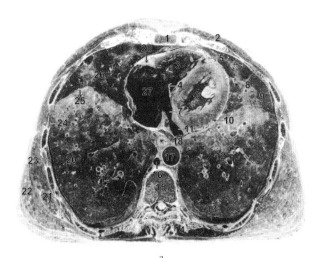

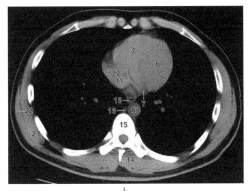
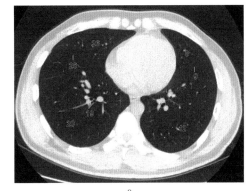

图3-2-17　经第8胸椎的横断层

a.断层标本　b.CT纵隔窗　c.CT肺窗

1.胸骨体　2.胸大肌　3.右心室　4.三尖瓣　5.左冠状动脉前室间支　6.左心室　7.冠状窦口　8.左肺上叶
9.左肺斜裂　10.左冠状动脉旋支　11.冠状窦　12.左肺下叶　13.胸膜腔　14.竖脊肌　15.第8胸椎椎体
16.奇静脉　17.胸主动脉　18.食管　19.右肺后底段动脉　20.右肺下叶　21.前锯肌　22.背阔肌　23.肋间外肌
24.肋间内肌　25.右肺斜裂　26.右肺中叶　27.右心房　28.右冠状动脉

十八、经第9胸椎的横断层

中纵隔内左、右心房均消失，断层上仅有右心室及左心室下部的断面。左、右心室之间为室间隔。室间隔左前方有前室间沟，右后方有后室间沟。在心脏后方心包后壁前方间隙为心包斜窦。外科手术需阻断下腔静脉血流时，可经斜窦下部进入。心脏前方心包壁后方间隙为心包前下窦。人体直立时，在心包腔内该处位置最低，心包积液常存于此窦中；是心包穿刺比较安全的部位。后纵隔内有食管、奇静脉、胸主动脉和胸导管，胸主动脉后方有半奇静脉。其中食管和胸主动脉位置关系有所变化，胸主动脉与食管变成前、后位关系，位于脊柱左前方。食管右前方为下腔静脉。右肺中、下叶断面中央有膈和肝右叶断面出现。下腔静脉右侧位肝右叶横断面，其前方可见斜裂，斜裂前方是右肺中叶，后方是右肺下叶。肝右叶与肺组织中间有环形膈肌横断面。左肺上、下叶断面中央有膈和脾断面出现。脾前方可见左肺斜裂，斜裂前方为左肺上叶，后方为左肺下叶。脾脏周围以膈与肺组织分隔。

肺组织周围胸壁由第4~6肋软骨、第5~10肋骨和肋间肌构成。在胸壁两侧后外方有前锯肌和背阔肌，前锯肌位于背阔肌深面。右肺下叶的内侧底段、后底段、外侧底段从后外方包绕膈和肝右叶的断面。左肺下叶断面中后底段、外侧底段、内前底段断面位置不变。舌叶的下舌段面积已很小（图3-2-18）。

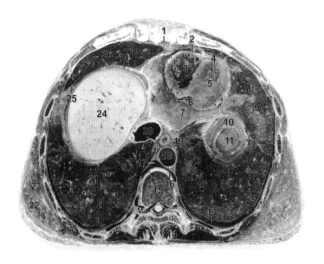

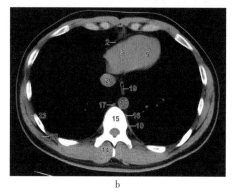
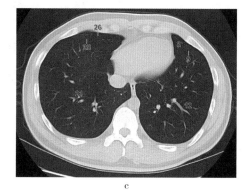

图3-2-18　经第9胸椎的横断层（下腔静脉）

a.断层标本　b.CT纵隔窗　c.CT肺窗

1.胸骨体　2.心包前下窦　3.右心室　4.前室间沟　5.左心室　6.后室间沟　7.心包斜窦　8.左肺上叶　9.左肺斜裂　10.膈　11.脾　12.左肺下叶　13.胸膜腔　14.竖脊肌　15.第9胸椎椎体　16.半奇静脉　17.奇静脉　18.胸主动脉　19.食管　20.下腔静脉　21.右肺下叶　22.背阔肌　23.前锯肌　24.肝右叶　25.右肺斜裂　26.右肺中叶

📖 **知识拓展**　　　　　　　　　　**新型冠状病毒肺炎**

2019-nCoV肺炎是由新型冠状病毒引起的以肺部炎症性病变为主的疾病。2020年2月7日，我国将"新型冠状病毒感染的肺炎"暂时命名为新型冠状病毒肺炎，简称"新冠肺炎"。于2020年2月12日WHO正式命名为"COVID-19"。

冠状病毒为RNA病毒，根据血清型和基因组特点分为α、β、γ和δ四个属。新型冠状病毒属于β属，有包膜，颗粒呈圆形或椭圆形，常为多形性，直径50~200nm。基因特征与SARS-CoV和MERS-CoV有明显区别。与蝙蝠SARS样冠状病毒（bat-SLCoVZC45）同源性达85%以上。

新冠肺炎潜伏期1~14天，多为3~7天。临床以发热、乏力、干咳为主要表现，少数患者伴有鼻塞、流涕、咽痛和腹泻等症状。多数患者预后良好，少数患者病情危重。重症患者多在发病一周后出现呼吸困难和（或）低氧血症，严重者快速进展为急性呼吸窘迫综合征、脓毒症休克、难以纠正的代谢性酸中毒和出凝血功能障碍。老年人和有慢性基础疾病者预后较差。儿童病例症状相对较轻。

HRCT作为筛查与诊断的主要手段。根据病变范围和类型将其CT表现分为早期、进展期和重症期：早期呈现双肺多发小斑片状或节段性磨玻璃密度影（GGO）及内部伴或不伴有间质网格状改变，即铺路石征；以肺外带明显。进展期表现为病灶增多，范围扩大，累及多个肺叶，严重者可出现肺实变，其内可见含气支气管呈树枝状低密度影（即支气管征）。病变在肺底胸膜下或沿支气管束分布为主。基本不伴胸腔积液、淋巴结肿大和空洞（图3-2-19）。重症期表现为双肺弥漫性病变，实变影为主，周围伴磨玻璃影，多伴条索影。

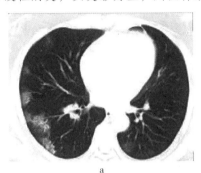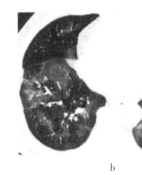

图3-2-19　新型冠状病毒肺炎CT图像

a.早期　b.进展期

第三节　胸部矢状断层影像解剖

胸部共选取了5个矢状断层，主要介绍纵隔及肺组织在CT断层上的形态和位置关系。

一、经静脉角的矢状断层

此断层为正中矢状面左侧第2断层，经左静脉角（颈内静脉与锁骨下静脉之间的夹角）。左颈内静脉于胸骨锁骨端后方下行，并与后方左锁骨下静脉汇合成左头臂静脉。纵隔内可见到主动脉弓和胸主动脉断面。胸主动脉前方有左肺动脉。左肺动脉下方为左主支气管。左主支气管前方为左上肺静脉，下方为左下肺静脉。在左上肺静脉前有肺动脉干断面，其前下方是右心室。右心室后下方是左心室，两者之间为室间隔。左心室壁较厚。

纵隔周围为肺组织，观察肺组织需用肺窗。此矢状断层为左肺断面，在胸主动脉后方可见线状斜裂。斜裂上方为左肺上叶，斜裂下方为左肺下叶（图3-3-1）。

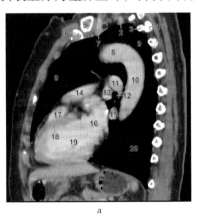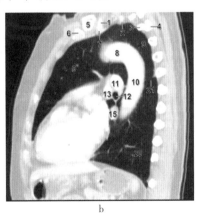

图3-3-1　经静脉角的矢状断层

a.CT纵隔窗　b.CT肺窗

1.左颈内静脉　2.左锁骨下动脉　3.第2肋头　4.第2胸椎横突　5.锁骨胸骨端　6.胸骨柄　7.左锁骨下静脉　8.主动脉弓　9.左肺上叶　10.胸主动脉　11.左肺动脉　12.左主支气管　13.左上肺静脉　14.肺动脉干　15.左下肺静脉　16.左心房　17.右心室　18.室间隔　19.左心室　20.左肺下叶　21.左肺斜裂

二、经主动脉弓的矢状断层

此断层为正中矢状面左侧的第1断层。断层经主动脉弓。主动脉弓位于纵隔后方，呈弧形，于纵隔后方下行延续为胸主动脉。主动脉弓上方有三大分支，分别为头臂干、左颈总动脉和左锁骨下动脉。此断层可见头臂干分支，其上方有向颈部走行的左颈总动脉。头臂干前方是左颈内静脉和左锁骨下静脉汇合成的左头臂静脉。主动脉弓下方有左肺动脉断面。左肺动脉为其前下方肺动脉干分支，肺动脉干前下方为右心室。右心室位于心的前部。右心室后方为左心室，两者以室间隔相隔。左心室后上方是左心房。左心房后上方有左上肺静脉和左下肺静脉。左心室和右心室前下方呈弧形走行的是心包腔，其周围以心包与肺组织分隔。

肺组织进一步缩小。主动脉弓后上为左肺上叶断面，后下方及纵隔前方为左肺上叶断面（图3-3-2）。

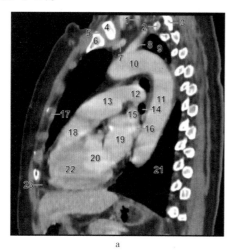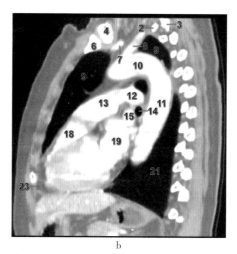

图3-3-2　经主动脉弓的矢状断层

a.CT纵隔窗　　b.CT肺窗

1.左颈总动脉　2.第1肋头　3.第1胸椎横突　4.锁骨胸骨端　5.左胸锁关节　6.胸骨柄　7.左头臂静脉　8.左锁骨下动脉　9.左肺上叶　10.主动脉弓　11.胸主动脉　12.左肺动脉　13.肺动脉干　14.左主支气管　15.左上肺静脉　16.左下肺静脉　17.肋软骨　18.右心室　19.左心房　20.左心室　21.左肺下叶　22.室间隔　23.心包腔

三、正中矢状断层

此断层经正中矢状面。肺组织断面显示较少，主要显示纵隔断面。纵隔前方有胸骨柄、胸骨体。纵隔后方有脊柱断面。胸椎椎体和椎间盘清晰可见。椎间盘前后窄，中间宽，前方有前纵韧带，后方有后纵韧带。脊髓位于椎管内，周围有被膜包绕。棘突呈叠瓦状排列，棘突之间有棘间韧带和棘上韧带。椎体前方管状低密度是气管。气管与胸椎椎体之间有食管断面。食管自上而下呈弧形，位于气管、左心房的后方，脊柱的前方。奇静脉位于食管和胸椎椎体之间。

右心室位于中纵隔前下方。其前方有心包腔。后上方为左心房断面。左心房紧邻食管，在钡餐造影检查时食管下段可见左心房压迹。当左心房严重增大时，可造成食管移位。右心室上方为主动脉，在主动脉口与主动脉弓之间为升主动脉。本断层在主动脉弓处可见头臂干。头臂干前方为左头臂静脉断面。左头臂静脉从左向右走行，在右侧与右头臂静脉汇合成上腔静脉。升主动脉后方为左肺动脉断面（图3-3-3）。

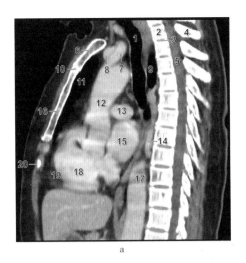 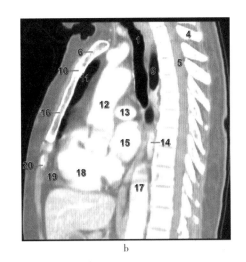

图3-3-3 正中矢状断层

a.CT纵隔窗 b.CT肺窗

1.气管 2.第1胸椎 3.第1、2胸椎椎间盘 4.第1胸椎棘突 5.脊髓 6.胸骨柄 7.头臂干 8.左头臂静脉
9.右肺上叶 10.胸骨角 11.左肺上叶 12.升主动脉 13.左肺动脉 14.奇静脉 15.左心房 16.胸骨体
17.胸主动脉 18.右心室 19.心包腔 20.剑突

四、经左、右头臂静脉汇合处的矢状断层

此断层为正中矢状面右侧第1断层，经左、右头臂静脉汇合处。在胸骨柄后方为右头臂静脉，其后下方有左头臂静脉与之汇合。左、右头臂静脉汇合处下方，升主动脉即将消失。升主动脉后上方椭圆形低密度的是气管。气管下方有肺动脉，后上方可见奇静脉断面。奇静脉经奇静脉弓汇入上腔静脉。右心室位于中纵隔前下方，其后方为右心房。在右心房下方有下腔静脉汇入。右心房上方有左心房断面。

在肺窗，纵隔后方可见右肺上叶和下叶断面，前方为右肺上叶和中叶断面（图3-3-4）。

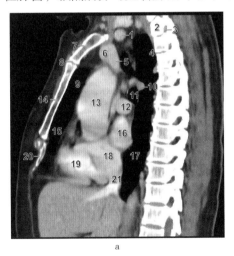 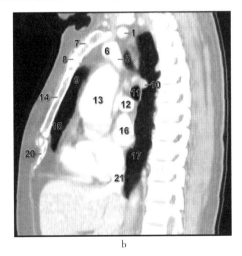

图3-3-4 经左、右头臂静脉汇合处的矢状断层

a.CT纵隔窗 b.CT肺窗

1.右锁骨下动脉 2.第1胸椎椎体 3.椎间孔 4.第2、3胸椎椎间盘 5.上腔静脉 6.右头臂静脉 7.胸骨柄
8.胸骨角 9.右肺上叶 10.奇静脉 11.右主支气管 12.右肺动脉 13.升主动脉 14.胸骨体 15.右肺中叶
16.左心房 17.右肺下叶 18.右心房 19.右心室 20.剑突 21.下腔静脉

五、经上腔静脉的矢状断层

此断层为正中矢状面右侧第2断层，经上腔静脉。上腔静脉为左、右头臂静脉汇合而成，自上而下几乎垂直走行。其血流注入到其下方右心房，上腔静脉前方为升主动脉断面，后方有右肺动脉及其分支右肺上叶动脉断面。在右肺动脉和右肺上叶动脉处，可见伴行的右肺中间段支气管和右肺上叶支气管。此断层左心房消失，在右肺动脉下方有右上肺静脉和其下方的右下肺静脉。

此断层肺组织增大，纵隔后方可见自后上向前下走行右肺斜裂。斜裂的上方为右肺上叶，下方是右肺下叶。纵隔前方可见水平裂。水平裂上方和下方分别是右肺上叶和右肺中叶断面（图3-3-5）。

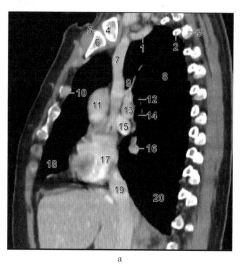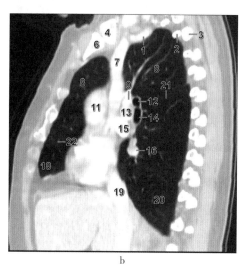

图3-3-5　经上腔静脉的矢状断层

a.CT纵隔窗　b.CT肺窗

1.右锁骨下动脉　2.第2肋　3.第2胸椎横突　4.锁骨胸骨端　5.胸锁关节　6.胸骨柄　7.上腔静脉　8.右肺上叶
9.右肺上叶动脉　10.肋软骨　11.升主动脉　12.右肺上叶支气管　13.右肺动脉　14.中间段支气管　15.右上肺静脉
16.右下肺静脉　17.右心房　18.右肺中叶　19.下腔静脉　20.右肺下叶　21.右肺斜裂　22.右肺水平裂

第四节　胸部冠状断层影像解剖

胸部共选取了7个冠状断层，主要介绍纵隔及肺组织在CT断层上的形态和位置关系，通过矢状断层地学习，可进一步加深对胸部结构的了解。

一、经胸骨柄的冠状断层

此断层主要为中纵隔心的冠状断层。心位于膈肌上方中纵隔内，1/3位于中线右侧，2/3位于中线左侧。在此纵隔窗断面上，左心室位于心的左侧，周围有较厚的心室壁包绕。右心室位于右侧。中间间隔为室间隔。周围有心包包绕。胸骨柄位于心的上方，两者之间为前纵隔。上纵隔主要有胸腺和脂肪组织充填，此断层胸腺已退化。

在CT肺窗，纵隔左侧为左肺。在左肺下部可见线状左肺斜裂，斜裂上方和下方分别是左肺上叶和左肺下叶。纵隔右侧为右肺。右肺内上部弧形线状结构为水平裂。下部弧形线状结构是右肺斜裂。水平裂上方是右肺上叶，水平裂下方、斜裂上方为右肺中叶。右肺斜裂下方是右肺下叶（图3-4-1）。

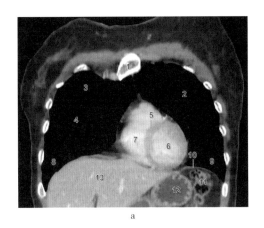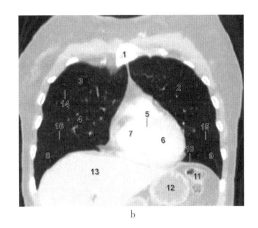

a   b

图 3-4-1 经胸骨柄的冠状断层

a.CT 纵隔窗 b.CT 肺窗

1.胸骨柄 2.左肺上叶 3.右肺上叶 4.右肺中叶 5.室间隔 6.左心室 7.右心室 8.右肺下叶 9.左肺下叶

10.膈肌 11.结肠 12.胃 13.肝 14.水平裂 15.左肺斜裂 16.右肺斜裂

二、经升主动脉的冠状断层

此断层经升主动脉和主动脉口。左心室位于中纵隔左下方，其右侧有右心室，两者中间有室间隔。左心室上方是升主动脉。升主动脉左侧是肺动脉干。肺动脉干左侧有左上肺静脉断面。右心房出现，位于右心室右侧。

在 CT 肺窗，肺组织的形态及位置同上一层面。左肺上部为左肺上叶，下部为左肺下叶，中间以左肺斜裂为界。较上一层面，左肺斜裂上移，左肺下叶增大，下叶缩小。右肺上部为右肺上叶，中间为右肺中叶，下部为右肺下叶。右肺斜裂上移，水平裂无明显变化，右肺中叶缩小，下叶增大（图 3-4-2）。

三、经上腔静脉的冠状断层

此断层经上腔静脉和右心房。右锁骨胸骨端下方有右头臂静脉断面，其与左头臂静脉汇合成上腔静脉。右心房左侧为左心室，左心室上方为左心房。主动脉弓位于上腔静脉上段左侧，其上缘可见右头臂干及左颈总动脉分支发出。主动脉弓下方为肺动脉干。在上腔静脉肺门处有右上肺静脉断面。

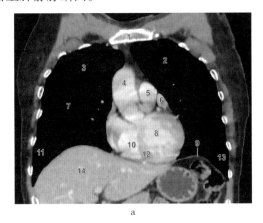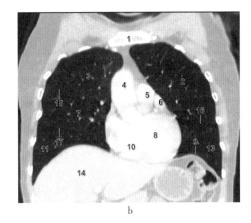

a   b

图 3-4-2 经升主动脉的冠状断层

a.CT 纵隔窗 b.CT 肺窗

1.胸骨柄 2.左肺上叶 3.右肺上叶 4.升主动脉 5.肺动脉干 6.右上肺静脉 7.右肺中叶 8.左心室 9.膈肌

10.右心室 11.右肺下叶 12.室间隔 13.左肺下叶 14.肝 15.右肺水平裂 16.左肺斜裂 17.右肺斜裂

在CT肺窗，肺组织内双肺斜裂继续上移，右肺水平裂位置大致同上一层面。左肺上叶和右肺中叶缩小，双肺下叶增大（图3-4-3）。

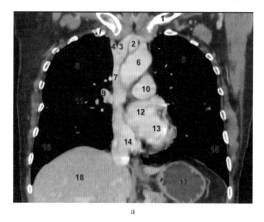
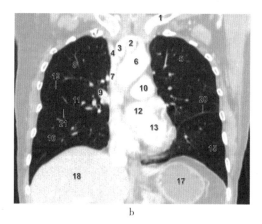

图3-4-3 经上腔静脉的冠状断层

a.CT纵隔窗　b.CT肺窗

1.锁骨　2.头臂干　3.左头臂静脉　4.右头臂静脉　5.左肺上叶　6.主动脉弓　7.上腔静脉　8.右肺上叶

9.右上肺静脉　10.肺动脉干　11.右肺中叶　12.左心房　13.左心室　14.右心房　15.左肺下叶

16.右肺下叶　17.胃　18.肝　19.水平裂　20.左肺斜裂　21.右肺斜裂

四、经头臂干的冠状断层

此断层为经头臂干的冠状断层，较上一断层结构变化不大。位于纵隔右下方的右心房下方有下腔静脉汇入。下腔静脉经膈肌的腔静脉孔入腹腔。右心房上方有由左、右头臂静脉汇合成上腔静脉汇入，右心房左侧及左上方有左心室和左心房。左心房上方为肺动脉干。肺动脉干上方为主动脉弓。主动脉弓上有三大分支，分别为头臂干、左颈总动脉和左锁骨下动脉，此冠状断层可见头臂干和左颈总动脉从主动脉干发出。上腔静脉右侧的肺门处有右上肺静脉断面。

在CT肺窗，双肺斜裂进一步上移，水平裂位置无明显变化，双肺下叶增大，左肺上叶、右肺中叶缩小（图3-4-4）。

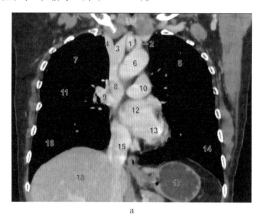
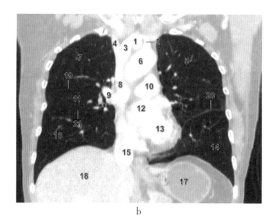

图3-4-4 经头臂干的冠状断层

a.CT纵隔窗　b.CT肺窗

1.头臂干　2.左颈总动脉　3.左头臂静脉　4.右头臂静脉　5.左肺上叶　6.主动脉弓　7.右肺上叶　8.上腔静脉

9.右上肺静脉　10.肺动脉干　11.右肺中叶　12.左心房　13.左心室　14.左肺下叶　15.下腔静脉

16.右肺下叶　17.胃　18.肝　19.水平裂　20.左肺斜裂　21.右肺斜裂

五、经气管权的冠状断层

此断层为经气管权的冠状断层。气管位于纵隔中央，末端分出左、右主支气管，形成呈"人"字形的气管权。气管的左侧有主动脉弓，其上方为内侧的左颈总动脉和外侧的左锁骨下动脉。主动脉弓下方、左主支气管左上方有左肺动脉断面。气管权的下方有胸主动脉下行并穿过主动脉裂孔向下延续为腹主动脉。心已消失，仍可见心包结构。

在CT肺窗，右肺水平裂消失，右肺中叶消失。双肺斜裂上移，双肺下叶增大（图3-4-5）。

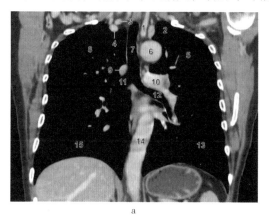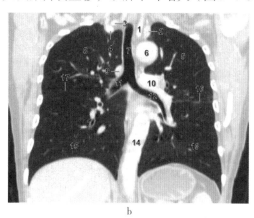

a   b

图3-4-5 经气管权的冠状断层

a.CT纵隔窗 b.CT肺窗

1.左颈总动脉 2.左锁骨下动脉 3.右颈总动脉 4.右锁骨下动脉 5.左肺上叶 6.主动脉弓 7.气管
8.右肺上叶 9.奇静脉 10.左肺动脉 11.右主支气管 12.左主支气管 13.左肺下叶 14.胸主动脉
15.右肺下叶 16.左肺斜裂 17.右肺斜裂

六、经食管的冠状断层

此断层经后纵隔食管。食管起始于第2胸椎平面，先稍偏右下行，自心包后方逐渐行向左侧，穿膈肌的食管裂孔入腹腔，与胃贲门相移行。在食管的右侧有奇静脉弓和奇静脉断面。食管左侧有胸主动脉断面。胸主动脉下方有右肺动脉的分支左肺下叶动脉。

在CT肺窗上，左肺斜裂上方为左肺上叶，下方是左肺下叶。右肺斜裂上方为右肺上叶，下方是右肺下叶（图3-4-6）。

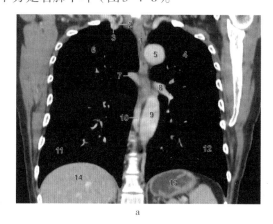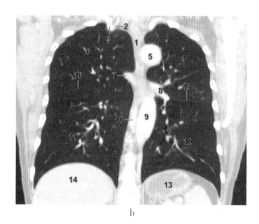

a   b

图3-4-6 经食管的冠状断层

a.CT纵隔窗 b.CT肺窗

1.食管 2.右颈总动脉 3.右锁骨下动脉 4.左肺上叶 5.主动脉弓 6.右肺上叶 7.奇静脉弓 8.左肺下叶动脉
9.胸主动脉 10.奇静脉 11.右肺下叶 12.左肺下叶 13.胃 14.肝 15.左肺斜裂 16.右肺斜裂

七、经奇静脉的冠状断层

此断层为纵隔冠状断层的最后一个断层，后纵隔区域进一步变窄，胸椎椎体逐渐显现。胸主动脉位于椎体的左侧。胸主动脉右侧有食管断面。食管的右侧为奇静脉。

在CT肺窗，肺组织的形态和位置同上一断层。双肺斜裂继续上移，双肺下叶增大（图3-4-7）。

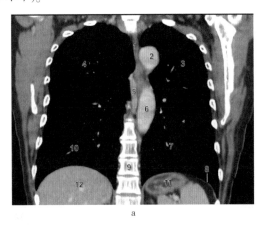 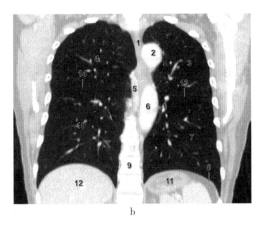

图3-4-7　经奇静脉的冠状断层

a.CT纵隔窗　b.CT肺窗

1.食管　2.主动脉弓　3.左肺上叶　4.右肺上叶　5.奇静脉　6.胸主动脉　7.左肺下叶　8.膈肌　9.胸椎
10.右肺下叶　11.胃　12.肝　13.左肺斜裂　14.右肺斜裂

 本章小结

本章在概述中介绍了胸部的境界、分区及标志性结构；回顾了胸壁的层次结构、胸腔内重要脏器的位置、形态和结构特点；纵隔和肺部的解剖结构复杂，是学习的重点，可为后续的断层和影像解剖的学习打下基础。

本章选取了胸部18个横断层，5个矢状断层，7个冠状断层。其中重点掌握以下几个方面。①经主动脉弓的横断层：此断面经第4胸椎，纵隔呈三角形；主动脉弓三大分支消失，取而代之的为主动脉弓横断面，常以其作为识别邻近结构的标志。②经奇静脉弓的横断层：此断层经胸骨角及第2胸肋关节层面，胸骨角是体表的重要标志；在上腔静脉后方有从后行向前方并向外隆凸的血管为奇静脉弓；该断面可见前后略扁呈卵圆形的气管杈，由此气管将分成左、右主支气管。③经主动脉肺动脉窗的横断层：该断面经主动脉弓下缘；升主动脉与胸主动脉之间的主动脉肺动脉窗在CT图像上为一低密度间隙，其内含有动脉韧带、气管支气管上淋巴结和左喉返神经。④正中矢状断层：此断层肺组织断面显示较少，主要显示纵隔断面；纵隔前方有胸骨柄、胸骨体，纵隔后方有脊柱断面；气管与胸椎椎体之间有食管断面；右心室位于中纵隔前下方，后上方为左心房断面，左心房紧邻食管，右心室上方为主动脉。

习　题

一、单项选择题

1.关于胸骨角平面的标志性意义，不包括（　　）。

A.上、下纵隔的分界平面　　　　　B.后方平对第2胸椎椎体下缘

C.通过主动脉肺动脉窗　　　　　　D.平对主动脉弓的起、止端

E.气管杈在此平面出现

2.肺根内诸结构的排列自前向后依次为（　　）。

A.上肺静脉、肺动脉、主支气管和下肺静脉

B.肺动脉、上肺静脉、主支气管和下肺静脉

C.主支气管、上肺静脉、肺动脉和下肺静脉

D.下肺静脉、上肺静脉、肺动脉和主支气管

E.上肺静脉、主支气管、肺动脉和下肺静脉

3.右肺的段支气管，不包括（　　）。

A.尖段支气管　　　　　　　　　B.后段支气管

C.外侧段支气管　　　　　　　　D.前底段支气管

E.上舌段支气管

4.叶间裂在CT上表现形式是（　　）。

A.线状高密度　　　　　　　　　B.斑片状高密度

C.结节状高密度　　　　　　　　D.片状高密度

E.网状高密度

5.主动脉肺动脉窗内含结构不包括（　　）。

A.气管上淋巴结　　　　　　　　B.支气管上淋巴结

C.动脉韧带　　　　　　　　　　D.左喉返神经

E.右喉返神经

6.在胸部CT图像上，观察胸腺形态和密度需选用（　　）。

A.肺窗　　　　　　　　　　　　B.骨窗

C.纵隔窗　　　　　　　　　　　D.主动脉肺动脉窗

E.窗宽

7.在CT图像上，胸腺位于（　　）。

A.气管前间隙　　　　　　　　　B.气管后间隙

C.血管前间隙　　　　　　　　　D.食管后间隙

E.气管隆嵴下间隙

8.在横断层解剖图像上，可视为右肺门出现的标志的结构是（　　）。

A.右上肺静脉　　　　　　　　　B.右肺动脉

C.主动脉弓　　　　　　　　　　D.奇静脉弓

E.中间支气管

9.下列不属于心包窦的是（　　）。

A.心包横窦　　　　　　　　　　B.心包斜窦

C.心包前下窦　　　　　　　　　D.心包上隐窝

E.以上全是

二、简答题

1.简述肺的分段。

2.在CT图像上如何辨别叶间裂的位置？

3.简述纵隔的划分方法。

（郭新庆　毛春迎）

第四章 腹 部

知识目标

1.**掌握** 肝的分叶和分段；经第二肝门、肝门、肠系膜上动脉、肠系膜下动脉的横断层解剖。

2.**熟悉** 腹部的境界和标志性结构；腹膜与腹膜腔、肝外胆道、胰、肾、肾上腺、脾的应用解剖；其他腹部横断层解剖。

3.**了解** 膈下间隙、腹膜后隙和门腔间隙；腹部冠状、矢状断层解剖。

技能目标

1.**学会** 识别腹部连续横断层CT、MRI图像。

2.**具备** 根据临床需要，进行腹部CT、MRI器械操作的能力；运用CT、MRI等影像诊断技术进行腹部基本疾病的诊断能力。

热爱影像技术专业；具备基本的职业道德和服务意识，认真做好每一项检查工作；严格把握影像的图像质量关，不断改善和提高图像质量，满足临床诊断的需求；业务上要不断学习，掌握最新的影像检查动态，提高疾病的检出率和准确性。

第一节 概 述

案例讨论

案例 患者，男性，51岁。右上腹隐痛3个月伴食欲低及消瘦。实验室检查示肝功能正常；AFP明显升高。CT检查：在肝门断层平扫可显示该病例病灶最大直径，可见肝右叶类圆形低密度灶，直径约3.5cm，边界欠清；增强扫描示动脉期病灶不均质轻度强化，边界较模糊，静脉期和平衡期示病灶呈边界清楚的相对低密度区，似有包膜，相邻肝门静脉右支未见清晰显示。患者有乙肝病史15年，曾2次发病住院治疗。根据患者病史及临床检查该病例诊断为原发性结节型肝癌。

讨论 1.请讨论肝门平面的标志性意义。

2.请讨论在横断层中鉴别肝内肝门静脉与肝静脉的方法。

3.如肿瘤继续生长，有可能直接蔓延到周围哪些器官或结构？

腹部包括腹壁、腹腔和腹腔脏器。腹壁可分为腹前外侧壁和腹后壁，与膈围成腹腔，内有消化、泌尿和内分泌等系统的重要器官，并有血管、淋巴管和神经走行。

一、境界与分区

（一）境界

腹部位于胸部和盆部之间，上借膈与胸部相隔，上界由前向后依次为剑突、肋弓、第11肋前端、第12肋下缘和第12胸椎棘突；下界从前往后依次为耻骨联合上缘、两侧的耻骨嵴、耻骨结节、腹股沟襞、髂前上棘、髂嵴和第5腰椎棘突。因腹部结构与胸、盆部的结构有相互重叠，故在断层解剖学中，通常将膈穹平面和第5腰椎椎间盘平面作为腹部的上界与下界。

（二）分区

为便于描述腹腔脏器所在的位置，解剖学上常用两条横线和两条纵线将腹部分为9个区。

上横线一般采用通过两侧肋弓最低点的连线；下横线采用通过两侧髂结节的连线；两条纵线为通过两侧腹股沟韧带中点的垂直线。上述4条线将腹部分成9个区：上腹部为中间的腹上区和两侧的左、右季肋区；中腹部为中间的脐区和两侧的左、右腹外侧区（腰区）；下腹部为中间的腹下区（耻区）和两侧的左、右腹股沟区（髂区）（图4-1-1）。

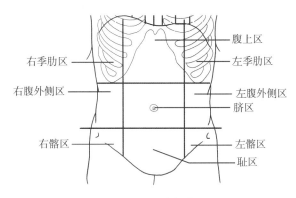

图4-1-1 腹部分区

临床上，也常通过脐作横线与垂直线，将腹部分为左、右上腹和左、右下腹4个区。

二、标志性结构

腹壁有剑突、肋弓、髂嵴、髂结节等骨性标志和一些软组织性标志。

1.剑突 位于胸骨下下端，其后方约平对第9胸椎。剑突和胸骨体结合处的水平面称为剑胸结合平面，膈穹位于此平面。

2.肋弓 第8~10肋借肋软骨依次连于上位肋软骨形成肋弓。通过其最低点的水平面可称肋下平面，约平对第3腰椎，为十二指肠水平部的标志平面。

3.脐 位于腹前正中线上，约平对第3、4腰椎椎间盘。经脐至剑胸结合连线中点的横断层称为幽门平面，平对第1腰椎椎体下缘；幽门的右侧有胆囊和肝门静脉，左侧后方有胰、肾门和肠系膜上动脉的起始部。脐上方约2.5cm平对肠系膜下动脉起始处。

4.髂嵴 髂骨翼的弓形上缘。经两侧髂嵴最高点的横断层，称为嵴间平面，约平对第4腰椎棘突，为腹主动脉分叉处的标志平面。

5.髂结节 髂前上棘后方5~7cm处有一向外的突起称髂结节。经两侧髂结节的水平面称结节间平面，约平第5腰椎棘突，回盲瓣多位于此平面。

6.腹股沟襞 由髂前上棘至耻骨结节，是腹前外侧壁和下肢在体表分界的浅沟。

三、腹部解剖学概要

（一）肝

1.肝的位置与毗邻 肝大部分位于右季肋区和腹上区，小部分位于左季肋区。肝膈面左、右肋弓间的部分与腹前壁相贴，右半部借膈与右肋膈隐窝、右肺底相邻，左半部借膈和心膈面相邻，后缘近左纵沟处与食管相接触。肝的脏面毗邻复杂，除胆囊窝容纳胆囊、下腔静脉肝后段行经腔静脉沟以外，肝的脏面在右叶从前向后与结肠右曲、十二指肠上曲、右肾上腺和右肾相邻；方叶靠近肝门的部分与胃幽门相接触，有幽门压迹；左叶与胃前壁和贲门相邻，这些结构均在肝的脏面形成压迹。

2.肝门与肝蒂 肝的脏面有一近似"H"形沟。右纵沟前部为胆囊窝，容纳胆囊，其前缘为胆囊切迹；后部为腔静脉沟，有下腔静脉经过，其上部有肝左静脉、肝中间静脉、肝右静脉出肝，汇入下腔静脉，此处称为第二肝门。左纵沟前部为肝圆韧带裂，内有肝圆韧带；后部为静脉韧带裂，内有静脉韧带。横沟亦称肝门或第一肝门，有肝左、右管和肝固有动脉左、右支，肝门静脉和淋巴管、神经等出入。出入肝门的结构被结缔组织包绕，共同形成肝蒂，走行于肝十二指肠韧带内，其中肝总管位于肝门静脉的右前方、肝固有动脉的右侧（图4-1-2）。

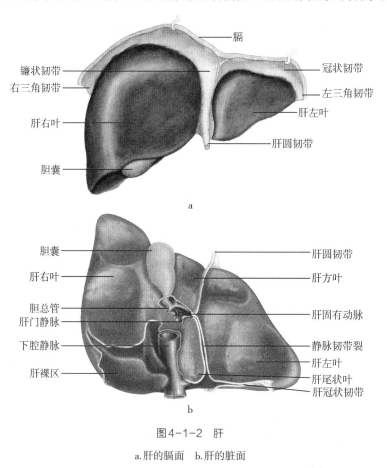

图4-1-2 肝

a.肝的膈面 b.肝的脏面

3. 肝的分叶和分段 肝的分叶、分段方法较多，本章主要介绍Couinaud肝段划分法。肝内管道可分为肝静脉系统和Glisson系统两部分，后者由血管周围纤维囊包绕肝门静脉、肝固有动脉和肝管及其分支形成，三者在肝内的分支与分布基本一致（图4-1-3）。1954年，Couinaud根据Glisson系统的分支与分布和肝静脉的走行，将肝分为左、右半肝、5叶和8段，并将此8段自尾状叶开始用罗马数字顺时针命名（图4-1-4）。此肝段划分法被国际上广泛采用。Glisson系统分布于肝段内，肝静脉及其属支走行于肝段间。肝外科依据这种分叶和分段的方式，根据临床需要，施行半肝、肝叶或肝段切除术。肝段划分如下所示。

$$
肝
\begin{cases}
左半肝
\begin{cases}
尾状叶（Ⅰ段）\\
左外叶
\begin{cases}
左外叶上段（Ⅱ段）\\
左外叶下段（Ⅲ段）
\end{cases}\\
左内叶（Ⅳ段）
\end{cases}\\
右半肝
\begin{cases}
右前叶
\begin{cases}
右前叶下段（Ⅴ段）\\
右前叶上段（Ⅷ段）
\end{cases}\\
右后叶
\begin{cases}
右后叶下段（Ⅵ段）\\
右后叶上段（Ⅶ段）
\end{cases}
\end{cases}
\end{cases}
$$

4. 肝门静脉 肝门静脉在第2腰椎椎体的右侧、胰颈的后方，由肠系膜上静脉和脾静脉汇合而成，或由肠系膜上、下静脉和脾静脉三者汇合而成。肝门静脉经胰颈和十二指肠上部的后面与下腔静脉前面之间上行进入肝十二指肠韧带，在肝固有动脉和胆总管的后方上行至肝门。

肝门静脉在肝横沟内稍偏右处分为左、右支入肝，在分支前其管径稍膨大，称为肝门静脉窦。肝门静脉右支粗而短，沿横沟右行，分为右前支和右后支。肝门静脉左支细长，分支恒定，依据行程分为横部、角部、矢状部（又称为脐部）和囊部4部分，分布于左半肝和尾状叶左段。横部走向左前上方，位于横沟内，在角部转向前，行于肝圆韧带裂内称为矢状部，末端成盲端，即囊部（图4-1-5）。

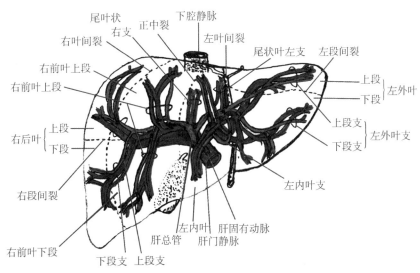

a

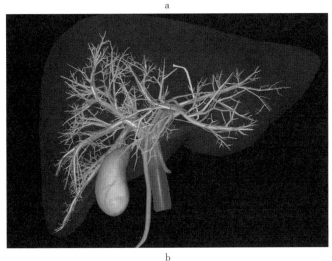

b

图4-1-3　Glisson系统

a.Glisson系统划分肝叶与肝段　　b.Glisson系统三维示意图

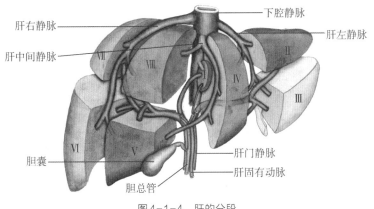

图4-1-4　肝的分段

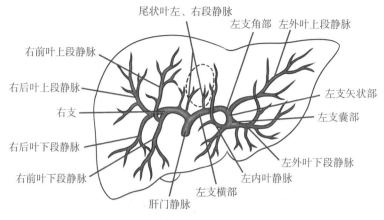

图4-1-5　肝门静脉

5.肝静脉及其属支　肝静脉分为肝大静脉和肝小静脉，均注入下腔静脉。肝大静脉有肝左静脉、肝中间静脉和肝右静脉，肝左静脉多与肝中间静脉合干后注入下腔静脉；肝小静脉有肝右后静脉和尾状叶静脉等（图4-1-6）。

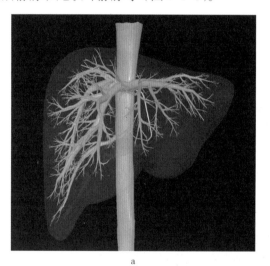
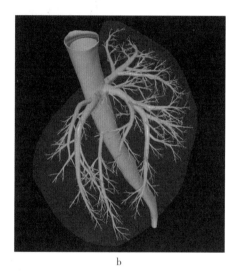

a　　　　　　　　　　　　　　b

图4-1-6　肝静脉三维重建图

a.前面观　b.右上侧面观

（1）肝左静脉　收集全部左外叶和小部分左内叶的静脉血，多由上、下两根合成。

（2）肝中间静脉　收集大部分左内叶与右前叶左半的静脉血，由左、右两根合成，汇合点多在肝门静脉分叉点的下方1~2cm处，且位于肝门静脉分叉点的左侧1cm处。

（3）肝右静脉　收集右前叶右半和大部分右后叶的静脉血，由前、后两根合成，注入下腔静脉右壁。

（4）肝右后静脉　收集右后叶上段下部和下段的静脉血，大多细小，支数不定。注入下腔静脉右后壁，汇入点较三大肝静脉低，但较肝门横沟平面稍高。

（5）尾状叶静脉　多为1~2支，常在第二肝门水平稍下方注入下腔静脉左前壁或左壁。

肝门静脉系与上、下腔静脉系之间的主要吻合有食管静脉丛、直肠静脉丛和脐周静脉网。肝硬化、肝肿瘤、肝门处淋巴结肿大或胰头肿瘤等原因压迫肝门静脉可造成门脉高压。侧支循环失代偿时则会出现呕血、便血、器官淤血、脾大、腹水等临床表现。

影像技术的发展，为广大门脉高压患者带来了一系列先进的介入微创治疗新方法。门腔静脉分流术采用特殊的介入治疗器械，在X线透视导引下，经颈静脉入路，通过建立肝内肝静脉及门静脉主要分支之间的人工分流通道，并以金属内支架维持其永久性通畅，可达到减少食管-胃底静脉曲张破裂出血的发生并促进腹水吸收的目的。手术全过程须在影像技术人员的配合下进行，影像技术人员熟悉肝静脉系统和Glisson系统，将对手术的顺利进行起着至关重要的作用。认真规范熟练的操作，有助于缩短手术操作时间，减轻患者痛苦，降低手术风险。

（二）胰

1.胰的形态、位置和毗邻 胰位于腹上区和左季肋区，在第1~2腰椎水平横贴于腹后壁，网膜囊后面。分为胰头、胰颈、胰体和胰尾四部分。除胰尾外，均属腹膜外位。

（1）胰头 是胰最宽大的部分，位于第2腰椎的右侧，被十二指肠从上、下和右侧"C"形包绕，并向左下方突出绕至肠系膜上动、静脉后方成为钩突。胰头后面与胆总管、肝门静脉相邻，故胰头肿瘤时压迫上述结构可发生阻塞性黄疸、肝门静脉高压症等。

（2）胰颈 胰头与胰体之间为胰颈，位于幽门部的后下方。其后方为肠系膜上静脉与脾静脉汇合成肝门静脉处，肝门静脉向右上行于胰头后方。

（3）胰体 较长，约位于第1腰椎平面，脊柱前方，并稍向前凸起。其前面隔网膜囊与胃后壁相邻，后面由右向左与下腔静脉、腹主动脉、左肾上腺和左肾等结构相邻。

（4）胰尾 胰左端缩细部分，伸向左上，行经脾肾韧带的两层腹膜之间，末端达脾门后下方。

2.胰管与副胰管 胰管位于胰实质内，横贯胰的全长，各小叶导管汇入胰管，到达胰头右缘时通常与胆总管汇合形成肝胰壶腹，开口于十二指肠降部的十二指肠大乳头。副胰管位于胰头上部，主要引流胰头前上部的胰液，开口于十二指肠小乳头（图4-1-7）。

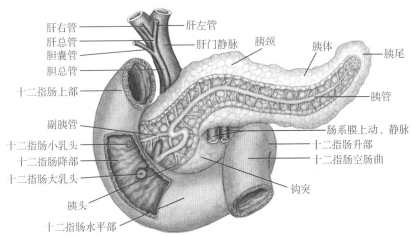

a

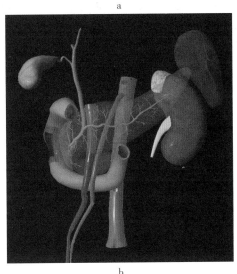

b

图4-1-7 胰、胰管及肝外胆道

a.胰、胰管及肝外胆道 b.胰、胰管及肝外胆道三维重建

3.胰的血管 胰的动脉主要有胰十二指肠上前后动脉、胰十二指肠下动脉、胰背动脉、胰下（即胰横）动脉、脾动脉胰支及胰尾动脉。胰的静脉多与同名动脉伴行，汇入肝门静脉系统。胰头及胰颈的静脉汇入胰十二指肠上、下静脉及肠系膜上静脉，胰体及胰尾的静脉以多个小支在胰后上部汇入脾静脉。

（三）肝外胆道

肝外胆道包括肝左管、肝右管、肝总管、胆囊和胆总管。

1.肝总管 由肝左、右管汇合而成，位于肝十二指肠韧带内，其下端与胆囊管汇合成胆总管。

2.胆囊 位于胆囊窝内，呈长梨形。胆囊分底、体、颈、管四部分。胆囊底突向前下方，体表投影在右腹直肌外侧缘与右侧肋弓相交处。胆囊体位于胆囊底与胆囊颈之间，三者间无明显分界。胆囊颈是胆囊体向后下的延续部分，细而弯曲，常以直角急转向左下方，移行于胆囊管。胆囊管在肝十二指肠韧带内与肝总管汇合成胆总管，其黏膜形成螺旋襞，胆结石常嵌顿于此。

3.胆总管 由肝总管与胆囊管汇合而成，长4~8cm，管径0.6~0.8cm。胆总管在肝十二指肠韧带内下降，经十二指肠上部后方，向下经胰头与十二指肠降部之间或经胰头后方或被胰实质所包埋，最后斜穿十二指肠降部后内侧壁与胰管汇合，形成略膨大的肝胰壶腹，开口于十二指肠大乳头。

（四）肾

1.肾的形态和结构 肾形似蚕豆（图4-1-8），表面光滑，女性肾略小于男性。肾上端宽薄，下端窄厚；肾前面稍凸，后面平坦；肾外侧缘隆凸，其内侧缘中部凹陷，称为肾门，有肾血管、淋巴管、神经和肾盂通过，各结构被结缔组织包裹形成肾蒂。由于下腔静脉靠近右肾，故右肾蒂较短。肾蒂由前向后依次为肾静脉、肾动脉和肾盂；由上到下为肾动脉、肾静脉和肾盂。由肾门伸入肾实质的腔隙称为肾窦，容纳肾动脉的分支、肾静脉的属支、肾小盏、肾大盏、肾盂等。

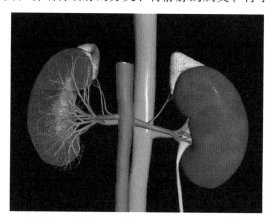

图4-1-8 肾的形态三维重建（后面观）

2.肾的位置与毗邻 肾位于脊柱的两侧，紧贴腹后壁的上部，腹膜后间隙内，属于腹膜外位器官。女性肾低于男性，儿童低于成人。受肝的影响，右肾一般比左肾略低（表4-1-1）。肾门约平对第1腰椎椎体，距正中线约5cm。

表4-1-1 左、右肾位置比较

	上端	下端	与第12肋关系
左肾	第11胸椎椎体下缘	第2~3腰椎椎间盘	斜过左肾后面中部
右肾	第12胸椎椎体上缘	第3腰椎椎体上缘	斜过右肾后面上部

两肾的后方上1/3部与膈和肋膈隐窝相邻，下2/3部自内侧向外侧与腰大肌、腰方肌和腹横肌相邻。左肾前面的上部邻胃底后壁，中部和内侧与胰和脾血管接触，下部邻近空肠和结肠左曲。右肾前面的上部邻肝右叶，下部与结肠右曲接触，内侧缘邻近十二指肠降部（图4-1-9）。

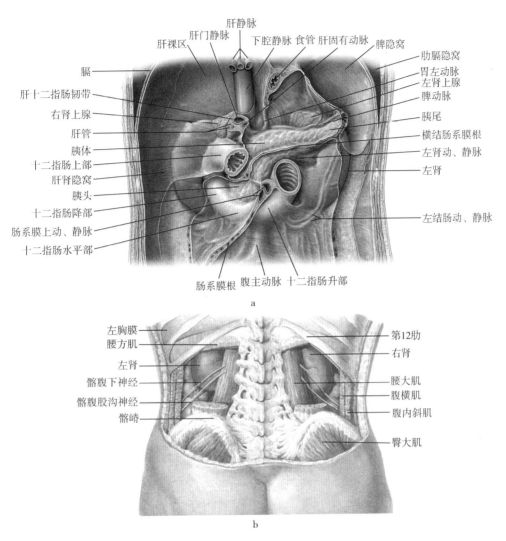

图4-1-9　肾的毗邻

a.前面观　b.后面观

3. 肾的血管和肾段　肾动脉在肾门处分为前、后两支。前支较粗，再分出4条分支后与后支共同进入肾实质内称肾段动脉。每支肾段动脉分部到一定区域的肾实质，称为肾段。每侧肾可分5段，即上段、上前段、下前段、下段和后段（图4-1-10）。各段动脉之间一般无吻合，故某一肾段动脉的阻塞可造成该肾段缺血，重者可发生坏死。肾静脉及其属支与同名动脉伴行，走行无节段性，有丰富的吻合支。临床上肾的血管造影对肾疾病的定位和肾段切除有着重要的指导意义。

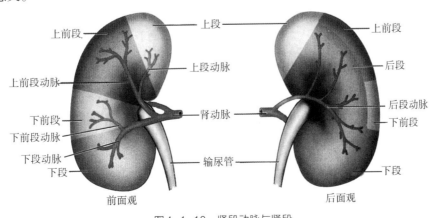

图4-1-10　肾段动脉与肾段

课堂互动

　　肾动脉狭窄是由多种病因引起的一种肾血管疾病，临床上主要指单侧或双侧肾动脉主干或主要分支狭窄超过50%。肾动脉狭窄是引起继发性高血压以及肾衰竭的重要原因之一，已知粥样硬化性肾动脉狭窄是肾动脉狭窄最常见的病因。临床治疗主要包括血管成形术、外科手术和内科药物治疗等。近年来，肾动脉球囊扩张成形术及肾动脉内支架植入术等技术日渐成熟，已成为治疗肾动脉狭窄的方法之一。

　　学生思考：1.讨论简便而准确诊断肾动脉狭窄的方法。

　　　　　　　　2.试述肾动脉狭窄的危害。

　　　　　　　　3.试述肾动脉狭窄介入治疗的途径。

　　　　　　　　4.怎么通过影像技术人员的规范操作，减轻肾动脉狭窄患者的病变痛苦及经济负担？

　　教师解答：通过人体3D解剖教学软件系统，建立肾动脉狭窄介入治疗的虚拟路径。

（五）肾上腺

　　肾上腺位于腹膜后间隙内，肾的内上方，脊柱的两侧，平对第11胸椎椎体。前面有不显著的肾上腺门。左肾上腺呈半月形，右肾上腺呈三角形。与肾共同包裹于肾筋膜内，但有其独立的纤维囊和脂肪囊。

　　左、右肾上腺的后方均为膈。左肾上腺前面的上部借网膜囊与胃后壁相邻，下部与胰和脾血管相邻，内侧缘接近腹主动脉；右肾上腺的前方为肝，前面外上部无腹膜覆盖，直接与肝裸区相邻，内侧缘紧邻下腔静脉。

（六）脾

　　脾位于左季肋区，第9~11肋的深面，其长轴与第10肋一致。脾呈椭圆形，膈面平滑隆凸，与膈相贴，脏面凹陷，近中央处为脾门。脏面的前上部与胃底相邻，后下部与左肾上腺、左肾相邻，下方与结肠左曲和胰尾相接触（图4-1-11）。

（七）腹膜、腹膜腔及其相关结构

　　腹膜由脏、壁两层移行或由一个脏器移行至另一个脏器的过程中，常形成一些腹膜结构，如网膜、系膜、韧带和皱襞等。这些结构对脏器起着连接和固定作用，也是血管、淋巴管和神经出入处。

　　1.网膜　包括小网膜和大网膜。

　　（1）大网膜　位于胃大弯与横结肠之间，由4层腹膜组成，覆盖于横结肠和大部分空、回肠的前面。

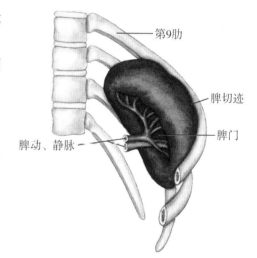

图4-1-11　脾的位置

　　（2）小网膜　是从肝门连于十二指肠上部和胃小弯之间的双层腹膜，分为右侧的肝十二指肠韧带和左侧的肝胃韧带。肝十二指肠韧带内右前方为胆总管、左前方为肝固有动脉，后方为肝门静脉，其右缘游离，后方为网膜孔。

　　（3）网膜囊　是位于小网膜和胃后方的前后扁窄间隙（图4-1-12），为一盲囊，其上壁是肝尾状叶及膈下面的腹膜，前方与胃后壁相邻，后方与横结肠、胰、左肾上腺和左肾等相邻，左侧与脾相邻，右侧为网膜孔。

　　2.系膜　是将肠管或其他器官连至腹后壁的双层腹膜结构，其间含有血管、淋巴管、淋巴结及神经等。主要有肠系膜、阑尾系膜、横结肠系膜、乙状结肠系膜等。

3.**韧带** 是连于腹、盆壁与脏器之间或连于相邻脏器之间的双层或单层腹膜结构（图4-1-12）。主要有肝的韧带（包括肝胃韧带、肝十二指肠韧带、镰状韧带、冠状韧带和左、右三角韧带）；胃的韧带（包括肝胃韧带、胃结肠韧带、胃脾韧带和胃膈韧带）；脾的韧带（主要有胃脾韧带、脾肾韧带和膈脾韧带）。

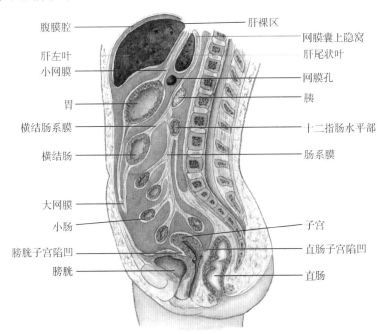

图4-1-12 正中矢状断层上腹膜及腹膜腔示意图

4.**膈下间隙** 介于膈与横结肠及其系膜之间，被肝分为肝上、下间隙。肝上间隙借镰状韧带和左三角韧带分为右肝上间隙、左肝上前间隙和左肝上后间隙；肝下间隙以肝圆韧带区分为右肝下间隙和左肝下间隙，后者又被小网膜和胃分成左肝下前间隙和左肝下后间隙（网膜囊）（图4-1-13）。此外，还有膈下腹膜外间隙，居膈与肝裸区之间。上述任何一个间隙发生脓肿，均称膈下脓肿，其中以右肝上、下间隙脓肿较为多见。

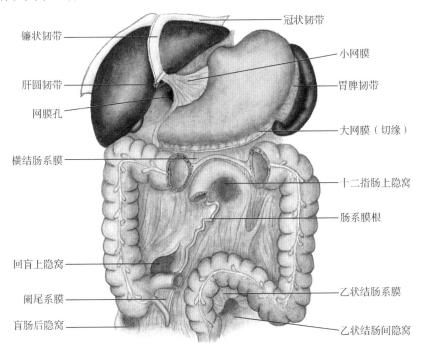

图4-1-13 腹膜形成的结构

5.腹膜后间隙 位于腹后壁腹膜与腹内筋膜和脊柱腰段之间，上起自膈，下达骶骨岬，两侧连于腹膜下筋膜。此间隙以肾筋膜为界分为三个间隙：肾前间隙、肾周间隙和肾后间隙。内含有大量的疏松结缔组织，并经腰肋三角与纵隔结缔组织相连。因此，间隙内的感染可向上蔓延至纵隔；同样，纵隔的感染可向下扩延造成腹膜后蜂窝织炎。

6.门腔间隙 肝门静脉与下腔静脉之间的空隙称为门腔间隙，其上界为肝门静脉分叉处，下界为肝门静脉起始部。门腔间隙内有许多解剖结构，自上而下依次为肝尾状突、网膜孔、门腔淋巴结和胰钩突等，结构多且常变异。

📖知识拓展　　　　　　　　门腔间隙的临床意义

在正常情况下，门腔间隙内可有肝尾状突和乳头突，CT和MRI图像上显示为孤立的卵圆形结节影，易误认为是胰头、门腔淋巴结或肝外病变。在异常情况下，某些解剖结构的病变可引起门腔间隙改变，如尾状突肿瘤、网膜囊积液和门腔淋巴结肿大等，邻近脏器如肝、胰、右肾等的病变也可侵犯到门腔间隙。门腔间隙内结构众多，且常见变异，是影像学诊断中易误诊处。

（八）腹部结构的配布特点

腹腔上部被胸廓的下部所覆盖，在第4、5肋间隙前部与肋弓之间的胸、腹腔脏器相互重叠，故腹上部外伤时可造成胸腹联合损伤。腹腔可分为结肠上区、结肠下区和腹膜后间隙，器官结构众多，但在腹腔内的配布具有一定的规律性。结肠上区主要以实质性脏器和胃等为主，结肠下区主要是肠管。泌尿系统的器官和大血管、神经干、淋巴结等位于腹膜后间隙，贴邻腹后壁；消化系统的大部分器官居于前方。

四、腹部结构的断层解剖学特点

（一）肝的横断面解剖学特点

1.肝静脉与下腔静脉的方位关系 在肝的高位横断层上，肝静脉的管径较粗，呈圆形或椭圆形，位于下腔静脉的周围。以下腔静脉为中心作相互垂直的冠状轴和矢状轴，以左右方向的冠状轴为参照物，肝左静脉位于下腔静脉的左前方约45°角的位置，肝中间静脉位于下腔静脉的右前方约60°角的位置，肝右静脉位于下腔静脉的右后方约15°角的位置。利用肝静脉与下腔静脉的方位关系，则较容易进行肝的分叶、分段。

2.肝静脉与肝门静脉的识别 肝门静脉及其分支是肝进行分叶、分段的基础，分布于肝段内；肝静脉及其属支走行于肝裂内，是肝段划分的依据，因此正确区分肝门静脉与肝静脉至关重要。

（1）肝静脉及其属支逐渐向肝的膈面汇聚，故越接近肝的膈面，其管径越粗；而肝门静脉自肝门入肝，分支越分越细，故越接近肝门其管径越粗，越接近肝的上部其管径越细。

（2）肝静脉及其属支在肝叶间或肝段间走行，肝门静脉分支则出现于肝叶内或肝段内。

（3）肝静脉及其属支与肝门静脉的分支在肝内呈十字交叉走行。一般在靠近肝门横断层上，肝静脉断面呈圆形，肝门静脉断面呈椭圆形；而靠近第二肝门横断层上，肝静脉断面呈椭圆形，肝门静脉断面呈圆形。

（4）肝静脉及其属支较直，在横断层上多呈圆形或椭圆形；而肝门静脉及其分支多呈弯曲状，故断面也常呈不规则形。

（5）肝静脉管壁薄，而肝门静脉的管壁较厚。

（6）在超声图像上，肝静脉看不到管壁回声影，而肝门静脉、胆管、肝固有动脉的分支由于有纤维膜包被在一起，使肝门静脉的管壁回声较强且各支有特定形态，极易分辨。

（二）腹部的重要平面

1.第二肝门平面 多位于第10胸椎椎体上份平面，以肝左静脉、肝中间静脉和肝右静脉出肝并汇入下腔静脉为其特征。食管裂孔多居此平面。

  2.肝门平面 位于第11~12胸椎平面，肝门静脉在横沟内分为左、右支，因左支的位置略高于右支，故肝门静脉右支常呈向右横行的管状结构，肝门静脉左支仅显示其横部的起始端。肝门平面在腹部横断层中的标志意义有：①为腹腔结构配布发生较大变化的转折平面，该平面以上的腹腔结构配布相对简单，由右向左主要为肝、胃和脾；该平面以下，腹腔结构渐多且配布复杂。②下方是胆囊、左肾、胰体和网膜孔等结构首次出现的断层。③向下肝的断面逐渐缩小，肝内管道明显变细。④是识别肝左、右管的重要平面，肝门静脉分叉处的前方，可见肝左、右管，常用来判断肝内胆管是否扩张。

  3.幽门平面 经脐至剑胸结合连线的中点（亦即颈静脉切迹至耻骨联合上缘连线的中点），后方平对第1腰椎下缘。仰卧、空胃时，幽门多居此平面。第9肋软骨前端、胆囊底、胰体大致的行程、肠系膜上动脉起点、肝门静脉合成处、结肠左曲和肾门等大致位于此平面。

  4.十二指肠水平部平面 为通过左、右第10肋最低点的水平面，其后方一般平第3腰椎椎体近上缘处。此平面常用于腹部分区，也是左肾下端和十二指肠水平部的标志平面。

五、腹部结构的断层影像学表现

（一）CT断层表现

  1.肝 平扫肝实质呈均匀的软组织密度，CT值为50~60Hu，略高于脾、胰、肾等脏器。肝门静脉和肝静脉密度低于肝实质，表现为管道状或圆形状影。下腔静脉较粗大，呈低密度。肝内动脉和正常胆管细，在平扫图像上不能显示。增强扫描时，肝实质和肝内血管均有强化，密度较平扫明显增高。在肝动脉期，肝动脉内充盈对比剂，呈显著高密度影，而肝实质和肝门静脉尚未强化或仅轻度强化；门静脉期，肝门静脉强化显著，肝实质和肝静脉开始强化；肝实质期或门静脉晚期，肝门静脉和肝静脉内对比剂浓度迅速下降，肝实质达到强化的峰值。正常肝内胆管分支增强扫描亦常不显示（图4-1-14）。

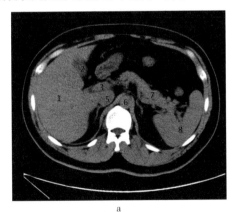
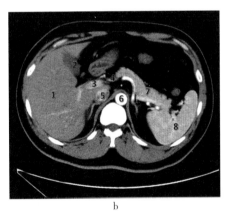

图4-1-14 肝胆胰脾CT

a.肝胆胰脾CT平扫图像 b.肝胆胰脾CT增强图像

1.肝 2.胆囊 3.肝门静脉 4.肝固有动脉 5.下腔静脉 6.胸主动脉 7.胰 8.脾

  2.胆道系统 胆囊平扫为软组织密度影，胆汁的密度因其黏稠度和成分不同而有变化，其CT值略高于水，胆囊壁厚度不超过3mm；增强扫描时胆囊壁均匀强化，密度增高，胆汁不强化。正常肝内胆管和左、右肝管不易显示，薄层CT可以显示肝左、右管的1~2级分支；肝总管和胆总管管径相对较粗，在横断层上呈管状或圆形低密度影，胆管壁通常不易显示。增强扫描胆管壁强化使胆管影像显示较平扫境界清楚。

  3.胰 平扫胰呈凸向腹侧的不规则条状软组织密度影，CT值为35~45Hu，密度稍低于脾，轮廓光整。当腺体萎缩或脂肪浸润时，胰边缘可呈羽毛状或锯齿样改变。胰管正常情况下不易显示，薄层扫描可显示为宽约2mm的线状低密度影。胰毗邻的脾动、静脉平扫时不易与胰区分。增强扫描时，动脉期即明显均匀强化，程度高于肝；门静脉期和实质期强化逐渐减退。胰实质与脾血管强化时相有差别，增强时可以清楚区分。

4.脾 平扫呈均匀的软组织密度，CT值约50Hu，稍低于肝。脾内的动脉及静脉血管细，密度和实质相差不大，不易区分和显示。增强扫描时，动脉期脾强化密度不均匀，且周边皮质强化程度高于中间髓质；门静脉期和实质期，皮质、髓质强化程度逐渐均匀一致，其强化程度通常高于此时肝强化程度。脾实质内的动、静脉小血管强化时也不易显示（图4-1-15）。

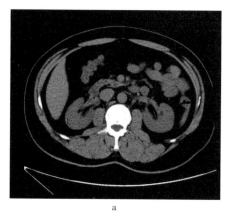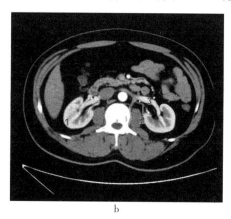

a   b

图4-1-15 肾CT

a.肾CT平扫图像   b.肾CT增强图像

1.肾皮质 2.肾动脉 3.肾静脉

5.肾及输尿管（腹段） 平扫肾呈卵圆形或马蹄形软组织密度影，边缘光滑，皮质和髓质不能区分，肾窦为脂肪密度，肾盂内为水样密度，肾动脉细，不易分辨，常可见静脉显示，正常情况下肾包膜和肾周筋膜不易显示。输尿管平扫一般很难分辨，在周围脂肪组织较多时可显示为圆点状软组织影。增强扫描时，皮质期也称血管显像期：肾动脉和皮质显著强化，密度增高，髓质强化不明显，可清晰区分皮质、髓质。实质期肾实质整体强化，密度增高，皮质、髓质均匀强化，分界不清。肾静脉显示清晰。排泄期肾实质强化程度降低，肾髓质密度略高于皮质。肾盏、肾盂及输尿管内可见对比剂填充，肾窦内结构、形态清晰可见，CT尿路造影可显示肾盏、肾盂、输尿管形态。

6.肾上腺 平扫双侧肾上腺在周围低密度脂肪的映衬下显示清晰，多呈倒置"Y"形或"人"字形，形态变异较多，有时同一层面只显示一侧肾上腺，需连续多层面观察。通常情况下，肾上腺厚度小于10mm，不超过同侧膈脚厚度。肾上腺平扫呈均匀一致软组织密度。增强扫描时，双侧肾上腺均匀强化，显示清晰。平扫或增强均不能区分皮质、髓质（图4-1-16）。

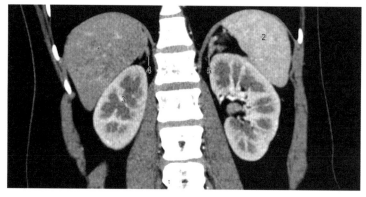

图4-1-16 肾上腺CT图像

1.肝 2.脾 3.右肾 4.右肾上腺 5.左肾上腺

（二）MRI断层表现

1.肝　平扫肝实质信号均匀，T_1WI上呈中等信号，高于脾；T_2WI上呈低信号，强度明显低于脾脏。肝内血管在T_1WI和T_2WI上均表现为低信号。胆道在T_2WI上常表现为高信号。在梯度回波脉冲序列图像上，血管可以表现为高信号。增强扫描时，肝实质和肝内血管信号明显增高，血管信号高于肝实质信号，增强规律与CT增强一致（图4-1-17）。

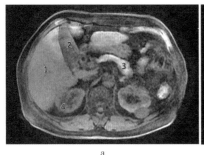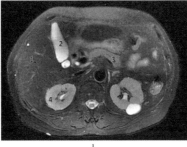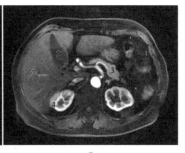

图4-1-17　肝胆胰肾MRI

a.MRI T_1WI图像　b.MRI T_2WI图像　c.MRI增强

1.肝　2.胆囊　3.胰　4.右肾

2.胆道系统　胆囊在MRI上一般T_1WI为低信号，T_2WI为高信号；若含有浓缩的胆汁，T_1WI常表现为高、低信号分层或T_1WI、T_2WI均显示为高信号。胆囊壁在T_1WI和T_2WI上呈等信号，增强扫描均匀强化，信号增高。胆管的MRI可以显示肝门部肝总管及肝左、右管；薄层图像上可显示胆管1~2级分支；MRCP（磁共振胰胆管造影）可显示其3~4级分支。MRI上胆管呈圆点状或长条状，T_1WI低信号，T_2WI高信号；MRCP呈高信号。普通钆剂对比剂增强扫描胆管无强化，而经胆道排泄的特异性对比剂增强扫描后，亦可显示肝内胆管的3~4级分支。

3.胰　平扫胰腺组织的MRI信号强度与肝脏基本一致，在T_1WI上呈中低等信号，但在不同序列上和对比度的T_1WI上，胰腺可呈高信号或稍高信号；在T_2WI上呈中等信号。胰管呈细长条状影，在薄层T_2WI上易于显示。增强扫描时，同CT一样，胰腺实质在动脉期即显著均匀强化，呈高信号，门静脉期和实质期强化逐渐减退。

4.脾　平扫脾的MRI信号在T_1WI上低于肝脏，T_2WI上则高于肝脏，信号均匀。增强扫描时，强化特点同增强CT（图4-1-18）。

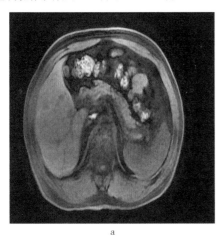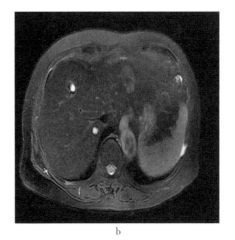

图4-1-18　脾MRI

a.MRI T_1WI图像　b.MRI T_2WI图像

5.肾及输尿管（腹段）　平扫肾皮质及髓质呈中等信号，皮质在T_1WI上信号略高于髓质，在T_2WI上等于或低于髓质；肾窦的脂肪在T_1WI和T_2WI上均呈高信号；肾盂T_1WI呈低信号，T_2WI呈高信号；肾动、静脉由于流空效应呈无信号的黑色，而在梯度回波序列则为高信号。正常输尿管横断面MRI在T_1WI和T_2WI呈点状低信号，而磁共振尿路造影不能完整显示，呈断续的细线状或波浪状，粗细不等。增强扫描时，肾脏及输尿管强化特点类似于CT强化特点。

6.肾上腺　平扫T_1WI和T_2WI上表现为均匀的低信号。增强扫描时，对比剂Gd-DTPA增强检查显著均匀强化，不能区分皮质和髓质。

第二节　腹部横断层解剖及影像

腹部共选取了14个横断层，分上腹部和下腹部两部分。上腹部由第1~7横断层组成，有肝、胆、胰、脾、肾和肾上腺等器官的断面；下腹部由第8~14横断层组成，主要为肠管的断面。

一、经第二肝门的横断层

此断层平第10胸椎椎体上份。第二肝门出现是本断层的重要特征。第二肝门是指肝左静脉、肝中间静脉、肝右静脉汇入下腔静脉处，多见于第10胸椎椎体上份平面，在此断层上应注意：食管左移，至胸主动脉前方，即将穿过食管裂孔。此断层肝和胃被剖开，左、右半肝均显示。

下腔静脉位于左、右半肝分界处的后缘。下腔静脉右缘有肝右静脉汇入，前方有从前外向后内走行的肝中间静脉，左缘有肝左静脉汇入。肝断面周围有膈肌的断面。

在肝左叶后方有食管。在食管后方、第10胸椎椎体前方左侧有胸主动脉的断面，在该动脉两侧有奇静脉和半奇静脉。在肝左叶的后方有胃底的断面，胃底的左后方为脾。在该断层周围，膈肌上方有右肺中叶、下叶及左肺上叶和下叶的断面，左肺上叶和膈肌之间的为心的断面，即将消失。

第10胸椎椎体后有椎管、内容脊髓。在棘突两侧有竖脊肌，其外侧有背阔肌、其深面有前锯肌。肋骨之间有肋间肌（图4-2-1）。

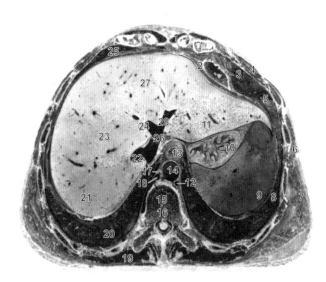
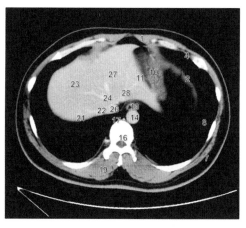

a　　　　　　　　　　　　　　b

图4-2-1　经第二肝门的横断层

a.断层标本　b.CT增强图像

1.腹直肌　2.膈　3.左肺上叶　4.肋间内肌　5.斜裂　6.前锯肌　7.背阔肌　8.左肺下叶　9.脾　10.胃底　11.肝左外叶　12.半奇静脉　13.食管　14.胸主动脉　15.第十胸椎椎体　16.脊髓　17.胸导管　18.奇静脉　19.竖脊肌　20.右肺下叶　21.肝右后叶　22.肝右静脉　23.肝右前叶　24.肝中间静脉　25.右肺中叶　26.下腔静脉　27.肝左内叶　28.肝左静脉

二、经食管裂孔的横断层

此断层平第10胸椎椎体。胸腔内，心脏已消失。双肺成月牙形围绕于膈肌周围，即将消失。食管下行于第10胸椎前方。穿过膈肌的食管裂孔，食管的后方为胸主动脉，胸主动脉的右后方为奇静脉，胸主动脉与奇静脉之间有胸导管。椎体的后方有椎管，其内容纳脊髓及被膜，在椎弓后方、棘突两侧有竖脊肌。胸壁外后方有背阔肌。腹腔内肝尾状叶首次出现于下腔静脉和静脉韧带之间。肝的断面中部有斜行的肝中间静脉，分肝为左、右半肝。其后方有下腔静脉断面，下腔静脉左缘与肝中间静脉连线，正是肝正中裂的位置。静脉韧带裂与肝断面前缘的肝镰状韧带相连的线为肝的左叶间裂，分左半肝为左内叶和左外叶。在右半肝内有肝右静脉的断面，下腔静脉右缘与肝右静脉断面的连线，形成右叶间裂，将右半肝分成右前叶和右后叶。胃底和脾的断面占据此断层的左半部（图4-2-2）。

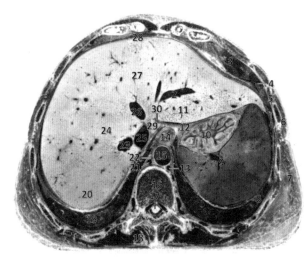
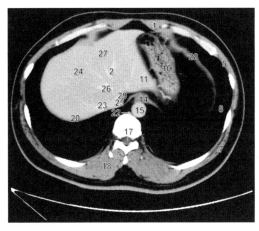

a　　　　　　　　　　　　　　　b

图4-2-2　经食管裂孔的横断层

a.断层标本　　b.CT增强图像

1.腹直肌　2.肝左静脉　3.左肺上叶　4.斜裂　5.肋间内肌　6.腹外斜肌　7.背阔肌　8.左肺下叶　9.脾门
10.胃底　11.肝左外叶　12.肝胃韧带　13.半奇静脉　14.食管　15.胸主动脉　16.第10胸椎椎体　17.脊髓
18.竖脊肌　19.右肺下叶　20.肝右后叶　21.奇静脉　22.胸导管　23.肝右静脉　24.肝右前叶
25.下腔静脉　26.肝中间静脉　27.肝左内叶　28.膈　29.尾状叶　30.静脉韧带裂

三、经贲门的横断层

此断层平第11胸椎椎体。腹腔内主要结构从右至左为肝、胃、脾。肝呈楔形，占据腹腔的大半。肝左静脉、肝中间静脉、肝右静脉走行于离下腔静脉较远的肝实质中。肝尾状叶较上一断层增大，其左侧界为静脉韧带裂，有静脉韧带走行。尾状叶的后方可见食管已穿过食管裂孔为食管腹段，连于胃的贲门。贲门后方为膈肌，膈肌的后面可见位于胸腔内的胸主动脉。第11胸椎椎体的前方有奇静脉和半奇静脉。胸主动脉与奇静脉之间有胸导管。胸腔内肺已完全消失，胸膜腔位于附于胸壁上的肋胸膜和附于膈肌上的膈胸膜之间，即肋膈隐窝（图4-2-3）。

四、经肝门的横断层

此断层平第11、12胸椎椎间盘。肝的断面占此断层的右侧半，胃和脾的断面占左侧半。

肝的腔静脉沟内可见下腔静脉，静脉韧带裂和下腔静脉之间为尾状叶。在下腔静脉前方的裂隙为第一肝门，简称肝门。肝门静脉在该处分为左支和右支。左支先横行，为横部，随后进入肝圆韧带裂内，为左支矢状部。右支向右后走行进入肝右叶，分出右前支和右后支，分别进入右前叶和右后叶。在肝门右前方，有肝中间静脉的断面。肝中间静脉与下腔静脉左缘的连线构成了肝的正中裂，将肝分成左、右半肝。胆囊出现在肝门静脉的前方。断层左半部由胃和脾的断面所占据。胃小弯和肝门之间的双层腹膜结构为肝胃韧带，胃大弯和脾门之间的双层腹膜结构为胃脾韧带，双层腹膜之间有血管、神经、淋巴管、淋巴结等结构。在胸椎椎体左前方有胸主动脉，其前方及两侧为左、右膈脚（图4-2-4）。

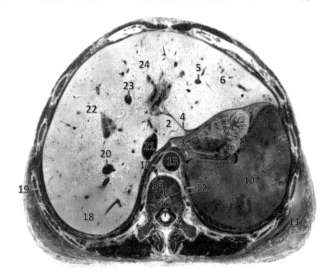
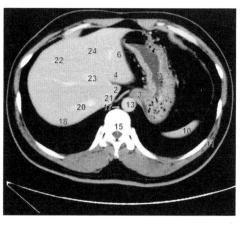

a   b

图4-2-3　经贲门的横断层

a.断层标本　b.CT增强图像

1.肝门静脉　2.尾状叶　3.贲门　4.静脉韧带裂　5.肝左静脉　6.肝左外叶　7.胃　8.胃脾韧带　9.脾静脉
10.脾　11.背阔肌　12.半奇静脉　13.胸主动脉　14.第11胸椎椎体　15.脊髓　16.奇静脉　17.胸导管
18.肝右后叶　19.胸膜腔　20.肝右静脉　21.下腔静脉　22.肝右前叶　23.肝中间静脉　24.肝左内叶

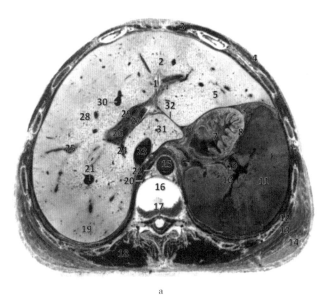
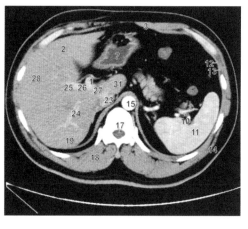

a   b

图4-2-4　经肝门的横断层

a.断层标本　b.CT增强图像

1.肝门静脉左支　2.肝左内叶　3.腹直肌　4.腹外斜肌　5.肝左外叶　6.肝胃韧带　7.胃体　8.胃脾韧带　9.脾静脉
10.脾动脉　11.脾　12.肋间内肌　13.肋间外肌　14.背阔肌　15.胸主动脉　16.第11、12胸椎椎间盘　17.脊髓　18.竖脊肌
19.肝右后叶　20.奇静脉　21.肝右静脉　22.胸导管　23.下腔静脉　24.肝门静脉右后支　25.肝门静脉右前支
26.肝门静脉右支　27.肝门静脉　28.肝右前叶　29.胆囊　30.肝中间静脉　31.尾状叶　32.静脉韧带裂

五、经主动脉裂孔的横断层

此断层平第12胸椎椎体。断层的右侧半有肝、胆、胰头、右肾上腺的断面。左侧半有胃、脾、胰和左肾上腺等。肝的断面较上一断层变小主要占据腹腔右半。其前方有一裂，为肝圆韧带裂，内有肝圆韧带，其前方为肝镰状韧带。肝圆韧带裂右后方有胆囊，其内可见皱襞。在肝断面内侧，第12胸椎椎体的右前方有一大血管，为下腔静脉。在下腔静脉的前方有肝门静脉断面，肝门静脉的右前方为胆总管，左前方为肝固有动脉，三者包裹于肝十二指肠韧带内。下腔静脉左缘与胆囊窝中点的连线为肝的正中裂。左半肝仅剩一小部分，肝圆韧带裂分左半肝为左外叶和左内叶。右半肝内可见肝右静脉的断面。肝的后方与膈肌之间有右肾上腺。在第12胸椎椎体的前方，下腔静脉左侧有胸主动脉的断面，该处正是膈的主动脉裂孔，在主动脉两侧有膈脚向后延伸，一直延续到椎体两侧与肾上腺之间。椎体的左侧，膈肌前方有左肾上腺的断面。其前外侧可见脾血管。左肾上腺外侧有脾的断面，脾的内侧有胰，由外向内横行，在胰和脾的前方为胃的断面，胰头、胆囊与肝圆韧带裂之间的部分为十二指肠上部。十二指肠上部与胃的幽门相移行（图4-2-5）。

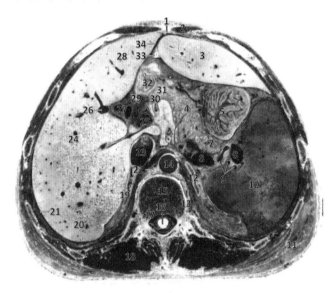
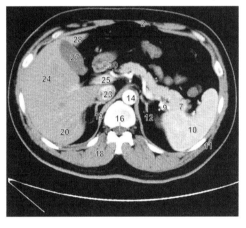

a　　　　　　　　　　　　　　　　　　　　b

图4-2-5　经主动脉裂孔的横断层

a.断层标本　b.CT增强图像

1.镰状韧带　2.腹直肌　3.肝左外叶　4.胃左血管　5.胃　6.胃脾韧带　7.胰尾　8.脾静脉　9.脾动脉　10.脾
11.背阔肌　12.左肾上腺　13.交感神经干　14.胸主动脉　15.第12胸椎椎体　16.脊髓　17.奇静脉　18.竖脊肌
19.右肾上腺　20.肝右后叶　21.腹膜腔　22.胸导管　23.下腔静脉　24.肝右前叶　25.肝门静脉　26.肝门静脉右支
27.胆囊体　28.肝左内叶　29.胆总管　30.肝固有动脉　31.胰头　32.十二指肠　33.肝圆韧带　34.肝圆韧带裂

六、经腹腔干的横断层

此断层平第12胸椎、第1腰椎椎间盘。断层前部为肝左叶、胃和胆囊，后部右侧有肝右叶和右肾，左侧有脾和左肾，中间夹有胰和十二指肠。腹腔干为一短而粗的动脉干，在膈的主动脉裂孔的稍下方，常于第12胸椎至第1腰椎水平发自腹主动脉的前壁。腹腔干发出后走向前下，旋即分为胃左动脉、肝总动脉和脾动脉。肝断面进一步变小，主要为肝右叶，肝右叶上有肝右静脉的断面。肝门右切迹可用来区分肝右前叶和肝右后叶。肝圆韧带裂增宽，其左侧为游离的肝左外叶，该裂内可见肝圆韧带，胆囊窝和肝圆韧带裂之间为方叶。本断层内，小网膜显示清晰，可见连于肝和胃小弯之间的肝胃韧带和连于肝和十二指肠之间的肝十二指肠韧带，在肝十二指肠韧带内可见肝门静脉以及位于其前方下行的胆总管和上行的肝固有动脉。肝门静脉的后方为下腔静脉，两者之间为门腔间隙，门腔间隙上界为肝门静脉分叉处，下界是肝门静脉合成处。下腔静脉后方为右肾上腺和右肾。肾的周围，肾筋膜、脂肪囊和纤维囊清晰可见。断层左后方有左肾和左肾上腺的断面，左肾外侧为脾和胰尾。断层左前部为胃的断面，胰位于胃后方，脾和十二指肠之间（图4-2-6）。

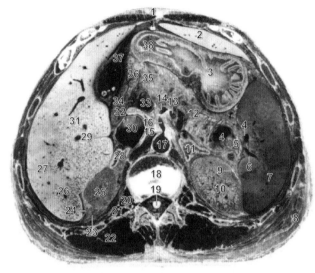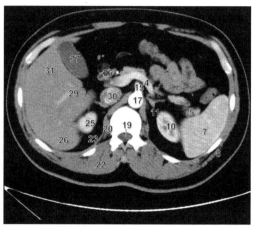

a　　　　　　　　　　　　　　　　b

图4-2-6　经腹腔干的横断层

a.断层标本　　b.CT增强图像

1.肝圆韧带　2.肝左外叶　3.胃体　4.脾静脉　5.胰尾　6.脾动脉　7.脾　8.背阔肌　9.纤维囊　10.左肾
11.左肾上腺　12.胰体　13.脾动脉　14.肝固有动脉　15.腹腔干　16.肝总动脉　17.腹主动脉　18.第12胸椎、第1腰椎椎间盘　19.脊髓　20.腰大肌　21.腰方肌　22.竖脊肌　23.脂肪囊　24.肾筋膜　25.右肾　26.肝右后叶　27.腹膜腔　28.右肾上腺　29.肝门右切迹　30.下腔静脉　31.肝右前叶　32.门腔间隙　33.肝门静脉　34.胆总管　35.胰头　36.十二指肠　37.胆囊　38.胃幽门部

七、经肠系膜上动脉的横断层

此断层平第1腰椎椎体。肝的断面进一步变小，肝圆韧带裂左侧的肝左外叶以及胆囊窝和肝圆韧带裂之间方叶均已消失。肠系膜上动脉在腹腔干的稍下方，常在第1腰椎椎体高度发自腹主动脉前壁。在此断层上，腹主动脉前方的凸起即为肠系膜上动脉。

在肠系膜上动脉的前方为肝门静脉合成处，由纵行肠系膜上静脉和横行脾静脉在胰颈的后方汇合而成，肝门静脉汇合处后方为钩突。肠系膜上动脉和肠系膜上静脉呈左后、右前位。胰颈左后方为胰体，胰体移行为胰尾抵达脾门。胰颈的右前方为胰头，胰头的右前方可见胆囊底，胆囊即将消失。胰头的右后方为十二指肠降部，其内侧有胆总管下行，钩突在肠系膜上静脉的后方。成人脊髓多与第1腰椎椎体平面续于脊髓圆锥，椎管内脊髓圆锥周围可见马尾断面。椎体的两侧依然是腰大肌，左、右肾上腺和左、右肾。肾的断面内，可见肾锥体位于肾皮质内侧。左肾外侧为脾，右肾的右前方有肝右叶的断面，呈三角形。其内侧有结肠右曲的断面（图4-2-7）。

八、经肾门上份的横断层

此断层平第1、2腰椎椎间盘上部。腰椎椎体两侧有腰大肌，腰大肌的外侧有左、右肾的断面，肾位于腹膜后间隙内。此断层平肾门上份，可见椎体右前方的下腔静脉左右两侧连接左、右肾静脉，肾动脉由腹主动脉发出，从肾静脉的后方进入肾门。左肾动脉前方，肠系膜上静脉和肠系膜上动脉呈右前、左后排列，其右侧为胰头的断面，胰头的右侧可见下行的胆总管和十二指肠降部。肝的断面仅剩肝右后叶，左肾前外侧为胃和脾（图4-2-8）。

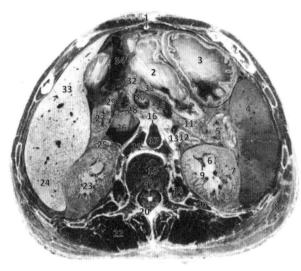

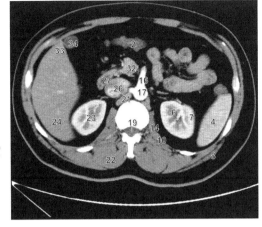

a b

图4-2-7 经肠系膜上动脉的横断层

a.断层标本 b.CT增强图像

1.肝圆韧带 2.横结肠 3.胃体 4.脾 5.胰尾 6.肾锥体 7.肾皮质 8.背阔肌 9.肾动脉 10.腰方肌 11.胰体
12.左肾上腺 13.肾静脉 14.腰大肌 15.脾静脉 16.肠系膜上动脉 17.腹主动脉 18.第1腰椎椎体
19.脊髓圆锥 20.马尾 21.膈脚 22.竖脊肌 23.右肾 24.肝右后叶 25.右肾上腺 26.下腔静脉
27.十二指肠降部 28.钩突 29.胆总管 30.肠系膜上静脉 31.胰颈 32.胰头 33.肝右前叶 34.胆囊

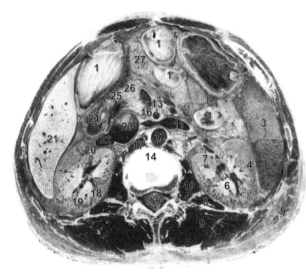

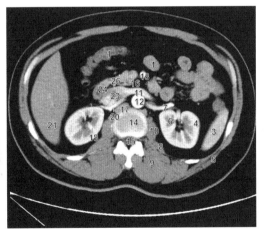

a b

图4-2-8 经肾门上份的横断层

a.断层标本 b.CT增强图像

1.横结肠 2.胃体 3.脾 4.肾皮质 5.背阔肌 6.肾锥体 7.左肾动脉 8.腰方肌 9.竖脊肌 10.腰大肌
11.左肾静脉 12.腹主动脉 13.肠系膜上动脉 14.第1、2腰椎椎间盘 15.马尾 16.肠系膜上静脉
17.膈脚 18.肾柱 19.肾小盏 20.右肾动脉 21.肝右后叶 22.右肾静脉 23.下腔静脉
24.十二指肠降部 25.胆总管 26.胰头 27.空肠 28.肝圆韧带

九、经肾门中份的横断层

此断层平第1、2腰椎椎间盘下部。腰椎椎体两侧有腰大肌，腰大肌的外侧有左、右肾。肾

断面内，肾皮质、肾柱、肾锥体、肾乳头、肾窦皆可见。此断层平肾门中份，可见左、右肾静脉从肾门走出，汇入下腔静脉，腹主动脉发出左、右肾动脉，在肾静脉的后方进入肾门。因下腔静脉在椎体右侧，因此左肾静脉长于右肾静脉。肾门内结构排列顺序，从前向后依次为肾静脉、肾动脉、肾盂，从上向下的排列顺序依次为肾静脉、肾动脉、肾盂，观察断层时需注意其排列顺序。在胰头和十二指肠降部之间可见胆总管下行，即将和胰管汇合形成肝胰壶腹，共同开口于十二指肠大乳头。胰头的左侧依然可见肠系膜上动脉和肠系膜上静脉。肝、脾、胃的断面逐渐缩小，脾、胃即将消失（图4-2-9）。

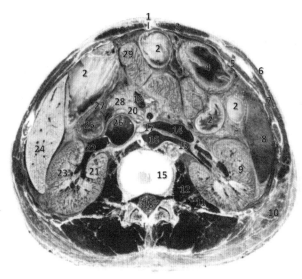
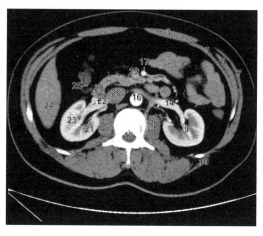

a   b

图4-2-9　经肾门中份的横断层

a.断层标本　b.CT图像

1.肝圆韧带　2.横结肠　3.腹直肌　4.胃体　5.腹横肌　6.腹外斜肌　7.腹内斜肌　8.脾　9.左肾　10.背阔肌

11.腰方肌　12.腰大肌　13.左肾动脉　14.左肾静脉　15.第1、2腰椎椎间盘　16.腹主动脉　17.肠系膜上动脉

18.马尾　19.肠系膜上静脉　20.钩突　21.肾锥体　22.右肾静脉　23.右肾　24.肝右后叶

25.十二指肠降部　26.下腔静脉　27.胆总管　28.胰头　29.空肠

十、经肾门下份的横断层

此断层平第2腰椎椎体。椎体的两侧为腰大肌，腰大肌的外侧可见左、右肾的断面。肾的断面内可见肾小盏汇合成肾大盏，肾大盏汇合成肾盂，肾盂出肾门将移行为输尿管。胃、脾已消失，肝断面进一步缩小，即将消失。此断层特征性结构为十二指肠升部，十二指肠降部和升部之间可见胰头、钩突、肠系膜上动脉和肠系膜上静脉。胰头的后方为粗大的下腔静脉，下腔静脉的左侧为腹主动脉。椎管内有马尾的断面，棘突两侧为竖脊肌，其外侧为背阔肌（图4-2-10）。

十一、经十二指肠水平部的横断层

此断层平第3腰椎椎体上部。椎体两侧有腰大肌，在腰大肌的前外侧有输尿管的断面，腰大肌与横突之间有腰神经出现，腰大肌的外侧可见左、右肾的断面，右肾外侧为升结肠，左肾前外为横结肠，后外为降结肠。椎体前方有下腔静脉和腹主动脉，两者前方为十二指肠水平部的断面，十二指肠水平部的前方可见肠系膜上动脉和肠系膜上静脉。临床上，肠系膜上动脉瘤可压迫十二指肠水平部，导致该处梗阻。椎管内为马尾。横突外侧有腰方肌，棘突两侧有竖脊肌，其外侧有背阔肌，腹外侧壁由外向内可见层次清晰的腹外斜肌、腹内斜肌、腹横肌。腹前壁可见由腹直肌鞘包裹的腹直肌。白线位于腹前壁正中线上，是由两侧的腹直肌鞘的纤维彼此交织形成的腱性结构。腹前壁后方的肠管主要为空肠（图4-2-11）。

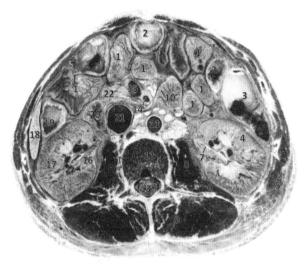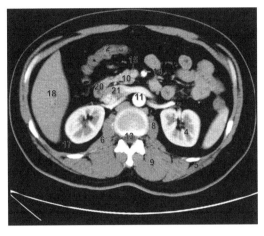

a b

图4-2-10 经肾门下份的横断层

a.断层标本 b.CT图像

1.空肠 2.横结肠 3.结肠左曲 4.左肾 5.背阔肌 6.腰方肌 7.肾盂 8.腰大肌 9.竖脊肌 10.十二指肠升部 11.腹主动脉 12.第2腰椎椎体 13.马尾 14.肠系膜上动脉 15.肠系膜上静脉 16.肾大盏 17.肝肾隐窝 18.肝 19.升结肠 20.十二指肠降部 21.下腔静脉 22.胰头

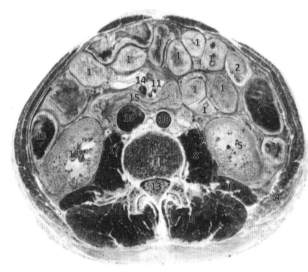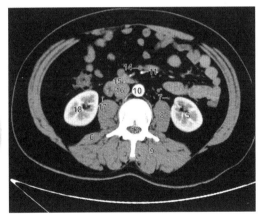

a b

图4-2-11 经十二指肠水平部的横断层

a.断层标本 b.CT图像

1.空肠 2.横结肠 3.降结肠 4.背阔肌 5.左肾 6.腰方肌 7.左输尿管 8.腰大肌 9.竖脊肌 10.腹主动脉 11.肠系膜上动脉 12.第3腰椎椎体 13.马尾 14.肠系膜上静脉 15.十二指肠水平部 16.下腔静脉 17.右输尿管 18.右肾 19.升结肠

十二、经肠系膜下动脉的横断层

此断层平第3腰椎椎体下部。椎体的前方有下腔静脉和腹主动脉。在腹主动脉的前壁发出肠系膜下动脉。在下腔静脉和腹主动脉前方有肠系膜，其内有肠系膜上动脉及其分支、肠系膜上静脉及其属支和肠系膜淋巴结等。

第3腰椎椎体的两侧有腰大肌，该肌后方有腰神经的断面。腰大肌前方有输尿管的断面。

121

腰大肌外侧有腰方肌。右侧腰大肌的外侧由内向外依次为右肾下端和升结肠断面，左侧腰大肌外侧为降结肠，左肾几乎消失。

椎管内有马尾，棘突两侧有竖脊肌。两侧腹壁由腹外斜肌、腹内斜肌、腹横肌构成，腹前壁由腹直肌和白线构成，其后方的肠管主要为空肠（图4-2-12）。

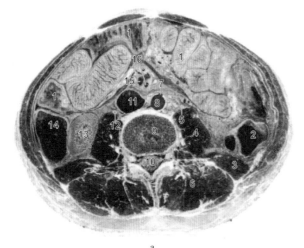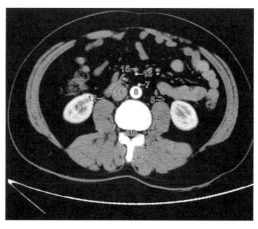

a   b

图4-2-12　经肠系膜下动脉的横断层

a.断层标本　b.CT图像

1.空肠　2.降结肠　3.腰方肌　4.腰大肌　5.左输尿管　6.竖脊肌　7.肠系膜下动脉　8.腹主动脉　9.第3腰椎椎体

10.马尾　11.下腔静脉　12.右输尿管　13.右肾　14.升结肠　15.肠系膜上静脉　16.肠系膜上动脉

十三、经腹主动脉分叉的横断层

此断层平第4腰椎椎体。左、右肾均已消失。在腰椎椎体前方可见下腔静脉的断面和腹主动脉分为左、右髂总动脉的断面。椎体的两侧有腰大肌，腰大肌前方为输尿管，腰大肌与横突之间有腰神经，横突外侧有腰方肌，在棘突两侧有竖脊肌。腹壁由腹外斜肌、腹内斜肌、腹横肌和腹直肌构成。椎管内为马尾的断面。右侧腰方肌前方为升结肠，左侧为降结肠。在肠系膜与横结肠之间有回肠的断面，肠系膜与降结肠之间有空肠的断面（图4-2-13）。

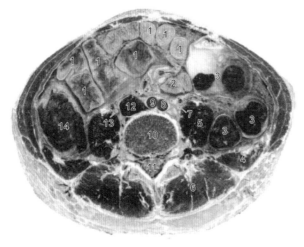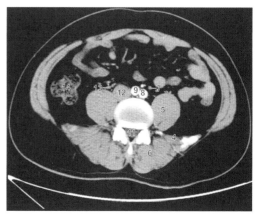

a   b

图4-2-13　经腹主动脉分叉的横断层

a.断层标本　b.CT图像

1.空肠　2.回肠　3.降结肠　4.腰方肌　5.腰大肌　6.竖脊肌　7.左输尿管　8.左髂总动脉　9.右髂总动脉

10.第4腰椎椎体　11.马尾　12.下腔静脉　13.右输尿管　14.升结肠

十四、经髂总动脉分叉的横断层

此断层平第5腰椎椎体。在椎体右前方为右髂总动脉、左前方的左髂总动脉已分为左髂内动脉和左髂外动脉。右髂总动脉的后方可见左、右髂总静脉正要汇合成为下腔静脉。因下腔静脉在椎体的右侧，所以右髂总动脉断面为圆形，左髂总动脉的断面为长条状。椎体两侧有腰大肌，该肌内侧和后外侧有腰神经的断面。腰大肌前方有输尿管的断面，外侧有升结肠和降结肠。右侧腰大肌前方有小肠系膜附着，小肠系膜向左前方延伸，连结小肠的断面。椎体的后方可见椎管内的马尾。横突两侧有髂骨翼，髂骨翼前方为髂肌，在下一断层髂肌与腰大肌将汇合成髂腰肌，止于股骨小转子。髂骨翼的后方为臀中肌，棘突两侧为竖脊肌。腹前外侧壁依然由腹外斜肌、腹内斜肌、腹横肌和腹直肌构成（图4-2-14）。

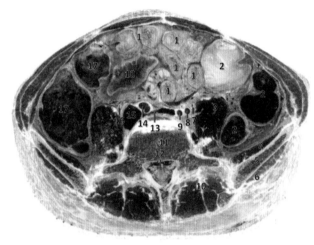
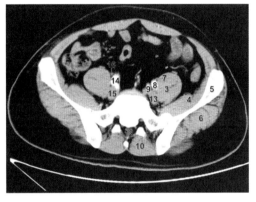

a   b

图4-2-14　经髂总动脉分叉的横断层

a.断层标本　b.CT图像

1.回肠　2.降结肠　3.腰大肌　4.髂肌　5.髂骨翼　6.臀中肌　7.左输尿管　8.髂外动脉　9.髂内动脉　10.竖脊肌
11.第五腰椎椎体　12.马尾　13.左髂总静脉　14.右髂总动脉　15.右髂总静脉　16.右输尿管　17.升结肠　18.空肠

第三节　腹部矢状断层影像解剖

本节将腹部分为6个矢状断层，以下选取CT增强扫描的矢状断层图像自左向右描述肝、胆、胰、脾的断面结构。

一、经脾门的矢状断层

此断层上方为膈，分隔胸、腹腔，膈下前部为大网膜，其后方可见结肠左曲、降结肠及空肠；膈下后部为脾，脾内侧面可见一凹陷，为脾门，有脾动脉、脾静脉、淋巴管及神经出入。脾下方可见左肾外侧部的断面（图4-3-1）。

二、经腹主动脉的矢状断层

膈前下部可见胃的断面，后下部为肝左叶的断面。肝左叶的后方可见两条纵行结构，前方为食管，后方为主动脉。食管在第10胸椎椎体高度穿过膈的食管裂孔，

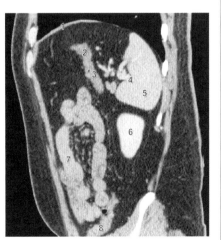

PPT

图4-3-1　经脾门的矢状断层

1.膈　2.结肠左曲　3.降结肠　4.脾门
5.脾　6.左肾　7.空肠　8.乙状结肠

胸主动脉在第12胸椎椎体高度穿膈的主动脉裂孔移行为腹主动脉。腹主动脉前壁由上到下依次可见其不成对的脏支：在主动脉裂孔稍下方平第12胸椎椎体高度发出的腹腔干、平第1腰椎椎体高度发出的肠系膜上动脉及平第3腰椎椎体高度发出的肠系膜下动脉。肠系膜上动脉的前上方有胰的矢状断面，其下缘有脾血管走行。主动脉后方为胸椎椎体和腰椎椎体，自上而下逐渐增大。椎体之间为椎间盘，椎体后方为椎管，容纳脊髓和马尾。椎管后方为横突的断面（图4-3-2）。

三、经下腔静脉的矢状断层

此断层膈下大部分为肝，由左外叶和尾状叶组成。肝断面后上方有下腔静脉，在第4腰椎椎体下缘，左、右髂总静脉汇合为下腔静脉，沿脊柱右前方上行，平第8腰椎椎体高度穿过膈的腔静脉孔呈弧形上升，注入右心房。肝断面后上部有肝左静脉汇入下腔静脉，此处为第二肝门。在下腔静脉和静脉韧带裂之间为尾状叶。在第2腰椎椎体前上方，可见左肾静脉的断面。在第1腰椎椎体前方，肝门下方，有肝门静脉主干的断面，其前方为胰颈。横结肠和胃前方为大网膜（图4-3-3）。

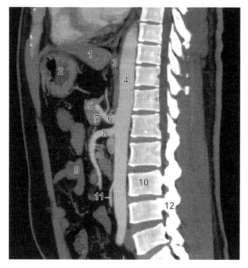

图4-3-2 经腹主动脉的矢状断层
1.肝左叶 2.胃 3.食管 4.胸主动脉 5.胰
6.腹腔干 7.脾静脉 8.肠系膜上动脉
9.空肠 10.第3腰椎椎体 11.肠系膜下动脉
12.第4腰椎横突

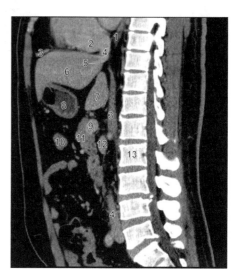

图4-3-3 经下腔静脉的矢状断层
1.食管 2.右心房 3.膈 4.下腔静脉 5.肝左静脉
6.肝左外叶 7.肝尾状叶 8.胃 9.肝门静脉
10.横结肠 11.胰颈 12.左肾静脉
13.第2腰椎椎体

四、经肝门静脉左支的矢状断层

此断层膈下大部分为肝，主要由左内叶和右后叶组成，左外叶即将消失，尾状叶已消失。肝门静脉分出左支和右支，断层上可见左支向左前上走行，继而转向前下。肝门静脉左支根据其走行，可分为左支横部、角部、矢状部和囊部。肝门静脉的后方可见下腔静脉上行，两者之间为门腔间隙。肝门静脉的前方为胃幽门部，幽门向下续为十二指肠。胃的下方为横结肠和空、回肠的断面（图4-3-4）。

五、经肝门的矢状断层

此断层膈下部为肝的断面，主要由左内叶和右后叶组成，左外叶已消失。近肝上缘处可见肝中间静脉和肝右静脉的断面，肝中间静脉是肝正中裂的主要标志，将肝分为左半肝和右半肝，肝右静脉是肝右叶间裂的主要标志。肝下缘可见一凹陷，为肝门，其内可见肝门静脉主干及其发出的左支。肝门下方为十二指肠上部，两者之间为小网膜（肝十二指肠韧带），两层腹膜之间有胆总管和肝固有动脉及其后方的肝门静脉走行。

肝门静脉的后方为下腔静脉，下腔静脉前方有十二指肠降部、横结肠及空、回肠的断面。在横结肠与腹前壁之间有大网膜的断面（图4-3-5）。

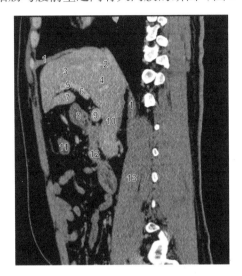 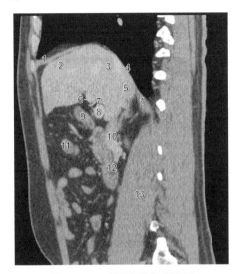

图4-3-4 经肝门静脉左支的矢状断层

1.膈 2.肝中间静脉 3.肝左内叶 4.肝右后叶
5.肝门静脉左支矢状部 6.肝门静脉左支 7.肝左
外叶 8.胃幽门部 9.肝门静脉 10.下腔静脉
11.横结肠 12.十二指肠降部 13.腰大肌

图4-3-5 经肝门的矢状断层

1.膈 2.肝左内叶 3.肝中间静脉 4.肝右静脉
5.肝右后叶 6.肝门静脉左支 7.肝固有动脉
8.肝门静脉 9.十二指肠上部 10.下腔静脉
11.横结肠 12.十二指肠降部 13.腰大肌

六、经肝门静脉右支的矢状断层

膈下部为肝的断面，主要由右前叶和右后叶组成，肝左内叶位于胆囊的前方，即将消失。肝内可见肝门静脉右支走行，血管腔不规则，腔外有被膜。

肝下缘前方的凹陷为胆囊窝，容纳胆囊。右肾位于肝断面的后下方，腰方肌前方，腰大肌的上方。肾断面内肾皮质、肾锥体、肾柱、肾窦清晰可见。肝右后叶与右肾之间有一潜在的间隙，称为肝肾隐窝。仰卧时，肝肾隐窝是腹膜腔的最低部位，腹膜腔内的液体易积聚于此。右肾的前方为升结肠的断面（图4-3-6）。

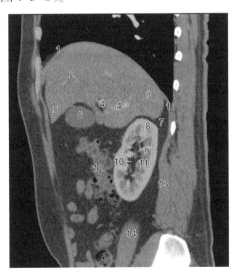

图4-3-6 经肝门静脉右支的矢状断层

1.膈 2.肝右前叶 3.肝右后叶 4.肝门静脉右支 5.肝左内叶 6.胆囊 7.肝肾隐窝 8.肾皮质
9.肾锥体 10.肾窦 11.肾柱 12.升结肠 13.腰方肌 14.腰大肌

肝肾隐窝的上界是肝右叶的下面和胆囊，后界为右肾上腺、右肾和十二指肠降部，下界是横结肠、结肠右曲和横结肠系膜，上后界是右冠状韧带的后叶，左界是肝镰状韧带后下部。临床上肝肾隐窝的巨大占位性病变并不少见，CT凭借良好的空间分辨率和密度分辨率，能为肝肾间隙病变的诊断和鉴别诊断提供帮助。

PPT

第四节　腹部冠状断层影像解剖

以下选取MRI扫描图像，由前到后叙述肝、胆、胰、脾的主要冠状断层影像解剖。

一、经肠系膜上动、静脉的冠状断层

此冠状断层腹腔上半部从右到左可见肝和胃的断面。肝大部分位于右季肋区和腹上区，主要由右前叶和左内叶构成；小部分位于左季肋区，为左外叶。胆囊窝内可见胆囊的断面。腹腔下半部主要为肠管，可见肠系膜内的肠系膜上动脉和肠系膜上静脉。肠系膜上动脉在肠系膜上静脉的左侧走行（图4-4-1）。

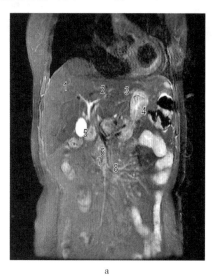
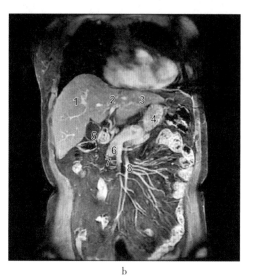

图4-4-1　经肠系膜上动、静脉的冠状断层

a.MRI T_2WI　b.MRI增强

1.肝右前叶　2.肝左内叶　3.肝左外叶　4.胃　5.胆囊　6.胰　7.肠系膜上静脉　8.肠系膜上动脉

二、经肝门静脉主干的冠状断层

此冠状断层腹腔上半部从右到左可见肝、胃和脾的断面。肝和胆囊的位置和结构与上一断层大体一致。肝下缘处可见肝门静脉主干，入肝后分为左、右两支分别进入左、右半肝。腹腔下半部主要为肠管和腹主动脉的断面。腹主动脉在第4腰椎椎体高度分为左、右髂总动脉，呈倒"Y"形（图4-4-2）。

三、经下腔静脉中份及肝右静脉的冠状断层

此断层以膈为界分为隔胸、腹腔。膈的右下方为肝的断面，面积较大，主要为肝右叶。肝右叶的左侧缘有腔静脉沟，内有下腔静脉上行，其上端右侧有肝右静脉汇入。肝右静脉注入下腔静脉处为第二肝门，下腔静脉穿过膈的腔静脉孔，呈弓形注入右心房。肝断面中央近下缘处有肝门静脉右支的断面，其下方在胆囊窝内可见胆囊的断面。下腔静脉的左侧为肝尾状叶的断面。肝的下方有升结肠和结肠右曲的断面。

膈的左下方由左至右为脾、胃底和腹主动脉的断面。在第1腰椎高度可见左肾动脉从腹主

动脉发出。胃的下方可见胰斜向左上方。脾的断面下方有结肠左曲及降结肠的断面。脾与腹主动脉之间有空肠的断面。腰椎两侧为腰大肌（图4-4-3）。

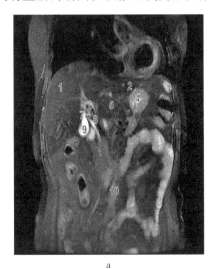

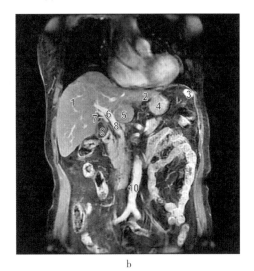

a　　　　　　　　　　　　　b

图4-4-2　经肝门静脉主干的冠状断层

a.MRI T$_2$WI　b.MRI增强

1.肝右前叶　2.肝左外叶　3.脾　4.胃　5.肝左内叶　6.肝门静脉右支　7.肝固有动脉

8.肝门静脉主干　9.胆囊　10.腹主动脉

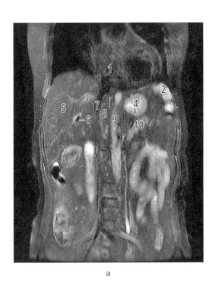

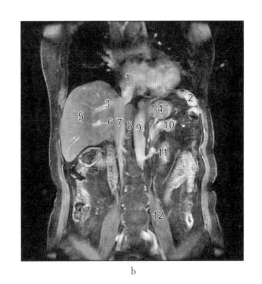

a　　　　　　　　　　　　　b

图4-4-3　经下腔静脉中份及肝右静脉的冠状断层

a.MRI T$_2$WI　b.MRI增强

1.右心房　2.脾　3.肝右静脉　4.胃　5.肝右叶　6.肝门静脉右支　7.下腔静脉

8.肝尾状叶　9.腹主动脉　10.胰腺　11.左肾动脉　12.腰大肌

四、经肾门的冠状断层

此断层腹腔分为两侧的肾区和中间的脊柱区。

（一）肾区

右侧膈下为肝右后叶，肝的左下方可见右肾的断面，右肾的内上方为呈三角形的右肾上腺，肾窦内可见肾小盏、肾大盏及肾盂，肾盂出肾门后移行为输尿管。肾门的内下方，腰椎椎体的两侧，可见腰大肌的断面。右肾的外侧，肝右后叶下方的间隙为肝肾隐窝。

左侧膈下从左至右为脾和胃的断面。胃的下方可见左肾的断面，左肾比右肾高约半个椎体，左肾肾窦内有肾血管、肾盂及脂肪组织。左肾的下方为腰方肌和腰大肌。左肾的内上方有呈"人"字形或三角形的左肾上腺的断面。肾上腺MRI形态与CT相似；腹膜后的脂肪可清楚勾画出肾上腺的轮廓；肾上腺呈均匀的中等信号；冠状面成像有利于显示其毗邻关系。

（二）脊柱区

因脊柱的生理弯曲的缘故，在冠状断面上肾门处仍可见腰椎椎体，而在肾门下方可显示椎管内的脊髓。腰椎椎体的两侧有腰大肌，两者之间可见从椎间孔发出的腰丛的断面（图4-4-4）。

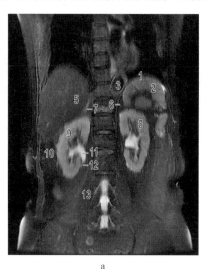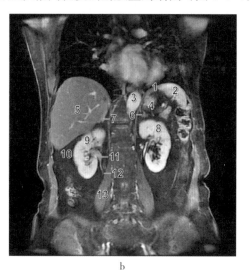

图4-4-4　经肾门的冠状断层

a.MRI T$_2$WI　b.MRI增强

1.膈　2.脾　3.胸主动脉　4.胃　5.肝右叶　6.左肾上腺　7.右肾上腺

8.左肾　9.右肾　10.肝肾隐窝　11.肾盂　12.输尿管　13.腰大肌

本章小结

本章在概述中介绍了腹部的境界、分区及标志性结构；回顾了腹腔重要脏器的位置、形态和结构特点；肝内管道可分为肝静脉系统和Glisson系统两部分，后者由肝门静脉、肝固有动脉和肝管及其分支形成。Couinaud将肝分为左、右半肝、5叶和8段，国际上广泛采用此肝段划分法。

本章选取了腹部14个横断层、6个矢状断层和4个冠状断层。腹部横断层可分为上腹部和下腹部两部分。上腹部由第1~7横断层组成，较为复杂；下腹部由第8~14横断层组成，主要为肠管的断面。其中重点掌握以下几个方面。①经第二肝门的横断层：重点识别第二肝门；食管左移，至胸主动脉前方；肝和胃被剖开，左、右半肝均显示。②经肝门的横断层：腹腔结构配布发生较大变化的转折平面；该平面以上腹腔结构的配布相对简单，该平面以下，腹腔结构配布复杂；该平面下方的第一断层常为某些结构的首次出现断面，如胆囊、左肾、胰体和网膜孔等；向下肝断面逐渐变小，肝内管道明显变细；是识别肝左管、肝右管的关键平面，肝门静脉分叉部的前方，可见肝左、右管的断面，影像学上多用此解剖关系来判断肝内肝管是否扩张。③经肠系膜上动脉的横断层：为脐与剑突连线中点平面，后方平对第1腰椎椎体。幽门、胆囊底、胰体、肝门静脉合成处、肾门、肠系膜上动脉的起点多位于此平面，成人脊髓于此续于脊髓圆锥。④经十二指肠水平部横断层：一般平第3腰椎椎体平面，此平面常用于腹部分区，肠系膜下动脉多位于此平面。

习 题

一、单项选择题

1.第二肝门的横断层上不出现（　　）。

A.右肺下叶　　　　B.左肺下叶　　　　C.左肺上叶　　　　D.胸主动脉　　　　E.腹主动脉

2.肝门横断层上的肝段不出现（　　）。

A.左外叶上段　　　B.左外叶下段　　　C.尾状叶　　　　D.左内叶　　　　E.右前叶

3.肝门平面在腹部断层中的标志意义，错误的是（　　）。

A.该平面以上腹部结构相对简单，由右向左主要为肝、胃、脾

B.下方是胆囊、左肾、胰体和网膜孔等结构首次出现的断层

C.向下肝的断面逐渐缩小，肝内管道明显变细

D.是识别肝左、右管的重要平面

E.肝门静脉分叉处的前后方，可见肝左、右管

4.左肾上端的横断层上不出现（　　）。

A.左肾上腺　　　B.右肾上腺　　　C.右肾　　　　D.脾　　　　E.胃

5.在横断层上，腹主动脉与肠系膜上动脉之间的结构是（　　）。

A.十二指肠上部　　　　　　B.十二指肠降部　　　　　　C.十二指肠水平部

D.十二指肠升部　　　　　　E.以上都不是

6.在横断层上，肾窦内的结构不包括（　　）。

A.肾盂　　　　B.输尿管　　　　C.肾大盏　　　　D.肾小盏　　　　E.肾血管

7.在横断层上，最先出现的汇合（分叉）点是（　　）。

A.肝左、右管　　　　　　B.肝门静脉　　　　　　C.腹主动脉

D.胆囊管与胆总管　　　　E.髂总动脉

8.在横断层上，肝门静脉左支最先出现（　　）。

A.横部　　　　B.角部　　　　C.矢状部　　　　D.囊部　　　　E.以上均不对

9.肝门静脉左、右支的分支不包括（　　）。

A.右前支　　　B.右后支　　　C.左内支　　　　D.左外支　　　　E.肝左静脉

10.Glisson系统内的管道不包括（　　）。

A.肝门静脉左支　　　　　　B.肝门静脉右支　　　　　　C.肝静脉

D.肝固有动脉　　　　　　E.肝管

11.肝左内叶的简写为（　　）。

A. Ⅰ　　　　B. Ⅲ　　　　C. Ⅳ　　　　D. Ⅵ　　　　E. Ⅷ

12.在横断层上，出入肾门的结构自前向后为（　　）。

A.肾静脉、肾动脉、肾盂　　　　　　B.肾动脉、肾静脉、肾盂

C.肾静脉、肾盂、肾动脉　　　　　　D.肾动脉、肾盂、肾静脉

E.肾盂、肾静脉、肾动脉

二、简答题

1.简述门腔静脉分流术的解剖学基础。

2.简述肝门静脉与肝静脉在横断层上的识别要点。

3.简述肝门横断层的标志性意义。

（于　晶　韩绍磊　张　华）

第五章　男性盆部与会阴

知识目标

1. **掌握**　男性骨盆及盆腔脏器的应用解剖和横断层解剖。
2. **熟悉**　男性盆部与会阴的境界、标志性结构；骨盆及盆腔脏器的横断层影像表现。
3. **了解**　男性盆部与会阴的冠状断层、矢状断层解剖结构和影像表现。

技能目标

1. **学会**　识别男性盆部与会阴连续横断层CT、MRI图像。
2. **具备**　根据临床需要进行男性盆部与会阴CT、MRI器械操作的能力；运用CT、MRI等影像诊断技术进行男性盆部与会阴基本疾病的诊断能力。

初步形成认真求实的科学态度、理论联系实际的学习方法，为后继专业课程打下坚实基础；树立整体的观念，培养学生的辨证思维能力和创新能力，增强职业道德观念。

第一节　概　述

一、境界

盆部与会阴位于躯干下部，前部借耻骨联合上缘、耻骨结节、腹股沟韧带和髂嵴前份的连线与腹部为界；后部借髂嵴后份、髂后上棘至尾骨尖的连线与脊柱的腰区和骶尾区为界。盆部的内腔为盆腔，上续腹腔，下方由会阴软组织封闭，盆腔内含有消化、泌尿和生殖系统的器官（图5-1-1）。

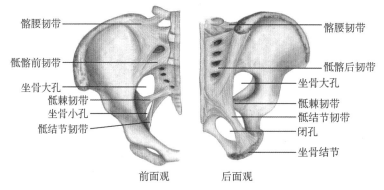

前面观　　　后面观

图5-1-1　骨盆

在断层解剖学上，男性盆部与会阴的上界为第5腰椎椎间盘平面，下界为阴囊消失的平面。

二、标志性结构

主要标志性结构有髂嵴、髂结节、髂前上棘、髂后上棘、耻骨联合、耻骨嵴、耻骨结节、耻骨弓、坐骨结节、尾骨尖和骶正中嵴等。

1. 髂嵴　最高点连线平对第4腰椎棘突，是计数椎骨棘突的标志，也是腹主动脉分叉平面的标志。

2. 髂结节　连线平对第5腰椎棘突，是回盲瓣出现的标志。

3. 髂前上棘　连线平对骶岬，与弓状线约在同一个平面。

4.**髂后上棘** 连线平对第2骶椎棘突，是蛛网膜下隙终止的标志。

5.**坐骨结节** 内侧深部有阴部管，内有阴部神经、阴部内血管穿过。

6.**耻骨联合上缘** 与尾骨尖平齐，此平面是显示精囊的最佳平面。

三、男性盆部与会阴的解剖学概要

（一）盆壁

盆壁以骨盆为基础，加上盆壁肌及其表面的盆筋膜而构成。骨盆由骶骨、尾骨和髋骨借耻骨联合、骶髂关节及韧带连接而成，盆壁肌主要有闭孔内肌、梨状肌、肛提肌、尾骨肌、会阴深横肌、会阴浅横机、尿道膜部括约肌等。盆壁围成盆腔，盆腔的下壁构成盆底，由盆底肌及其表面的盆筋膜构成。盆底前部的肌肉（主要为会阴深横肌、会阴浅横机、尿道膜部括约肌）及其表面的尿生殖膈上、下筋膜构成尿生殖膈，内有尿道通过；盆底后部的肌肉（主要为肛提肌和尾骨肌）及其表面的盆膈上、下筋膜构成盆膈，内有肛管通过。盆筋膜分为盆壁筋膜和盆脏筋膜。盆壁筋膜覆盖于盆腔的前、后及两侧的盆面，形成肛提肌腱弓、闭孔筋膜、梨状肌筋膜和骶前筋膜等。盆脏筋膜包裹盆腔内各脏器及血管、神经的表面，形成脏器的鞘、隔或韧带等，如前列腺筋膜鞘、直肠筋膜鞘、耻骨前列腺韧带、子宫主韧带、骶子宫韧带、直肠阴道隔、直肠膀胱隔、膀胱阴道隔和膀胱尿道隔等。盆筋膜与腹膜之间的疏松结缔组织间隙称为盆筋膜间隙，内有血管、神经等通过。重要的盆筋膜间隙有耻骨后间隙（膀胱前间隙）、直肠旁间隙（骨盆直肠间隙）、直肠后间隙（骶前间隙）等。

（二）盆腔脏器

盆腔脏器主要为泌尿生殖器和消化管的末端，自前而后大致分成前、中、后三列：前列为膀胱、前列腺和尿道；中列为输精管壶腹、精囊；后列为直肠和肛管（图5-1-2）。

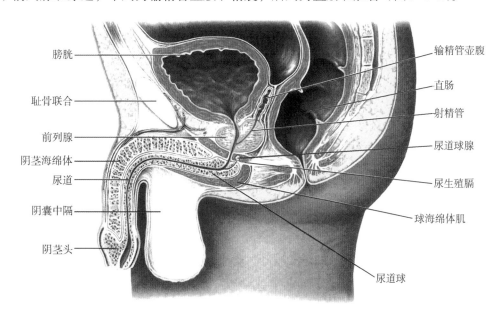

图5-1-2 男性盆部正中矢状切面

1.**膀胱** 位于盆腔前部，耻骨联合的后方。膀胱空虚时呈锥体形，分为尖、体、底、颈四部；充盈时呈卵圆形。膀胱底的上部借直肠膀胱陷凹与直肠相邻，下部与输精管壶腹、精囊相贴，膀胱颈与前列腺相接（图5-1-3）。膀胱底的内面，两输尿管口和尿道内口之间的三角形区域称为膀胱三角，此处黏膜光滑，无皱襞，是膀胱肿瘤和结核的好发部位。在健康查体进行B超检查、对膀胱肿瘤患者进行膀胱镜检查或者行CT、MRI检查时要重点关注此区域。

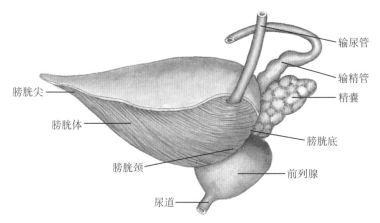

图5-1-3 膀胱、前列腺和精囊（侧面观）

2.前列腺 位于膀胱和尿生殖膈之间，呈栗子状，分为尖、体、底三部分（图5-1-4）。前列腺尖朝下，与尿生殖膈相邻。底朝上，与膀胱颈相接。前列腺体的前面有耻骨前列腺韧带，连于前列腺鞘与耻骨盆面之间；体的后面正中有前列腺沟，直肠指检时可扪及。前列腺体借直肠膀胱隔与直肠壶腹相邻。传统方法将前列腺分为前、中、后和两个侧叶共五叶（图5-1-5）。前叶较小，位于尿道的前方和左、右侧叶之间；中叶呈楔形，位于尿道与射精管之间；左、右侧叶分别位于尿道、前叶、中叶的两侧；后叶位于中叶和左右侧叶的后方。

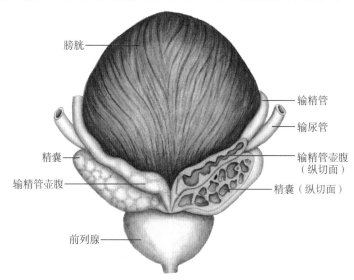

图5-1-4 膀胱、前列腺和精囊（后面观）

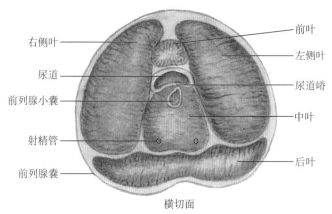

横切面

图5-1-5 前列腺横断面

3.**输精管盆部、射精管及精囊** 输精管盆部自腹股沟管深环进入盆腔，继而转至膀胱底后方，其末端膨大为输精管壶腹，与精囊的排泄管汇合成射精管，开口于尿道的前列腺部。精囊为一对长椭圆形的囊状腺体，位于前列腺底的后上方，输精管壶腹的外侧，前贴膀胱，后邻直肠。

4.**输尿管** 左、右两侧输尿管分别从左髂总动脉和右髂外动脉起始处，经盆腔侧壁向后下，在输精管壶腹与精囊之间到达膀胱底，斜穿膀胱壁，开口于膀胱壁内面的输尿管口。

5.**直肠** 位于盆腔后部，于第3骶椎平面续接乙状结肠，向下穿盆膈延续为肛管。在矢状断层上，直肠有两个弯曲，即上部的骶曲和下部的会阴曲。在冠状面上，直肠从上到下有三个弯曲，依次凸向右、左、右。直肠下部管腔扩大称为直肠壶腹，壶腹内一般有三条半月形的直肠横襞。直肠后面借疏松结缔组织与骶骨、尾骨和梨状肌邻接，在疏松结缔组织内有骶正中血管、骶外侧血管、骶静脉丛、骶丛，骶交感干和奇神经节等。直肠前方，腹膜返折线以上隔直肠膀胱陷凹与膀胱底上部和精囊相邻，返折线以下借直肠膀胱隔与膀胱底下部、前列腺，精囊、输精管壶腹及输尿管盆部相邻。直肠有直肠上、下动脉及骶正中动脉分布，彼此间有吻合。直肠上动脉为肠系膜下动脉的直接延续，直肠下动脉多起自髂内动脉前干，上述各动脉均有同名静脉伴行。

6.**肛管** 上续直肠，下至肛门，全长约4cm。前方是会阴中心腱，后方是肛尾韧带，两侧是坐骨肛门窝，周围有肛门括约肌环绕。肛管内面有6~10条纵行的黏膜皱襞称为肛柱，肛柱下端之间有半月形的肛瓣覆盖，肛柱下端与肛瓣共同围成肛窦，是粪便易于积存的部位，也是肛窦炎的好发部位。肛柱下端与肛瓣相连形成锯齿状的环形线环绕于肛管内面，称为齿状线。其上方的黏膜下层和下方的皮下组织内均含有丰富的静脉丛。在病理情况下，静脉丛弯曲扩张充血称为痔，发生在齿状线以上的称为内痔，齿状线以下的称为外痔。俗语说"十人九痔"，说明痔疮在人群中发病率较高，在对这些患者进行相应检查时，一定要注意解剖结构，以免给患者造成不必要的麻烦。

知识链接　　　　　　　　　　**直肠镜检查术**

直肠镜检查术是肛肠外科比较常用的一种内镜检查技术，利用一条末端装有一个光源带微型电子摄影机的纤维软管，由肛门依次进入肛管、直肠、乙状结肠等，以检查大肠各部黏膜的具体情况，可以发现黏膜炎症、溃疡、糜烂、息肉或肿瘤，如有需要可取活组织检验或行息肉切除等。

（三）盆部的血管和淋巴结

1.**动脉** 盆部的动脉来自髂总动脉。髂总动脉由腹主动脉于第4腰椎下缘的左前方发出。髂总动脉于骶髂关节前方分成髂内、外动脉（图5-1-6）。髂外动脉沿腰大肌内侧缘下行，穿血管腔隙至股部。髂内动脉斜向内下进入盆腔，行至坐骨大孔上缘处分为前、后两干，前干分支多至脏器，后干分支多至盆壁。按其分布，髂内动脉的分支可分为脏支和壁支。脏支有：①脐动脉，后延续为膀胱上动脉，分布于膀胱的上部；②膀胱下动脉，分布于膀胱的下部；③直肠下动脉，分布于直肠的下部；④阴部内动脉，分布于肛门和外生殖器。壁支有：①髂腰动脉，分布于髂腰肌和腰方肌等；②骶外侧动脉，分布于梨状肌、尾骨肌和肛提肌等；③臀上动脉为后干的延续，穿梨状肌上孔至臀部；④臀下动脉为前干的终末支，穿梨状肌下孔至臀部；⑤闭孔动脉沿盆侧壁经闭膜管至股部。

2.**静脉** 盆部的静脉在坐骨大孔的稍上方会聚成髂内静脉，其在骨盆上缘、骶髂关节前方与髂外静脉汇合成髂总静脉。髂内静脉的属支较多，可分为脏支和壁支。脏支起自盆内脏器周围的静脉丛，包括膀胱静脉丛、直肠静脉丛和前列腺静脉丛，分别环绕在相应器官的周围，各丛之间吻合丰富，并各自汇合成干，注入髂内静脉。壁支的臀上、下静脉和闭孔静脉均起自骨盆外，骶外侧静脉位于骶骨前面，它们与同名动脉伴行（图5-1-7）。

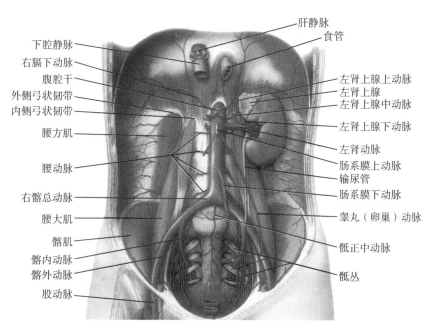

下腔静脉
右膈下动脉
腹腔干
外侧弓状韧带
内侧弓状韧带
腰方肌
腰动脉
右髂总动脉
腰大肌
髂肌
髂内动脉
髂外动脉
股动脉

肝静脉
食管
左肾上腺上动脉
左肾上腺
左肾上腺中动脉
左肾上腺下动脉
左肾动脉
肠系膜上动脉
输尿管
肠系膜下动脉
睾丸（卵巢）动脉
骶正中动脉
骶丛

图5-1-6　腹、盆部后壁的血管、神经和肌肉

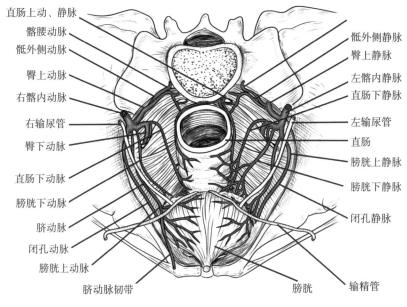

直肠上动、静脉
髂腰动脉
骶外侧动脉
臀上动脉
右髂内动脉
右输尿管
臀下动脉
直肠下动脉
膀胱下动脉
脐动脉
闭孔动脉
膀胱上动脉
脐动脉韧带

骶外侧静脉
臀上静脉
左髂内静脉
直肠下静脉
左输尿管
直肠
膀胱上静脉
膀胱下静脉
闭孔静脉
输精管
膀胱

图5-1-7　男性盆腔内脏的血管（上面）

3.淋巴结　有髂内、外淋巴结，分别沿髂内、外血管排列。髂外淋巴结收纳下肢、脐以下腹前壁、膀胱和前列腺的淋巴。髂内淋巴结收纳盆内所有脏器、会阴深部结构的淋巴。

（四）会阴

会阴的境界与骨盆下口一致，略呈菱形，由盆膈封闭。前为耻骨联合下缘，两侧为耻骨弓和坐骨结节，后为尾骨尖。两侧坐骨结节之间的连线将会阴分为前方的尿生殖区和后方的肛区，尿生殖区又称尿生殖三角，内有尿道通过；肛区又称肛门三角，内有肛管通过。肛管与坐骨结节之间的楔形凹陷称为坐骨肛门窝，窝的外侧壁上有阴部管，内有阴部神经、阴部内血管走行。

课堂互动

肛周脓肿，又称肛管直肠周围脓肿。是发生于肛门、肛管和直肠周围的急性化脓性疾病，可发展为肛瘘。

学生思考：1.肛周脓肿的发生部位在哪儿？

2.通过影像技术能够确定具体的部位吗？

教师解答：肛周脓肿的发生部位在坐骨肛门窝，通过CT、MRI技术可确定具体的发病部位，通过人体3D解剖教学系统可模拟演示坐骨肛门窝的虚拟位置。

四、男性盆部与会阴结构的断层解剖学特点

在横断层解剖中，自上而下大致分成3段。

第1段：从第5腰椎椎间盘至髋臼上缘平面，主要为下腹部结构。包括：盆壁（主要为髂骨翼、骶髂关节、第5腰椎、骶骨上份、髂腰肌、臀肌等）、下腹壁结构、髂血管与淋巴结、腰丛和骶丛、腹膜腔下份、肠管（回肠、盲肠、阑尾、乙状结肠、直肠）和输尿管。

第2段：从髋臼上缘至耻骨联合下缘平面，主要为盆腔结构。包括：盆壁（髋臼、股骨头、股骨颈、大转子、耻骨支、耻骨联合、坐骨体、坐骨支、坐骨结节、髂腰肌、臀肌、大腿肌和盆底肌）；盆筋膜和筋膜间隙；腹股沟区与精索；盆腔脏器的动脉及静脉丛、股血管、淋巴结和坐骨神经；泌尿器管（膀胱、输尿管、尿道）；生殖器官（输精管、精囊、前列腺）；消化器官（直肠）。

第3段：耻骨联合下缘至阴囊消失平面，主要为会阴部及大腿上段结构。包括：会阴肌；生殖器官（阴囊、阴茎、睾丸、附睾、输精管、尿道）；消化器官（肛管）；股骨及周围肌肉。

五、男性盆部与会阴结构的断层影像学表现

（一）CT断层表现

1.膀胱 膀胱呈液性低密度，其大小、形态因充盈程度而异。在CT图像上，正常状态下适度充盈的膀胱壁光滑且均匀一致。增强扫描膀胱壁可见强化。

2.输尿管 输尿管进入盆腔后沿髂腰肌前外缘下行，在髂总动脉分叉处进入骨盆腔，沿骨盆壁向后外方下行，膀胱水平位于膀胱外后方，呈弧形进入膀胱，平扫为两个低密度圆点，直径为4mm左右，有时与血管横断面不易鉴别。增强扫描延迟期输尿管内充盈对比剂后则呈明显高密度，与血管易分辨。

3.前列腺 CT平扫图像上前列腺轮廓非常清楚，横断层上呈横置椭圆形软组织密度影，紧邻膀胱下缘，大小可随年龄而变化，随着年龄的增加，可发生钙化灶，表现为散在的点状或斑片状的高密度影。CT不能分辨出前列腺各区。增强扫描前列腺组织呈均匀强化，中间尿道腔不强化，横断层表现为点状低密度影。

4.精囊 正常精囊CT平扫可观察到被低密度脂肪组织包绕，位于膀胱底的后方，呈"八"字对称，密度为软组织密度。

（二）MRI断层表现

1.膀胱 横断位图像是基本的显示断层，必要时辅以矢状和冠状断层图像。矢状位图像显示膀胱前壁、后壁和顶壁病变，冠状位图像显示侧壁及顶壁病变的效果最佳。MRI显示正常膀胱壁的厚度为2.9~8.8mm，平均为5.4mm。在T_1WI上膀胱壁呈中等信号，在T_2WI上膀胱壁信号分两部分，内层为低信号，外层为中等信号，分别代表致密的内层平滑肌和疏松的外层平滑肌。膀胱内尿液在T_1WI上表现为低信号，T_2WI上为明显高信号。

2.输尿管 MRI轴位T_1WI和T_2WI上，输尿管在周围脂肪组织高信号衬托下可显示为圆点状低信号。增强MRI同CT增强图像。

3.**前列腺** 观察前列腺的最佳位置是横轴位像，可以清楚显示前列腺的各带结构及信号特点，其次是矢状位和冠状位。在T_1WI上，前列腺为一均匀中等信号结构；在T_2WI上，前列腺各解剖带由于组织结构和含水量差异而呈不同信号强度。尿道周围的移行带呈低信号，中央带呈低信号，与移行带难以区分，周围带呈较高信号。位于尿道前方的纤维肌质呈低信号，前列腺包膜呈环形细线状低信号。

4.**精囊** 位于膀胱后方，由卷曲的细管构成，其内充有液体。在T_1WI上，精囊呈均一低信号；在T_2WI上则呈高信号，其壁为低信号。

第二节　男性盆部与会阴横断层解剖及影像

案例讨论

案例 患者，男性，58岁。间歇性无痛性肉眼血尿2个月，近期常有尿频、尿急。询问病史得知该患者从事染料工作15年。超声波检查示膀胱内有多个占位性肿块；膀胱镜检查示移行上皮细胞癌；CT检查平扫可见膀胱壁局部增厚，并出现多个大小不等低密度灶，边界不清，病灶最大者直径达3cm；增强扫描各期强化明显，边界模糊。根据患者病史及临床检查，该病例诊断为膀胱癌。

讨论 1.膀胱癌一般好发于膀胱的哪个位置？

2.男性盆部与会阴的哪些断层上能够见到膀胱？

3.如肿瘤继续生长，有可能直接蔓延到周围哪些器官？

一、经腰5、骶1椎间盘的横断层

此断层经过第5腰椎椎间盘层面，可视为腹盆交界平面。断层中出现第5腰椎椎间盘和髂骨翼，髂骨翼的内侧面有髂肌附着，外侧面有臀中肌附着。在椎间盘两侧的腰大肌开始与髂肌融合，形成髂腰肌，二者之间出现股神经。在腰大肌内侧为输尿管。髂总动脉已经分为髂内动脉和髂外动脉，二者的内后方是髂总静脉。其中，左髂总静脉向右横行与右髂总静脉汇合，形成下腔静脉起始部。肠管主要为回肠、降结肠和升结肠，空肠断面减少。下腹壁结构可见腹外斜肌、腹内斜肌、腹横肌、腹直肌和腹白线（图5-2-1）。

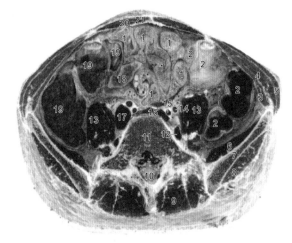

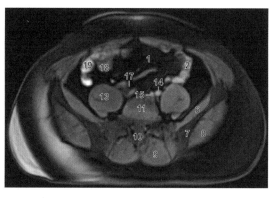

a　　　　　　　　　　　　　　　　b

图5-2-1　经腰5、骶1椎间盘的横断层

a.断层标本　b.MRI T_1WI

1.回肠　2.降结肠　3.腹横肌　4.腹内斜肌　5.腹外斜肌　6.髂肌　7.髂骨翼　8.臀中肌　9.竖脊肌　10.马尾

11.第5腰椎　12.髂外静脉　13.腰大肌　14.髂外动脉　15.髂内动脉　16.左髂总静脉　17.右髂总静脉

18.空肠　19.升结肠　20.腹直肌　21.腹白线

二、经第1骶椎的横断层

此断层经过第1骶椎椎体层面。盆部后壁中央为第1骶椎椎体，其后方为骶管，管内容纳骶、尾神经根。在骶骨和髂骨之间开始出现骶髂关节。髂骨翼的腹内侧面微凹形成髂窝，有髂肌附着，背外侧面有臀中肌附着并出现臀大肌。在髂腰肌内侧为髂内、外血管、输尿管、腰丛和腰骶干，呈前后方向排列。输尿管行于髂内、外动脉之间，腰丛及腰骶干则位居髂内、外血管的后方。盆腔内，右侧盲肠已近盲端，左侧为乙状结肠及其系膜，中部为回肠袢及其系膜（图5-2-2）。

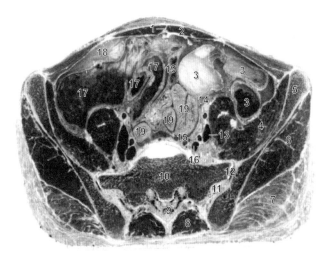

a

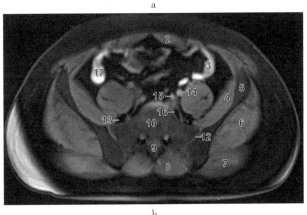

b

图5-2-2　经第1骶椎的横断层

a.断层标本　b.MRI T₁WI

1.腹白线　2.腹直肌　3.降结肠　4.髂肌　5.髂骨翼　6.臀中肌　7.臀大肌　8.竖脊肌　9.马尾　10.第1骶椎　11.骶髂骨间韧带　12.骶髂关节　13.髂外静脉　14.髂外动脉　15.髂内动脉　16.髂内静脉　17.盲肠　18.腹膜腔　19.回肠

三、经髂骨体的横断层

此断层经过第4骶椎层面。盆后壁中央为第4骶椎，两侧为髂骨体。髂骨体呈牛角形对称配布，并构成小骨盆骨性侧壁，其前方为髂腰肌，该肌内侧可见髂外动、静脉及股神经；髂骨体内侧为闭孔内肌所贴附，闭孔内肌的内侧可见闭孔血管、神经；髂骨体后方与第4骶椎之间为坐骨大孔，有梨状肌经此孔斜出盆腔至臀大肌的深面。在梨状肌前面为臀下血管及坐骨神经。盆腔内，中间为回肠袢，右前方为盲肠，左前方系乙状结肠，后方为直肠（图5-2-3）。

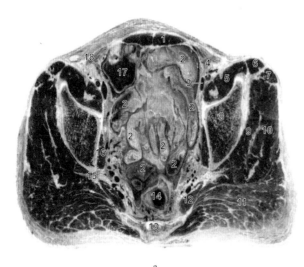
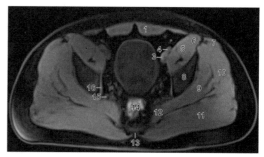

a   b

图 5-2-3 经髂骨体的横断层

a.断层标本　b.MRI T₁WI

1.腹直肌　2.回肠　3.髂外静脉　4.髂外动脉　5.髂腰肌　6.缝匠肌　7.阔筋膜张肌　8.髂骨体　9.臀小肌　10.臀中肌

11.臀大肌　12.梨状肌　13.骶骨　14.乙状结肠　15.骶丛　16.闭孔内肌　17.盲肠　18.腹股沟深淋巴结

四、经髋臼上缘的横断层

此断层经过尾骨层面。髋臼位于盆壁中部两侧，由耻骨体和坐骨体结合构成，呈向外开放的"C"形，与圆形的股骨头（外面包有关节软骨）构成髋关节。髋关节前方由外侧向内侧依次是髂腰肌、股神经、髂外动脉和髂外静脉，在髂血管前方可见精索起始部（腹股沟管腹环处）；髋臼内侧有闭孔内肌附着，近该肌前缘处可见闭孔血管和闭孔神经；髋臼后方与尾椎之间为坐骨大孔，梨状肌穿越该孔，梨状肌前面为坐骨神经和臀下血管。盆腔左前部为回肠，右前部为盲肠，中央为膀胱，后方为直肠。直肠与膀胱之间为直肠膀胱陷凹。膀胱后外侧为输尿管，输尿管内侧为输精管（图 5-2-4）。

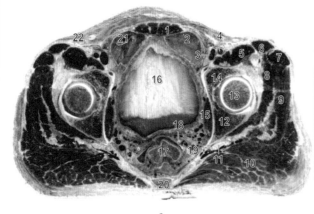
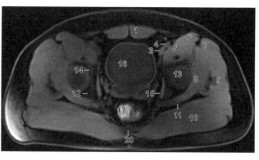

a   b

图 5-2-4 经髋臼上缘的横断层

a.断层标本　b.MRI T₁WI

1.腹直肌　2.回肠　3.股静脉　4.股动脉　5.髂腰肌　6.缝匠肌　7.阔筋膜张肌　8.臀小肌　9.臀中肌　10.臀大肌

11.坐骨神经　12.坐骨体　13.股骨头　14.耻骨体　15.闭孔内肌　16.膀胱　17.直肠　18.输精管

19.直肠静脉丛　20.尾骨　21.盲肠　22.腹股沟淋巴结

五、经股骨头韧带的横断层

此断层经过股骨头韧带层面。断层中髋臼由两个三角形骨块组成，前为耻骨体，后为坐骨体。两三角形骨块借一薄的骨板相连，构成凹向外侧的髋臼窝，与股骨头相关节，髋臼与股骨头之间为股骨头韧带。髋关节前方为髂腰肌，内侧为耻骨肌，两肌之间可见股神经、股动脉和股静脉。精索于腹股沟管内位居股血管的前内侧。髋臼内侧为闭孔内肌，该肌前缘可见闭孔血管和闭孔神经。盆腔内，前为膀胱（体部），后为直肠，两者之间是直肠膀胱陷凹。于膀胱后方出现精囊，其内侧为输精管（图5-2-5）。

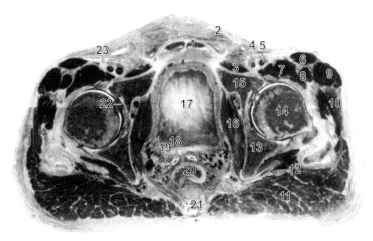

a

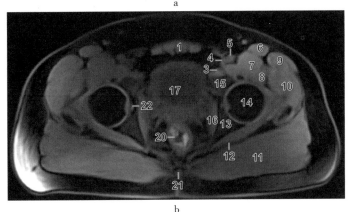

b

图5-2-5　经股骨头韧带的横断层

a.断层标本　b.MRI T_1WI

1.腹直肌　2.输精管腹股沟管部　3.耻骨肌　4.股静脉　5.股动脉　6.缝匠肌　7.髂腰肌　8.股直肌　9.阔筋膜张肌　10.臀中肌　11.臀大肌　12.坐骨神经　13.坐骨体　14.股骨头　15.耻骨体　16.闭孔内肌　17.膀胱　18.输精管盆部　19.精囊　20.直肠　21.尾骨　22.股骨头韧带　23.股神经

六、经耻骨联合上缘的横断层

此断层经过耻骨联合上缘层面。断层两侧为髋臼和股骨头，耻骨上支向前内侧进一步延伸，两侧即将汇合成耻骨联合。髋关节前方为髂腰肌，前内侧为耻骨肌，两者之间为股神经、股动脉、股静脉及腹股沟淋巴结。腹直肌两侧为精索，在其断层中输精管清晰可辨。髋关节前外侧可见缝匠肌、股直肌、阔筋膜张肌；后方可见股方肌、臀大肌；内侧为闭孔内肌，在该肌前外缘与耻骨上支之间可见闭孔血管、闭孔神经及少量脂肪组织。闭孔内肌向后集中成腱，绕过坐骨小切迹至臀区，附于股骨大转子内侧。在臀区闭孔内肌腱后方，臀大肌深面可见坐骨神经。盆后壁为尾骨，两侧可见尾骨肌。盆腔内前方为膀胱（体部），后方为直肠，两者之间可见精囊及其输精管壶腹。精囊位于输精管的外侧，呈对称性的囊泡状结构，其形态可有卵圆形、管状和圆形三种。精囊向内侧与输精管汇合处与膀胱后壁之间形成的夹角称为膀胱精囊角，内有脂肪组织充填（图5-2-6）。

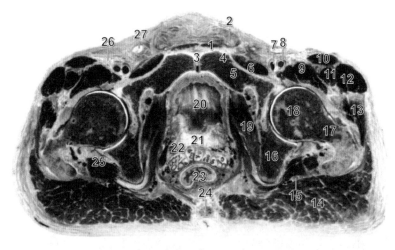

a

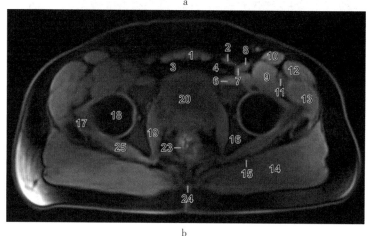

b

图5-2-6　经耻骨联合上缘的横断层

a.断层标本　b.MRI T₁WI

1.腹直肌　2.输精管　3.耻骨联合上缘　4.耻骨结节　5.耻骨上支　6.耻骨肌　7.股静脉　8.股动脉

9.髂腰肌　10.缝匠肌　11.股直肌　12.阔筋膜张肌　13.臀中肌　14.臀大肌　15.坐骨神经

16.坐骨体　17.股骨颈　18.股骨头　19.闭孔内肌　20.膀胱　21.输精管壶腹　22.精囊

23.直肠　24.尾骨　25.股方肌　26.股神经　27.腹股沟浅淋巴结

七、经前列腺的横断层

此断层经过耻骨联合中份层面。耻骨联合位于盆前壁中央，其前方可见阴茎及两侧的精索。耻骨下支与坐骨结节之间为闭孔，有闭孔膜封闭。在闭孔膜的内、外面分别有闭孔内、外肌附着。在闭孔内肌的内侧为肛提肌。在盆腔内，膀胱已经消失，可见前列腺及其周围的静脉丛。在前列腺断面中，可见尿道的前列腺部和射精管一前一后顺序穿行。在前列腺的后方为直肠，直肠两侧为肛提肌，直肠、肛提肌、闭孔内肌和臀大肌之间为坐骨肛门窝，其内充满脂肪组织，窝的外侧壁上可见阴部管，内有阴部内血管和阴部神经通过。尾骨几近消失。在盆壁的前外侧为大腿上端的结构，可见缝匠肌、耻骨肌、股直肌、阔筋膜张肌、股外侧肌、股骨和股动脉、股静脉、大隐静脉等结构（图5-2-7）。

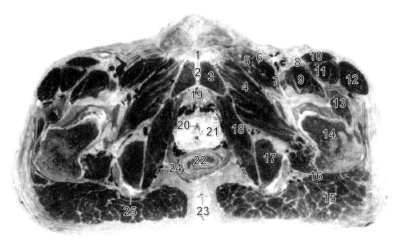

a

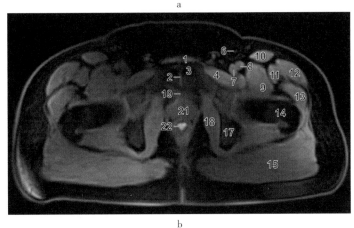

b

图5-2-7 经前列腺的横断层

a.断层标本 b.MRI T₁WI

1.耻骨前韧带 2.耻骨联合 3.耻骨下支 4.闭孔外肌 5.耻骨肌 6.大隐静脉 7.股静脉 8.股动脉 9.髂腰肌
10.缝匠肌 11.股直肌 12.阔筋膜张肌 13.股外侧肌 14.股骨颈 15.臀大肌 16.坐骨神经 17.坐骨结节
18.闭孔内肌 19.耻骨后间隙 20.尿道 21.前列腺 22.肛管 23.尾骨尖 24.阴部内血管 25.股二头肌

八、经耻骨联合下缘的横断层

此断层经过耻骨联合下缘层面。断层前方出现阴囊，可见成对的阴茎海绵体和两侧的精索。阴茎海绵体的后方为尿道海绵体，内有尿道通过。耻骨联合几近消失，两侧向后外延续为耻骨下支。耻骨下支与坐骨结节之间为闭孔，该孔断面缩小，但是仍有闭孔内、外肌覆盖，只是闭孔内肌的断面缩小的厉害。盆腔内，前部为前列腺尖部，可见其中的尿道；后部为肛管，其周围有呈"U"形环绕的肛提肌。肛管两侧，闭孔内肌、肛提肌和臀大肌之间为坐骨肛门窝，窝内为大量脂肪组织充填，窝的外侧壁上可见阴部管，内有阴部血管和神经通过。在盆壁的前外侧为大腿上端的结构，可见股骨及其周围的肌肉、血管、神经等（图5-2-8）。

九、经阴囊下部的横断层

此断层经过阴囊下部层面，显示阴囊下份内可见睾丸的下端、附睾和输精管。盆部结构几近消失，主要是大腿上端的结构，如股骨、股四头肌、耻骨肌、长收肌、短收肌、大收肌、股薄肌、股动脉、股静脉等（图5-2-9）。

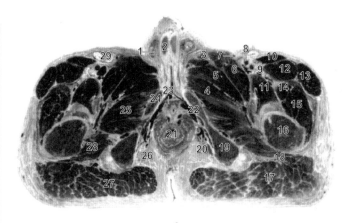
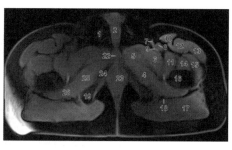

a   b

图5-2-8　经耻骨联合下缘的横断层

a.断层标本　b.MRI T₁WI

1.输精管　2.阴茎海绵体　3.长收肌　4.大收肌　5.短收肌　6.耻骨肌　7.大隐静脉　8.股动脉　9.股静脉

10.缝匠肌　11.髂腰肌　12.股直肌　13.阔筋膜张肌　14.股中间肌　15.股外侧肌　16.股骨　17.臀大肌

18.坐骨神经　19.坐骨结节　20.阴部血管　21.肛管　22.尿道　23.前列腺　24.耻骨下支

25.闭孔外肌　26.坐骨肛门窝　27.股二头肌　28.股方肌　29.腹股沟淋巴结

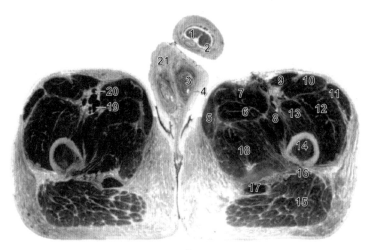

a

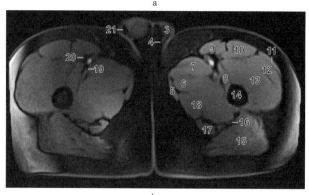

b

图5-2-9　经阴囊下部的横断层

a.断层标本　b.MRI T₁WI

1.阴茎海绵体　2.尿道海绵体　3.附睾　4.输精管　5.股薄肌　6.短收肌　7.长收肌　8.耻骨肌　9.缝匠肌

10.股直肌　11.阔筋膜张肌　12.股外侧肌　13.股中间肌　14.股骨　15.臀大肌　16.坐骨神经

17.半腱肌　18.大收肌　19.股静脉　20.股动脉　21.阴囊

PPT

第三节　男性盆部与会阴矢状断层影像解剖

本节将男性盆部与会阴分为3个矢状断层，以下从左向右选取MRI T₁WI图像描述男性盆部与会阴的断面结构。

一、经正中偏左矢状断层

此断层前壁为腹直肌，前下界为耻骨上支和耻骨下支，后上界为骶骨岬，后壁为骶骨和尾骨。断层上半部，第5腰椎和骶椎的前方为空肠和肠系膜，其下端有乙状结肠的断面。骶骨后方有竖脊肌，下方有臀大肌。腹前壁由腹直肌构成，其后方可见小肠的断面。断层下半部可见耻骨结节断面。耻骨后方可见充盈的膀胱断面，膀胱的下方有前列腺，后下方有精囊的断面，耻骨下方有阴茎、附睾和睾丸的断面（图5-3-1）。

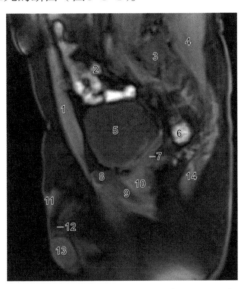

图5-3-1　经正中偏左矢状断层（MRI T₁WI）

1.腹直肌　2.小肠　3.第1骶椎　4.子宫底　5.子宫腔　6.子宫体　7.子宫颈管　8.子宫颈　9.膀胱
10.直肠　11.耻骨联合　12.尿道　13.阴道　14.肛管

二、经正中矢状断层

此断层后上部有第5腰椎、第1~5骶椎及尾骨的断面，呈弧形弯曲。腰椎、骶椎及尾椎椎体间有椎间盘分隔，腰椎椎间盘较厚，骶、尾椎椎间盘薄。椎体后方为椎管和骶管，内有马尾和脊髓的被膜，骶管后方为腰椎棘突和骶正中嵴。沿骶骨前方呈弧形下行的肠管为乙状结肠，乙状结肠在第3骶椎前方移行为直肠，直肠沿骶骨和尾骨前面下行，穿盆膈移行为肛管，终于肛门。直肠的下端呈梭形膨大，称直肠壶腹。直肠在矢状位可见两个弯曲。上方的弯曲称直肠骶曲，凸向后，下方的弯曲称直肠会阴曲，凸向前。行乙状结肠镜检查时，须顺应这两个弯曲缓缓插入，以免损伤肠壁。

此断层前界为腹前壁及其下方的耻骨联合断层，耻骨联合后上方有膀胱的断面，膀胱呈充盈状态。膀胱充盈时，膀胱的前下壁与腹前壁直接相贴，此时行膀胱穿刺术，可不损伤腹膜。膀胱和直肠之间，腹膜由直肠移至膀胱后，两者之间有一凹陷，称直肠膀胱陷凹。此凹陷为男性腹膜腔最低点。腹腔积脓、积液、积血时，首先聚集于此，在影像诊断疾病时有重要意义。膀胱下方为前列腺的断面，尿道从中穿过。前列腺下方为尿道膜部，穿尿生殖膈。尿生殖膈是由尿生殖膈上、下筋膜及其间的会阴深横肌、尿道括约肌组成的结构，可封闭尿生殖三角，加强盆底，协助承托盆腔脏器。尿生殖膈的下方有尿道球部、阴茎海绵体、阴囊及睾丸的断面。

在经正中矢状断层上可见阴茎有阴茎海绵体和尿道海绵体，尿道海绵体内有尿道通过，男性尿道有三个狭窄、三个扩大和两个弯曲。三个狭窄分别在尿道内口、膜部和尿道外口。临床行膀胱镜检查时，通过尿道膜部狭窄处最困难。操作时应注意防止损伤尿道。尿道狭窄处亦是尿道结石易嵌顿处。三个扩大为尿道前列腺部、尿道球部和尿道舟状窝。尿道全长有两个弯曲。耻骨下弯位于耻骨联合后下方，凹向前上方，此弯曲位置固定，不能改变。耻骨前弯，位于耻骨联合前下方，凸向前上。临床行尿道插管时，将阴茎上提，此弯曲可消失变直，以便器械或导尿管顺利插入（图5-3-2）。

三、经正中偏右矢状断层

此断层前壁为腹直肌，前下界为耻骨上支和耻骨下支，后上界为骶骨岬，后壁为骶骨和尾骨。断层上半部，第5腰椎前方为下腔静脉和髂总动、静脉。在骶骨前方为结肠。骶骨后方有竖脊肌，下方有臀大肌。腹前壁由腹直肌构成，其后方可见小肠及肠系膜的断面。断层下半部可见耻骨结节断面。耻骨后方可见充盈的膀胱断面，膀胱和直肠腹膜反折处为膀胱直肠陷凹，膀胱的下方有前列腺，后下方有精囊的断面（图5-3-3）。

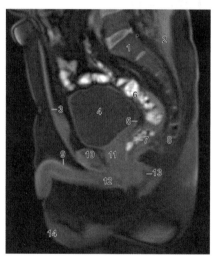 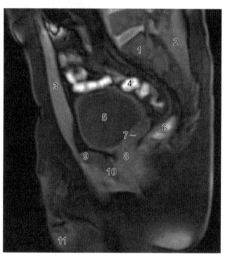

图5-3-2　经正中矢状断层（MRI T₁WI）

1.第1骶椎椎体　2.竖脊肌　3.腹直肌　4.膀胱
5.膀胱直肠陷凹　6.乙状结肠　7.直肠　8.尾骨
9.阴茎海绵体　10.耻骨联合　11.前列腺
12.尿道球部　13.肛管　14.阴囊

图5-3-3　经正中偏右矢状断层（MRI T₁WI）

1.第1骶椎椎体　2.竖脊肌　3.腹直肌　4.结肠
5.膀胱　6.直肠　7.精囊　8.前列腺　9.耻骨上支
10.耻骨下支　11.阴囊

第四节　男性盆部与会阴冠状断层影像解剖

本节将男性盆部与会阴分为4个冠状断层，以下从前向后选取MRI T₁WI图描述男性盆部与会阴的冠状断层结构。

一、经膀胱体的冠状断层

腰椎体的两侧可见腰大肌的断面，椎体和腰大肌之间有腰丛和骶丛，髂骨翼内面的浅窝为髂窝。髂窝内有髂肌向内下走行，腰大肌和髂肌结合形成髂腰肌，在髂骨翼的外侧可见臀小肌和臀中肌的断面。膀胱体居于断层的中央，其下方为前列腺，内有尿道穿过。髂骨翼下方的髋关节断面可见由髂骨体和耻骨体构成髋臼、股骨头和股骨头韧带。髋臼和股骨头构成髋关节，股骨头向外下缩细称为股骨颈，股骨颈外上方的膨大为股骨大转子。耻骨体与耻骨下支之间为

PPT

闭孔，由闭孔膜封闭，该膜内侧为闭孔内肌，外侧为闭孔外肌（图5-4-1）。

二、经输尿管口的冠状断层

此断层的上方可见第1骶椎，其下方为乙状结肠和膀胱的断面，在膀胱的后外侧有两侧的输尿管进入膀胱。在膀胱底的内面，两侧输尿管口和尿道内口之间的区域为膀胱三角，是膀胱镜检查的重点区域，有重要的临床意义。两侧输尿管口之间的皱襞称输尿管间襞，膀胱镜下所见为一苍白带，是临床寻找输尿管口的标志。膀胱的下方为直肠断面，在膀胱的外侧为髂骨的断面，髂骨体和坐骨体构成髋臼，髋臼内容纳股骨头，指向内上方，与髋臼构成髋关节。股骨头以下狭细部分为股骨颈。男性股骨颈与股骨体之间的夹角较大，女性的骨盆宽阔，此角较小。股骨颈的远侧有两个大的突起：即大转子与小转子。大转子凸向外上，小转子凸向内下，其内侧有凹陷的转子窝，为闭孔内、外肌的止点。在髂骨翼的外面依然可见臀小肌和臀中肌的断面（图5-4-2）。

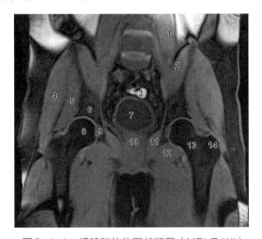

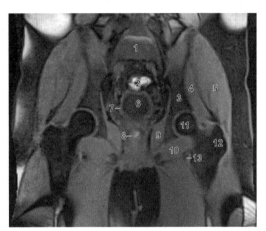

图5-4-1　经膀胱体的冠状断层（MRI T₁WI）

1.腰大肌　2.髂肌　3.乙状结肠　4.臀中肌
5.臀小肌　6.髂骨　7.膀胱　8.股骨头　9.股骨头韧带
10.前列腺　11.闭孔内肌　12.闭孔外肌　13.股骨颈
14.股骨大转子

图5-4-2　经输尿管口的冠状断层（MRI T₁WI）

1.第1骶椎椎体　2.乙状结肠　3.髂骨体　4.臀小肌
5.臀中肌　6.膀胱　7.输尿管口　8.直肠　9.闭孔内肌
10.闭孔外肌　11.股骨头　12.股骨大转子
13.股骨小转子

三、经精囊的冠状断层

此断层中央上份为骶骨，骶骨的外侧为髂骨翼。骶骨的耳状面与髂骨的耳状面构成骶髂关节，关节面扁平，彼此对合非常紧密，关节活动性很小，有利于支撑体重和传递重力。老年时部分关节面融合，关节活动基本上消失。骶骨的下方由上至下依次为乙状结肠、膀胱底、位于膀胱底两侧的精囊、直肠和尿道球部。盆腔侧壁由髋骨构成，其内侧为闭孔内肌，外侧为臀小肌和臀中肌（图5-4-3）。

四、经坐骨大孔的冠状断层

此断层上方为骶骨的耳状面与髂骨翼的耳状面构成的骶髂关节。骶骨下方由上到下依次为乙状结肠、直肠和肛管的断面，直肠穿过肛提肌移行为肛管，肛管终于肛门。肛提肌外侧与坐骨和闭孔内肌之间的三角形间隙为坐骨肛门窝，窝内为成对的锥体形脂肪体。窝尖朝上，为盆膈下筋膜与闭孔内肌筋膜之交接处；窝底向下，为肛门三角区的皮肤及浅筋膜。坐骨肛门窝缺少血供，允许肛管扩张，也易感染并向上或向对侧经肛管后方蔓延。此断层的外侧，在髂骨翼和坐骨之间为坐骨大孔，梨状肌起自第2~5骶椎前面，肌纤维向外下集中，经坐骨大孔出小骨盆，止于股骨大转子顶端。梨状肌将坐骨大孔分为梨状肌上孔和梨状肌下孔。梨状肌上孔有臀上神经自盆腔穿出，梨状肌下孔有臀下神经、阴部神经、坐骨神经及股后皮神经自盆腔穿出。髂骨翼外侧有臀中肌及外下方的臀大肌，坐骨的内侧有闭孔内肌，外侧为股方肌，坐骨最下方为坐骨结节（图5-4-4）。

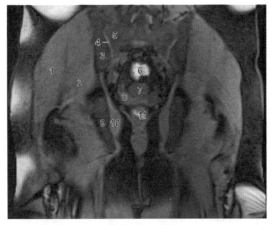
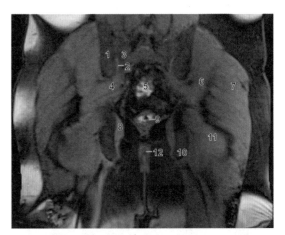

图5-4-3　经精囊的冠状断层（MRI T₁WI）　　　图5-4-4　经坐骨大孔的冠状断层（MRI T₁WI）

1.臀中肌　2.臀小肌　3.髂骨翼　4.骶髂关节　　　1.髂骨翼　2.骶髂关节　3.骶骨　4.梨状肌

5.骶骨　6.乙状结肠　7.膀胱　8.精囊　　　　　5.乙状结肠　6.臀中肌　7.臀大肌　8.闭孔内肌

9.髋骨　10.闭孔内肌　11.直肠　　　　　　　9.直肠　10.坐骨结节　11.臀方肌　12.肛管

本章小结

　　本章在概述中介绍了男性盆部与会阴的境界、分区及标志性结构；男性盆腔重要脏器的位置、形态结构和毗邻关系；盆部器官在断层解剖学上的排列规律；盆部与会阴的血管和淋巴结。

　　本章选取了男性盆部与会阴9个横断层、3个矢状断层和4个冠状断层。横断层主要从上、中、下三个部分分别介绍下腹部、盆腔、会阴与下肢上端的结构。第1~4横断层主要介绍下腹部结构，主要包括回肠、盲肠、阑尾、结肠等肠管结构的断面；第5~8横断层主要介绍盆腔结构，主要包括膀胱、前列腺、输精管、射精管、精囊和直肠的断面。第9断层主要介绍会阴及大腿根部结构的断面。其中，重点掌握经腰5、骶1椎间盘的横断层、经髂骨体的横断层、经髋臼上缘的横断层、经股骨头韧带的横断层、经前列腺的横断层，了解经第1骶椎的横断层、经耻骨联合上缘的横断层、经耻骨联合下缘的横断层、经阴囊下部的横断层。

习　题

一、单项选择题

　　1.两侧髂嵴最高点连线平对下列（　　）腰椎的棘突。

　　A.第1腰椎　　　　B.第2腰椎　　　　C.第3腰椎　　　　D.第4腰椎　　　　E.第5腰椎

　　2.在横断层解剖中，男性盆部与会阴的下界是（　　）。

　　A.耻骨联合下缘平面　　　　　　　B.耻骨联合上缘平面

　　C.阴囊消失的平面　　　　　　　　D.第5腰间盘平面

　　E.尾骨尖平面

　　3.膀胱空虚时，最容易出现膀胱尖的横断层是（　　）。

　　A.经第5腰间盘断层　　　　　　　B.经髂骨体断层

　　C.经耻骨联合上缘断层　　　　　　D.经耻骨联合下缘断层

　　E.经阴囊下部断层

习题

4.经髋骨体的横断层上最不易出现的器官是（ ）。

A.回肠　　　　　B.盲肠　　　　　C.乙状结肠　　　　D.直肠　　　　　E.膀胱

5.与男性膀胱下面毗邻的器官是（ ）。

A.前列腺　　　　B.精囊　　　　　C.输精管壶腹　　　D.直肠　　　　　E.以上都不是

6.在男性盆部的横断层上，最不易出现的结构是

A.空肠　　　　　B.回肠　　　　　C.盲肠　　　　　　D.直肠　　　　　E.十二指肠

7.两侧髂结节连线平对下列（ ）椎骨的棘突。

A.第1腰椎　　　B.第2腰椎　　　C.第3腰椎　　　　D.第4腰椎　　　　E.第5腰椎

8.关于直肠的说法，错误的是（ ）。

A.直肠上续乙状结肠　　　　　　　　B.直肠下续肛管

C.直肠是弯曲的　　　　　　　　　　D.直肠壶腹内的黏膜皱襞是环状襞，又高又密

E.直肠下段管腔扩大称为直肠壶腹

9.空虚时膀胱的形态分为（ ）。

A.尖、体、底　　　　　　　　　　　B.尖、体、底、颈

C.底、体、颈　　　　　　　　　　　D.底、体、颈、管

E.头、颈、体、尾

10.关于膀胱三角的描述，错误的是（ ）。

A.位于膀胱底的内侧面　　　　　　　B.由两侧的输尿管口和尿道内口围成

C.三角区内黏膜光滑，无皱襞　　　　D.是膀胱肿瘤和结核的好发部位

E.三角区内黏膜皱襞高而密

11.关于前列腺的描述，错误的是（ ）。

A.位于膀胱颈和尿生殖膈之间　　　　B.形似栗子，分尖、体、底三部分

C.内有尿道穿过　　　　　　　　　　D.内有射精管穿过

E.内有输精管穿过

12.在横断层上，前列腺肥大引起排尿困难多发生于（ ）。

A.前叶　　　　　B.中叶　　　　　C.右侧叶　　　　　D.左侧叶　　　　E.中叶和侧叶

13.前列腺组织中体积最大的部分是（ ）。

A.中央区　　　　　　　　　　　　　B.周缘区

C.前纤维肌肉基质区　　　　　　　　D.移行区

E.尿道周围组织

14.在横断层上，位于髂腰肌前内侧的结构是（ ）。

A.髂内动脉　　　　　　　　　　　　B.髂外动脉

C.输精管　　　　　　　　　　　　　D.腰骶干

E.闭孔神经

二、简答题

1.简述直肠镜检查的解剖学基础。

2.简述男性盆腔器官的排列规律。

（郭庆河　张　华　李建志）

第六章　女性盆部与会阴

PPT

知识目标

1.掌握　女性盆部主要器官在断层上的位置、形态和毗邻关系：女性膀胱、卵巢、子宫、阴道、直肠。

2.熟悉　女性盆部重要的体表标志；女性盆部与会阴的应用解剖；盆腔主要器官在连续断层上的形态、位置、毗邻及其变化规律。

3.了解　女性盆部与会阴的境界和分区，女性盆腔脏器的位置、形态和毗邻。

技能目标

1.学会　识别女性盆部与会阴连续横断层CT、MRI图像。

2.具备　根据临床需要，进行女性盆部与会阴CT、MRI器械操作的能力；运用CT、MRI等影像技术诊断女性盆部与会阴基本疾病的能力。

初步形成认真求实的科学态度、理论联系实际的学习方法，为后继专业课程打下坚实基础；树立整体的观念，增强辨证思维能力和创新能力，增强职业道德观念。

第一节　概　述

一、境界

女性盆部与会阴位于躯干的下部，其骨性基础主要是骨盆。盆部前面以耻骨联合上缘、耻骨结节、腹股沟至髂嵴前份的连线与腹部分界；后面以髂嵴后份至尾骨尖的连线与脊柱区分界。会阴是指盆膈以下封闭骨盆下口的全部软组织。在断层解剖学中，女性盆部的上界为第5腰椎椎间盘平面，而盆部与会阴的下界为女阴消失平面。

二、标志性结构

1.髂嵴　髂骨翼的游离缘，两侧髂嵴最高点的连线约平第4、5腰椎椎间盘，经此处所作的横断层面称为嵴间平面，是腹主动脉分叉的标志平面。

2.髂前上棘和髂后上棘　分别为髂嵴前、后端的突起，经两侧髂后上棘的连线平对第2骶椎，是蛛网膜下隙终止的标志。

3.耻骨联合上缘　左、右耻骨联合面之间借助耻骨间盘相连，形成耻骨联合，其上缘为骨盆上口的界标之一。直立时，尾骨尖与耻骨联合上缘在同一水平面上。

4.坐骨结节　坐骨最底部的粗糙隆起，其内侧缘的深面有阴部管（又称Alcock管），阴部神经和阴部内动、静脉等结构穿过阴部管。沿坐骨结节向前可触及坐骨支、耻骨下支和耻骨弓。

5.尾骨　位于肛门稍后方的正中线上，稍有活动性。

三、女性盆部与会阴解剖学概要

盆部由盆壁、盆腔及盆腔脏器组成。盆壁以骨盆为基础，覆以肌、筋膜、血管和神经等软组织而构成；盆底由盆底肌及其筋膜形成盆膈而封闭骨盆下口。盆壁、盆底围成盆腔，容纳消化、泌尿器官的下段和女性内生殖器等。女性盆腔脏器自前向后形成前、中、后三列。前列为泌尿器官；中列为生殖器官，包括子宫、阴道、输卵管和卵巢；后列为消化器官，包括直肠和肛管，此外还有沿盆壁下降的输尿管。

会阴构成体腔的下壁，由肌、筋膜等形成的板层样结构，以及其间的腔隙和泌尿器官、生殖器官、消化管末端开口的括约装置等构成，有承托、保护盆腔脏器和控制管道的开闭等功能。

（一）盆壁

盆壁以骨盆为基础，加上盆壁肌、盆膈和盆筋膜而构成，盆壁围成盆腔。盆壁肌包括闭孔内肌和梨状肌。盆膈由肛提肌和尾骨肌及覆盖于其上、下面的盆膈上、下筋膜组成，有肛管通过。盆膈的前部有盆膈裂孔，有女性尿道和阴道通过。会阴深横肌和尿道括约肌及其筋膜构成的尿生殖膈从盆膈裂孔下方封闭加固。盆筋膜可分为盆壁筋膜、盆脏筋膜和盆膈筋膜三部分。盆壁筋膜覆盖盆腔前、后及两侧的盆面，在耻骨联合后面至坐骨棘之间的筋膜增厚形成肛提肌腱弓，还有闭孔筋膜、梨状筋膜和骶前筋膜等。盆腔脏器穿过盆膈和尿生殖膈时，盆壁筋膜在盆底处向上的返折，包裹盆腔内各脏器及血管、神经的表面，形成脏器的鞘、隔或韧带等，包括直肠筋膜鞘、子宫主韧带、骶子宫韧带、直肠阴道隔、膀胱阴道隔和膀胱尿道隔等。盆筋膜间隙为盆筋膜与腹膜之间的疏松结缔组织构成的潜在性间隙，内有血管、神经等通过。重要的间隙有：①耻骨后间隙（又称Retzius间隙，膀胱前间隙），位于耻骨联合、耻骨上支、闭孔内肌筋膜与膀胱和前列腺之间，上达腹膜返折至膀胱上面处，下至盆膈和耻骨膀胱韧带，内有丰富的疏松结缔组织；②直肠旁间隙（又称骨盆直肠间隙），位于直肠筋膜鞘与髂内血管鞘及盆侧壁之间，上界为腹膜，下界为盆膈，前界为直肠阴道隔，后界为直肠和直肠侧韧带，其内充满脂肪组织；③直肠后间隙（或称骶前间隙），位于骶前筋膜与直肠筋膜鞘之间，两侧借直肠侧韧带与直肠旁间隙分开，上达腹膜返折处，下至盆膈上筋膜，其内充满疏松结缔组织。

（二）盆腔脏器

女性盆腔脏器中，膀胱与直肠之间有子宫和阴道上部，子宫两侧有子宫阔韧带包裹输卵管和卵巢；在盆外侧部输尿管越过髂血管进入盆腔。

1.膀胱　位于盆腔前部，耻骨联合的后方，空虚的膀胱似锥形，分为膀胱尖、膀胱体、膀胱底和膀胱颈四部分。女性膀胱的下部借膀胱颈与尿生殖膈相接，膀胱底与子宫颈和阴道前壁相贴。

2.输尿管盆部及壁内部　左、右输尿管在骨盆上口处分别越过左髂总动脉末段和右髂外动脉始段入盆腔，即为输尿管盆部。女性输尿管在腹膜深面沿盆腔侧壁下行于子宫阔韧带底部，在子宫颈外侧约2cm处经子宫动脉后下方到达膀胱底。输尿管行至膀胱底外上角处，向内下斜穿膀胱壁，开口于膀胱三角的输尿管口，这一段称为壁内部。

3.子宫　成人未孕子宫为呈前后稍扁、倒置梨形的肌性器官，可分为子宫底、子宫体、子宫颈三部分（图6-1-1）。子宫底为两侧输卵管子宫口以上的宽而圆凸部分。子宫颈为下端较窄而圆柱状的部分，成人为2.5~3.0cm，又分为突入阴道的子宫颈阴道部和阴道以上的子宫颈阴道上部。

子宫位于盆腔中部，膀胱与直肠之间，两侧与输卵管和卵巢相邻，上方与小肠袢相邻，下方接阴道，其前面隔着膀胱子宫陷凹与膀胱上面相邻，子宫颈阴道上部的前方借膀胱阴道隔与膀胱底相邻，子宫后面隔直肠子宫陷凹及直肠阴道隔与直肠相邻（图6-1-2）。直立时，子宫体近似与地面平行，子宫底伏于膀胱的后上方，子宫颈在坐骨棘平面以上。成人子宫呈轻度前倾前屈位。前倾是指子宫长轴与阴道长轴相交，形成向前开放的角度，近似于直角；前屈为子宫颈与子宫体之间形成向前开放的角度，为钝角（约170°）。子宫的位置可受周围器官的影响，如膀胱或直肠充盈、体位变化等均可造成子宫的位置发生生理性改变。子宫能保持正常位置除依靠盆底肌、尿生殖膈、阴道等子宫周围结构的承托外，子宫阔韧带、子宫主韧带、子宫圆韧带和骶子宫韧带的固定也起了重要作用。

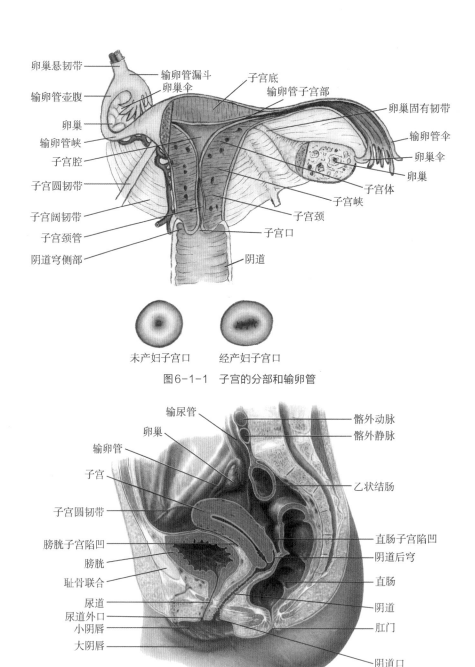

图6-1-1　子宫的分部和输卵管

图6-1-2　女性盆部正中矢状断层

 知识拓展　　　　　　　　　　　　　　　**子宫后位**

　　子宫后位是临床上比较常见的子宫位置，包括子宫后倾和子宫后屈。若子宫的纵轴不变，整个子宫向后方倾倒，使子宫颈呈上翘状态，即子宫后倾。若宫颈位置正常，仅宫体向后倒，称为子宫后屈。子宫后位多为正常表现，部分可能合并有妇科疾病。

　　4.卵巢　　呈扁卵圆形，分为内、外侧面，上、下端和前、后缘，位于骨盆侧壁的髂内动脉与髂外动脉夹角的卵巢窝内。卵巢上端借卵巢悬韧带（内有卵巢的血管、淋巴和神经等）连于盆腔侧壁；下端有卵巢固有韧带与子宫角相连；卵巢前缘有卵巢系膜附于子宫阔韧带后层，其中部为卵巢血管、神经出入之处，称为卵巢门；卵巢后缘游离。

　　5.输卵管　　位于子宫阔韧带上缘内，自子宫底两侧向外侧至卵巢下端附近，沿卵巢前缘上升几达其上端，然后急向内下方弯曲，呈环抱卵巢之势。输卵管由内侧向外侧分为子宫部、峡部、壶腹部、漏斗部四部分。

6.阴道 上接子宫颈，下端穿过尿生殖膈以阴道口开口于阴道前庭，为紧贴子宫下端的肌性管道。阴道位于膀胱、尿道与直肠之间，全长8~10cm。子宫颈与阴道壁之间形成环状的间隙称为阴道穹，可分为前穹、后穹和侧穹，以后穹最深，其与直肠子宫陷凹相邻。

7.直肠 在第3骶椎平面续于乙状结肠，向下穿盆膈移行为肛管。直肠在矢状面上有两个弯曲，即上部的骶曲和下部的会阴曲。直肠下部较为膨大称为直肠壶腹，其内黏膜常有3条横行的直肠横襞。直肠后方的骶前筋膜覆盖脂肪组织、骶静脉丛和淋巴管等，其后与骶骨、尾骨和梨状肌、尾骨肌、肛提肌相邻。

（三）会阴

会阴位于两侧股部上端之间，站立时呈一矢状位的窄沟，截石位时则呈菱形，其境界与骨盆出口基本一致。会阴前端为耻骨联合下缘；后端为尾骨尖。两侧为坐骨结节，前外侧为耻骨下支和坐骨支，体表以腹股沟与股部分界；后外侧为骶结节韧带，体表以臀大肌下缘和臀部分界。女性骨盆出口由于较男性者大，故会阴也较大。

在两侧坐骨结节之间作一连线，可将菱形的会阴分成前、后两个三角形区。前者有尿道和阴道通过，并被外生殖器所占据，为尿生殖区，又称为尿生殖三角；后者有肛管通过，为肛区，又称为肛三角。尿生殖三角内借会阴浅筋膜、尿生殖膈下筋膜和尿生殖膈上筋膜构成会阴浅隙和会阴深隙。会阴浅隙内有会阴浅横肌、会阴的血管及神经的分支、阴道和尿道通过。肛三角内主要有肛管、坐骨肛门窝和经过的神经和血管。

1.肛管 上起自肛柱上端的肛直肠线，下至肛门。肛管后方是密集的纤维结缔组织，称为肛尾韧带，将肛管与尾骨分开；前方是会阴中心腱，借此与尿道膜部、尿道球和阴道下部相邻；侧面是坐骨肛门窝。肛管全长的周围由括约肌围绕。

2.坐骨肛门窝 位于肛管的两侧，是肛区皮肤与肛提肌之间的结缔组织间隙，略似尖朝上、底朝下的楔形。窝的外侧壁由坐骨结节、坐骨支、耻骨下支、闭孔内肌及其筋膜等构成；内侧壁为肛门外括约肌、肛提肌、尾骨肌和盆膈下筋膜等；顶为内、外侧壁相交处；底为皮肤；前壁为会阴浅横肌和尿生殖膈；后壁为臀大肌及其筋膜和骶结节韧带。在坐骨肛门窝外侧壁，坐骨结节下缘的上方2~4cm处有由闭孔内肌筋膜形成的筋膜鞘，称为阴部管或Alcock管，该管包绕阴部内血管和阴部神经。

四、女性盆部与会阴结构的断层解剖学特点

（一）女性盆部与会阴的断层解剖学特点

在横断层上，女性盆腔脏器和会阴结构自上而下可分为五段：①第5腰椎椎间盘至第3骶椎平面，主要有盲肠、阑尾、回肠和乙状结肠；②骶髂关节消失平面至髋臼上缘平面，为腹、盆腔脏器混合存在，前部有回肠和乙状结肠；后部有输卵管、卵巢、子宫和直肠；③髋臼上缘至耻骨联合上缘平面，自前向后为膀胱、子宫颈、阴道上部和直肠；④经耻骨联合和耻骨弓的断层，自前向后为尿道及前庭球、阴道和肛管；⑤耻骨弓以下断层，主要为女阴结构，包括大阴唇、小阴唇、阴蒂和阴道前庭。

（二）子宫在横断层上的形态及结构

在横断层上，子宫可呈圆形、近似圆形或纺锤形，其壁明显分为两层，即外层的肌层和内层的子宫内膜。子宫前缘较短而稍平；后缘较长，且光滑并明显后凸；子宫的左、右侧向外侧分别延伸为子宫阔韧带。

当横断层上子宫未出现子宫内腔时，此部分即为子宫底；在髋关节平面以上的子宫断面中，出现有狭窄的横行裂隙即子宫腔，此部分的子宫为子宫体；在髋关节平面以下的子宫则明显变细，即子宫颈，其中央的狭小腔隙为子宫颈管。当子宫颈后方出现阴道后穹时，该平面的子宫为子宫颈阴道部；而该平面以上的子宫颈，则为子宫颈阴道上部。

（三）会阴结构在横断层上的识别

肛提肌为会阴结构的标记性结构。在横断层上，呈"U"字形的肛提肌及其筋膜形成盆膈，与外侧的闭孔内肌、后方的臀大肌围成呈三角形的坐骨肛门窝。此三角形区域向下逐渐增大，至肛区皮肤出现时消失。两侧肛提肌的内侧为泌尿器官、生殖器官和消化管的末端，自前向后依次为尿道、阴道和肛管。呈"U"字形的肛提肌消失后，依次出现尿生殖膈及会阴深隙、前庭球及会阴浅隙。在肛门消失以下的断层上，仅有女阴结构。

五、女性盆部与会阴结构的断层影像学表现

（一）盆腔内的泌尿器官

1.膀胱 膀胱位于盆腔的前下方，耻骨联合后方。膀胱底部为输尿管入口及尿道内口组成的三角区。其位置、大小、形态因膀胱的充盈程度而不同。

（1）CT表现 充盈较好的膀胱呈圆形、椭圆形或类方形，膀胱壁呈薄而均匀的软组织密度影，膀胱腔内为均匀水样低密度的尿液。增强扫描膀胱壁均匀强化，排泄期对比剂由肾排泄入膀胱，因此膀胱腔内呈均匀高密度影，内壁光滑。

（2）MRI表现 膀胱壁信号与盆壁肌信号相似，T_1WI上为中等信号；T_2WI上膀胱壁致密的内层平滑肌为低信号，疏松的外层平滑肌为中等信号。膀胱腔内的尿液呈均匀长T_1低信号和长T_2高信号。T_1WI增强扫描膀胱壁均匀强化，延迟期膀胱腔内长T_1低信号的尿液由于对比剂的进入而呈短T_1高信号。

2.输尿管盆段及壁内段 输尿管盆段位于腰大肌前内方，输尿管进入盆腔后沿髂腰肌内后方下行，至膀胱水平位于膀胱后外方。

（1）CT表现 平扫呈点状软组织密度影，但输尿管盆部一般难以辨认。增强扫描后输尿管壁可以强化，排泄期输尿管内充满对比剂呈点状致密影。

（2）MRI表现 输尿管管壁为致密平滑肌，在T_1WI及T_2WI上呈低信号影，但输尿管盆段一般难以辨认。增强扫描后输尿管管壁强化，排泄期输尿管内充满对比剂呈点状高信号影。

（二）女性盆腔内的生殖器官

1.子宫

（1）CT表现 横断层扫描，子宫体在耻骨联合上5~7cm断层显示，呈横置的梭形或椭圆形软组织密度影，边缘光滑，密度均匀，增强扫描强化明显，密度高于盆壁肌。子宫体中心的子宫腔及分泌液为较小的类圆形或T形低密度影，增强扫描无强化。子宫体下方的子宫颈横断层呈圆形或椭圆形的软组织密度影。增强扫描，子宫体肌层明显均匀强化。子宫颈在耻骨上方3cm层显示，横断层为扁圆形，矢状断层为长柱形，增强扫描时与子宫体强化基本一致或稍弱于子宫体。

（2）MRI表现 T_1WI上子宫体及子宫颈呈均匀稍低信号影，T_2WI上子宫体及子宫颈呈分层表现（表6-1-1）。

表6-1-1 子宫体和子宫颈在T_2WI上的分层信号表现

	组成结构	信号特点
子宫体	子宫内膜和子宫腔内分泌物	高信号
	结合带	低信号
	子宫肌层	中等信号
子宫颈	子宫颈管内黏液	高信号
	子宫颈黏膜皱襞	中等信号
	子宫颈纤维基质	低信号
	子宫颈肌层	中等信号

子宫内膜修复期最薄，厚度为1~3mm；分泌期最厚，厚度为4~6mm，不超过10mm。子宫内膜至子宫外缘厚度为1~3cm。子宫峡部位于子宫体与子宫颈的交界处，在T_2WI上显示清楚。MRI增强扫描，子宫体、子宫颈各层强化表现随时间变化而改变。

（3）子宫旁组织　在CT上为低密度脂肪区域，其内的静脉丛、神经、淋巴结和纤维结缔组织CT平扫呈条索状、结节状软组织密度；MRI表现在T_1WI上一般呈中等信号，T_2WI则以中等或高信号多见；增强扫描子宫旁血管与邻近血管强化程度一致。

知识链接　　　　　　　　　**TCT宫颈癌筛查**

是通过液基薄层细胞试剂盒采集宫颈口的脱落细胞，使用全自动薄层细胞制片机制片，并根据细胞核形态进行细胞学分类，以诊断是否具有癌变症状。

在TCT测试中，临床医师按通常方法用TCT专门的采样器采集子宫颈细胞样本，然后将采集器置入装有细胞保存液的小瓶中进行漂洗，这样就获得了几乎全部的细胞样本。患者的细胞样本瓶被送往实验室，在那里用全自动细胞检测仪将样本分散并过滤，以减少血液、黏液及炎症组织的残迹，从而就得到了一个薄薄的保存完好的细胞层，以备做进一步的显微检测和诊断。操作过程的不同决定了TCT测试阳性检测率的提升、不满意样本数量的减少。

2. 卵巢　正常卵巢在子宫体两侧或略靠上，髂内、外动脉夹角之间的陷窝内。

（1）CT表现　平扫呈软组织密度影，与盆腔内肠道影有时不易区分，卵泡成熟期由于卵巢内有滤泡形成，CT平扫密度可不均匀。增强扫描强化不明显。

（2）MRI表现　卵巢在T_1WI上不易显示，一般呈均匀低信号，与子宫肌信号相近，与盆腔内肠管影不易区分。T_2WI上，纤维基质为偏低信号影，卵泡为高信号影，卵泡初期的卵巢在T_2WI上以低信号影的纤维基质为主，卵泡成熟期的卵巢内可见高信号的卵泡影。

课堂互动

单纯性卵巢囊肿是指卵巢内有囊性的肿物形成，可分为肿瘤性和非肿瘤性两类。单纯性卵巢囊肿在临床上多表现有小腹疼痛，小腹不适。当单纯性卵巢囊肿影响到激素生产时，可能出现诸如阴道不规则出血或毛体增多等症状。

学生思考：单纯性卵巢囊肿时，卵巢内出现囊样的肿块，若此时行MRI检查，卵巢囊肿在T_1WI和T_2WI的信号如何？

教师解答：MRI检查可见卵巢囊肿在T_1WI呈低信号，T_2WI呈高信号。

3. 输卵管　输卵管在CT及MRI上不易显示。CT和MRI输卵管造影断层显示为弯曲走行的细条状高密度影或高信号影。由于输卵管结构细小，无论哪种放射学检查手段，都不足以清晰显示输卵管管壁的情况。

4. 阴道

（1）CT表现　横断层上阴道为类圆形软组织密度影，其内偶可见低密度影，为阴道腔隙和分泌液。CT冠状位及矢状位重建可以较清楚显示阴道，以矢状位较好。增强扫描强化均匀。

（2）MRI表现　阴道壁在平扫序列上其信号低于子宫肌，与横纹肌相似。T_2WI矢状位显示阴道与周围结构关系较佳，阴道壁为低信号，阴道上皮组织及黏液为高信号，阴道周围脂肪组织为高信号。T_1WI上不能区分阴道壁与中心区，但阴道周围脂肪组织为高信号，因此可以与周围结构区分。增强扫描后阴道强化均匀，强化程度弱于子宫体。

第二节　女性盆部与会阴断层解剖及影像

案例讨论

案例　患者，女性，30岁。阴道不规则流血伴流水样物2个月余。CT检查示宫颈增大，边缘不规则，可见中等密度的肿块，MRI示宫颈处肿块，T_1WI呈稍低或低等信号，T_2WI多较正常宫颈信号高；增强扫描后可见不规则或均匀强化。根据患者病史及临床检查该病例诊断为宫颈癌。

讨论　1.请讨论在横断层中如何鉴别子宫颈阴道上部与子宫颈阴道部平面。

2.如肿瘤继续生长，有可能直接蔓延到周围哪些器官或结构？

一、经子宫底的横断层

腹前外侧壁中线两侧可见腹直肌。盆腔内脏器前方为膀胱尖，盲肠位于右侧髂腰肌前方，中央为子宫底，后方为位于骶骨前方的直肠，其余肠管为回肠。在左髂内、外动脉之间有左侧卵巢断面。骶骨与髂骨体之间为坐骨大孔，内有梨状肌穿过。梨状肌与髂骨之间为梨状肌上孔，内有臀上动、静脉和臀上神经通过。髂骨体后外侧有臀小肌、臀中肌、臀大肌。髂骨体前方有髂腰肌，该肌的内前方有髂外动、静脉（图6-2-1）。

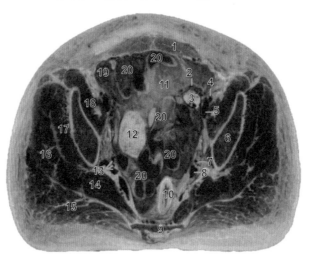

a

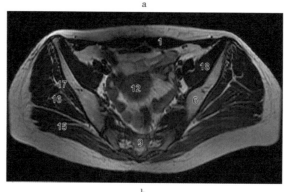

b

图6-2-1　经子宫底的横断层

a.断层标本　b.MRI T_1WI图像

1.腹直肌　2.输卵管　3.左侧卵巢　4.左髂外动脉　5.左髂外静脉　6.髂骨体　7.左髂内动脉　8.左髂内静脉

9.第5骶椎椎体　10.直肠　11.膀胱　12.子宫底　13.臀上动、静脉及神经　14.梨状肌　15.臀大肌

16.臀中肌　17.臀小肌　18.髂腰肌　19.盲肠　20.回肠

二、经输卵管子宫口的横断层

盆腔内脏器前为膀胱尖,中为子宫底,后为直肠,其余肠管为回肠。子宫底两侧与输卵管相连,其末端可见输卵管伞,后方与直肠之间可见由腹膜形成的直肠子宫陷凹的断面。

髂骨体呈宽厚的三角形,其内侧有闭孔内肌,该肌内侧有闭孔血管、闭孔神经和输尿管。髂骨体前方有髂腰肌,该肌的内前方由外侧至内侧有股神经和髂外动、静脉。髂腰肌外侧有缝匠肌,该肌后外侧有阔筋膜张肌。髂骨体后外侧有臀小肌、臀中肌和臀大肌。梨状肌已穿出坐骨大孔,位于髂骨体与臀大肌之间。梨状肌的前方有臀下动、静脉和骶丛各分支的断面(图6-2-2)。

微课

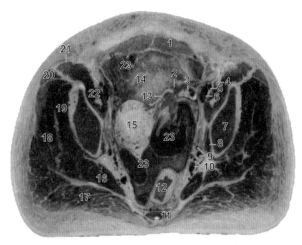

a

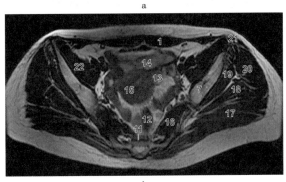

b

图6-2-2 经输卵管子宫口的横断层

a.断层标本 b.MRI T₁WI图像

1.腹直肌 2.输卵管伞 3.卵巢 4.股神经 5.左髂外动脉 6.左髂外静脉 7.髂骨体 8.闭孔内肌
9.闭孔动、静脉 10.臀下动、静脉 11.骶尾联合 12.直肠 13.输卵管 14.膀胱 15.子宫底
16.梨状肌 17.臀大肌 18.臀中肌 19.臀小肌 20.阔筋膜张肌 21.缝匠肌 22.髂腰肌 23.回肠

三、经子宫体的横断层

腹直肌内侧的前方有锥状肌断面,两者后方有膀胱。子宫体位于盆腔中央,其内可见子宫腔,骶尾联合前方有直肠。直肠与子宫体之间隔以直肠子宫陷凹,膀胱与子宫之间有膀胱子宫陷凹。

髂骨体前方有髂腰肌,该肌前方可见股神经和髂外动、静脉,外侧有缝匠肌和阔肌膜张肌。髋臼的内侧有闭孔内肌,该肌前端的内侧有闭孔动、静脉和闭孔神经。髋臼与其内的股骨头构成髋关节,此断层显示髋关节上份的断面,关节的断面较小。髂骨体的后外侧有臀小肌、臀中肌和臀大肌。髂骨体与臀大肌之间有坐骨神经和梨状肌的断面,坐骨神经内侧有阴部内动、静脉和阴部神经。在臀大肌前方可见臀下动、静脉的断面(图6-2-3)。

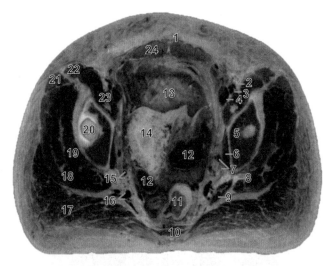

a

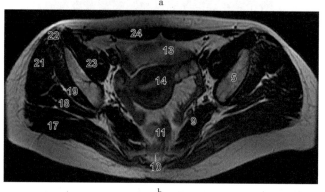

b

图6-2-3　经子宫体的横断层

a.断层标本　b.MRI T₁WI图像

1.锥状肌　2.股神经　3.左髂外动脉　4.左髂外静脉　5.髂骨体　6.闭孔内肌　7.闭孔静脉及神经　8.坐骨神经

9.梨状肌　10.骶尾联合　11.直肠　12.回肠　13.膀胱　14.子宫体　15.阴部内动、静脉　16.臀下动、静脉

17.臀大肌　18.臀中肌　19.臀小肌　20.股骨头　21.阔筋膜张肌　22.缝匠肌　23.髂腰肌　24.腹直肌

四、经子宫颈阴道上部的横断层

锥状肌和腹直肌后方有膀胱体，尾骨的前方有直肠，后者前方为子宫颈，其内可见子宫颈管。子宫颈的两侧与闭孔内肌之间有输尿管和子宫阴道静脉丛的断面。直肠与闭孔内肌之间为坐骨肛门窝，其间充满脂肪组织。在尾骨两侧有向外侧行走的尾骨肌。

髋臼由前部的耻骨体和后部的坐骨体构成，此断层显示髋关节中上份的断面，关节的断面较大，其内可见股骨头韧带。耻骨体前方有髂腰肌，髂腰肌前方由外侧向内侧有股神经、股动脉和股静脉。髂腰肌外侧有缝匠肌、股直肌和阔筋膜张肌。坐骨内侧有闭孔内肌。在股骨头与坐骨体的外后方有臀小肌、臀中肌和臀大肌。坐骨体后方有一横行的肌为上孖肌，该肌与臀大肌之间有坐骨神经和臀下动、静脉（图6-2-4）。

五、经子宫颈阴道部的横断层

盆腔内的器官由前向后依次为膀胱、阴道和直肠的断面。阴道内有子宫颈阴道部。在阴道两侧有阴道静脉丛。直肠后方为尾骨，直肠两侧可见条带状的肛提肌。肛提肌与闭孔内肌之间的三角形间隙为坐骨肛门窝，窝内有阴部神经、阴部内血管和脂肪组织。髋骨内侧有闭孔内肌，其前方紧贴髋骨的内侧面有闭孔神经和闭孔动脉、闭孔静脉，该肌的后端移行为肌腱，绕过坐骨小切迹至臀区，止于转子窝。

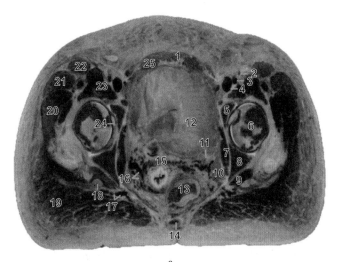

a

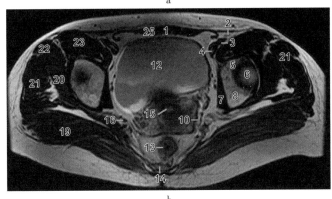

b

图6-2-4 经子宫颈阴道上部的横断层

a.断层标本   b.MRI T₁WI图像

1.锥状肌 2.股神经 3.股动脉 4.股静脉 5.耻骨体 6.股骨头 7.闭孔内肌 8.坐骨体 9.上孖肌 10.坐骨
肛门窝 11.左输尿管 12.膀胱 13.直肠 14.尾骨 15.子宫颈管 16.子宫阴道静脉丛 17.臀下动、静脉
18.坐骨神经 19.臀大肌 20.臀中肌 21.阔筋膜张肌 22.缝匠肌 23.髂腰肌 24.股骨头韧带 25.腹直肌

此断层盆腔两侧为髋臼与股骨头构成的髋关节，为髋关节中下份的断面，关节的断面较大。髋臼的前方为耻骨体，后方为坐骨体。耻骨体的前方有缝匠肌、髂腰肌和耻骨肌，髂腰肌的内前方有股神经和股动、静脉。股骨头外侧有阔筋膜张肌和臀中肌，坐骨体的后方有闭孔内肌腱、下孖肌和臀大肌。臀大肌深面有坐骨神经和臀下动、静脉（图6-2-5）。

六、经阴道上份的横断层

盆腔内主要结构从前到后依次为膀胱颈、阴道和直肠。膀胱位于两侧耻骨上支之间。直肠后方及两侧有肛提肌。耻骨和坐骨内侧有闭孔内肌，内有闭孔神经和闭孔内动、静脉穿过。在臀大肌前方，肛提肌与闭孔内肌之间为坐骨肛门窝，窝的外侧壁有阴部管，内有阴部神经和阴部内动、静脉通过。

耻骨上支行向前下，于下一断层止于耻骨联合两侧。后部为坐骨体。此断层显示髋关节下份的断面，关节的断面变小，其特点股骨头的后外侧连结股骨颈，股骨颈伸向后外侧与膨大的大转子相连。在耻骨上支前外侧有耻骨肌，股骨头前方有髂腰肌，两肌之间的前方有股神经和股动、静脉。髂腰肌前外侧有缝匠肌、股直肌和阔筋膜张肌。在坐骨体后方有闭孔内肌腱及其伴行的下孖肌，该肌与臀大肌之间有坐骨神经。大转子后外侧有臀中肌和臀大肌（图6-2-6）。

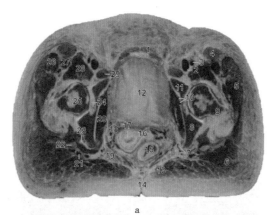

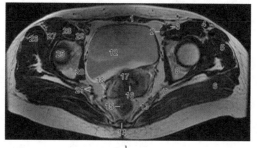

图6-2-5 经子宫颈阴道部的横断层

a.断层标本　b.MRI T₁WI图像

1.锥状肌　2.股静脉　3.股动脉　4.缝匠肌　5.臀中肌　6.臀大肌　7.阴部内动、静脉　8.坐骨体　9.股骨颈

10.闭孔动、静脉　11.耻骨体　12.膀胱　13.肛提肌　14.尾骨　15.直肠　16.阴道　17.子宫颈阴道部

18.子宫阴道静脉丛　19.坐骨肛门窝　20.闭孔内肌　21.臀下静脉　22.坐骨神经　23.闭孔内肌腱

24.股骨头韧带　25.股骨头　26.阔肌膜张肌　27.股直肌　28.髂腰肌　29.耻骨肌

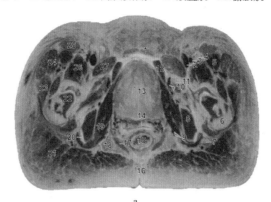

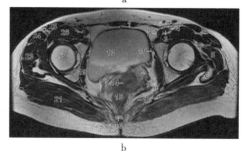

图6-2-6 经阴道上份的横断层

a.断层标本　b.MRI T₁WI图像

1.锥状肌　2.股静脉　3.股动脉　4.股神经　5.股直肌　6.股骨大转子　7.坐骨神经　8.坐骨体　9.阴部内动、静脉

10.闭孔动、静脉　11.闭孔神经　12.耻骨上支　13.膀胱　14.阴道　15.直肠　16.尾骨　17.肛提肌　18.坐骨肛门窝

19.闭孔内肌　20.闭孔内肌腱　21.臀大肌　22.股骨颈　23.臀中肌　24.阔肌膜张肌　25.缝匠肌　26.髂腰肌　27.耻骨肌

七、经阴道下份的横断层

断层的中间部呈三角形，其前方为耻骨联合及耻骨下支，两侧有闭孔内肌和坐骨结节，后方为臀大肌内侧缘。耻骨联合前方为凸向前的阴阜。两侧耻骨下支伸向后外侧，其后方的间隙为耻骨后隙。耻骨后隙后方从前向后依次为尿道、阴道和肛管的断面。本断层上，直肠已穿讨盆膈移行为肛管。盆膈上、下筋膜之间的肛提肌断面呈条带状，位于上述三个脏器的两侧。闭孔内肌内侧缘有阴部内动、静脉和阴部神经。闭孔内肌、肛提肌与臀大肌之间为坐骨肛门窝。

断层外侧部中份可见股骨大转子及其前方的股骨颈断面。在耻骨和坐骨的外侧可见耻骨肌和短收肌。在股骨断面前方有缝匠肌、股直肌、阔筋膜张肌、髂腰肌和股外侧肌。在耻骨肌、缝匠肌与髂腰肌之间有大隐静脉、股静脉、股动脉和股深动脉。大转子和坐骨结节之间有横行的股方肌，其后方有宽厚的臀大肌，二肌之间有坐骨神经及臀下动、静脉和臀下神经的分支（图6-2-7）。

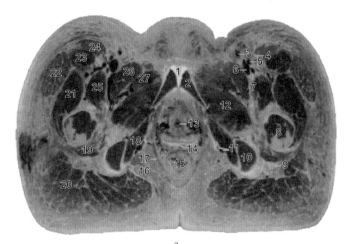

a

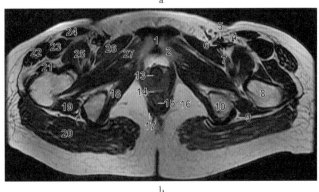

b

图6-2-7　经阴道下份的横断层

a.断层标本　b.MRI T₁WI图像

1.耻骨联合　2.耻骨下支　3.大隐静脉　4.股神经　5.股动脉　6.股静脉　7.股深动脉　8.股骨　9.坐骨神经
10.坐骨结节　11.阴部内动、静脉　12.闭孔外肌　13.尿道　14.阴道　15.肛管　16.坐骨肛门窝　17.盆膈
18.闭孔内肌　19.股方肌　20.臀大肌　21.股外侧肌　22.阔筋膜张肌　23.股直肌　24.缝匠肌
25.髂腰肌　26.耻骨肌　27.短收肌

第三节　女性盆部与会阴矢状断层影像解剖

本节将女性盆部与会阴分为3个矢状断层，以下从左向右选取MRI T₂WI图描述女性盆部与会阴的断面结构。

PPT

一、经左侧卵巢的矢状断层

此断层的前上方可见腹直肌，前下方可见耻骨，断层后部为骶骨。骶骨的前方腹腔内有小肠和肠系膜等的断面。断层下半部，盆腔内由前向后可见膀胱、乙状结肠和直肠等结构。在小骨盆的侧壁，髂内动脉和髂外动脉之间的卵巢窝内可见左侧卵巢，呈椭圆形（图6-3-1）。

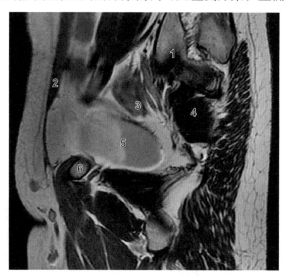

图6-3-1　经左侧卵巢的矢状断层（MRI T$_2$WI）

1.骶骨　2.腹直肌　3.左侧卵巢　4.乙状结肠　5.膀胱　6.耻骨

二、经正中矢状断层

盆腔内脏器从前向后依次为膀胱和尿道、子宫和阴道、直肠和肛管，排列规律同男性，均为泌尿系统居前，生殖系统居中，消化系统居后。充盈的膀胱位于腹前外侧壁的后方及耻骨联合后上方，尿道内口平耻骨联合后面中央起始于膀胱颈，行向前下，穿尿生殖膈，以尿道外口开口于阴道前庭。膀胱与子宫之间腹膜反折形成的陷凹称膀胱子宫陷凹。

子宫位于膀胱的后方，从上至下可分为子宫底、子宫体和子宫颈三部分。子宫底和子宫体之间可见狭窄的腔隙，为子宫腔，子宫颈内的腔隙为子宫颈管。宫颈部为肿瘤好发的部位，宫颈癌是女性最常见的恶性肿瘤之一。MRI是目前诊断宫颈癌宫旁侵犯的最佳无创性方法，在宫颈癌分期方面明显优于超声或CT等检查，具有很高的精确性、敏感性和特异性。子宫颈向下伸入阴道。阴道上端包绕子宫颈阴道部，两者之间形成阴道穹，阴道后穹位置最高。阴道位于尿道后方，向前下走行，与尿道共同开口于阴道前庭。此断层可见子宫长轴与阴道长轴形成向前开放的直角，称为前倾；子宫体和子宫颈之间形成向前开放的钝角，称为前屈。前倾前屈位为成年女性子宫的正常姿势，一般来说，该姿势的子宫受孕的机会多，而后倾、后屈、后倾后屈的子宫受孕的机会小。

沿骶骨前方呈弧形下行的肠管为乙状结肠，乙状结肠在第3骶椎前方移行为直肠，直肠沿骶、尾骨前面下行，穿肛提肌移行为肛管，终于肛门。腹膜在直肠与子宫之间移行形成的陷凹为直肠子宫陷凹，是立位和半卧位时女性腹膜腔的最低处，与阴道后穹仅隔阴道后壁和一层腹膜。腹膜腔积液时，可经阴道后穹穿刺或引流。直肠下端的膨大，称为直肠壶腹。在该矢状面上，可见直肠有两个弯曲，上方的弯曲为凸向后的直肠骶曲，下方为凸向前的直肠会阴曲（图6-3-2）。

三、经右侧卵巢的矢状断层

此断层的前上方可见腹直肌，前下方可见耻骨，断层后部为骶骨。骶骨的前方腹腔内有小肠和肠系膜等结构的断面。断层下半部，盆腔内由前向后可见充盈的膀胱、子宫颈、乙状结肠和直肠等结构。在小骨盆的侧壁，卵巢窝内可见呈椭圆形的卵巢（图6-3-3）。

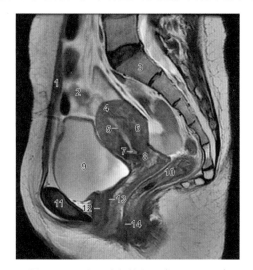

图6-3-2　经正中矢状断层（MRI T₂WI）

1.腹直肌　2.小肠　3.第1骶椎　4.子宫底
5.子宫腔　6.子宫体　7.子宫颈管　8.子宫颈
9.膀胱　10.直肠　11.耻骨联合　12.尿道
13.阴道　14.肛管

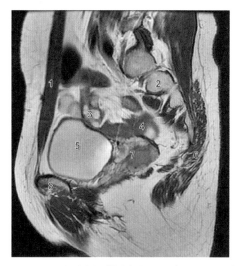

图6-3-3　经右侧卵巢的矢状断层（MRI T₂WI）

1.腹直肌　2.第2骶椎　3.右侧卵巢　4.乙状结肠
5.膀胱　6.臀大肌　7.子宫颈　8.耻骨

第四节　女性盆部与会阴冠状断层影像解剖

本节将女性盆部与会阴分为2个冠状断层，以下从前向后选取MRI T₂WI图像描述女性盆部与会阴的冠状断层结构。

PPT

一、经左、右髋关节的冠状断层

此断层外侧可见髂骨翼、髂骨体、耻骨体和股骨的断面。盆壁的中份髂骨体和耻骨体的外侧面凹陷形成髋臼，髋臼的内侧可见闭孔内肌，其下方为闭孔外肌。髋臼与股骨头构成髋关节，该断层显示为髋关节的中份。髋臼的外上方为髂骨翼，其外侧面有紧贴骨面的臀小肌和其外侧的臀中肌，内侧面紧邻髂肌和腰大肌，腰大肌的内侧可见第5腰椎。第5腰椎椎体的下方，盆腔正中可见子宫的断面，子宫底和子宫体之间的腔隙为子宫腔，子宫的两侧可见输卵管和位于卵巢窝内的卵巢。子宫的下方为膀胱断面（图6-4-1）。

二、经左、右骶髂关节的冠状断层

此断层的上方可见骶骨的耳状面和髂骨的耳状面构成的骶髂关节。髂骨翼的外面为臀中肌及其下方的臀大肌。髂骨翼与坐骨断面之间为坐骨大孔，梨状肌由该孔穿出，将该孔分为梨状肌上孔和梨状肌下孔。梨状肌上孔有臀上血管、神经自盆腔穿出，梨状肌下孔有臀下血管、神经、阴部内血管、阴部神经、股后皮神经及全身最粗大的坐骨神经穿出。坐骨的内侧有闭孔内肌，外侧为股方肌。盆腔内由上到下可见乙状结肠、直肠和肛管。直肠和肛管的分界为盆膈，由盆膈上、下筋膜和肛提肌构成，有固定盆腔器官的重要作用，如功能失常可引起直肠脱垂或阴道、子宫脱垂。盆膈与闭孔内肌之间的三角形区域为坐骨肛门窝。坐骨肛门窝有坚实的纤维束横过，并且充填大量脂肪，称坐骨肛门窝脂肪体。这部分脂肪体支撑并可挤压肛管，因而排便时肛管能充分扩张（图6-4-2）。

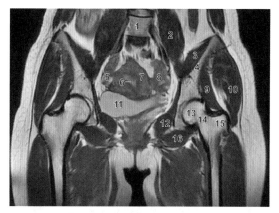
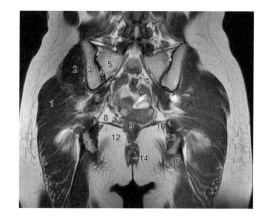

图6-4-1　经左、右髋关节的冠状断层（MRI T₂WI）　　　图6-4-2　经左、右骶髂关节的冠状断层（MRI T₂WI）

1.第5腰椎椎体　2.腰大肌　3.髂肌　4.髂骨翼　　　　　　　1.臀大肌　2.臀中肌　3.髂骨翼　4.骶髂关节

5.右侧卵巢　6.子宫腔　7.子宫体　8.左侧卵巢　　　　　　5.骶骨　6.梨状肌　7.乙状结肠　8.膀胱　9.直肠

9.臀小肌　10.臀中肌　11.膀胱　12.闭孔内肌　　　　　　10.肛提肌　11.坐骨　12.坐骨肛门窝

13.股骨头　14.股骨颈　15.股骨大转子　　　　　　　　13.闭孔内肌　14.肛管　15.股方肌

16.闭孔外肌

 本章小结

　　本章在概述中介绍了女性盆部与会阴的境界、分区及标志性结构；女性盆腔重要脏器的位置、形态结构和毗邻关系；盆部器官在断层解剖学上的排列规律；盆部与会阴的血管和淋巴结。

　　本章选取了女性盆部与会阴7个横断层、3个矢状断层和2个冠状断层。横断层主要从子宫和阴道两个部分分别介绍下腹部与盆腔、会阴与下肢上端的结构。第1横断层主要介绍下腹部结构，主要包括回肠、盲肠、直肠、乙状结肠等肠管结构的横断层；第2横断层为腹、盆腔脏器混合存在，主要包括子宫、输卵管、卵巢和直肠的横断层。第3~5横断层主要介绍输卵管、卵巢、子宫和直肠；第6~7横断层主要介绍会阴部的结构。其中，重点掌握经输卵管子宫口的横断层、经子宫体的横断层、经子宫颈阴道上部的横断层、经子宫颈阴道部的横断层。

习　题

一、单项选择题

　　1.坐骨肛门窝首次出现的横断层是（　　）。

　　A.髋关节　　　　　B.耻骨联合　　　　　C.尾骨　　　　　　D.闭孔　　　　　E.耻骨弓

　　2.经阴道下份的横断层上不出现的是（　　）。

　　A.膀胱　　　　　B.前列腺　　　　　C.直肠　　　　　　D.坐骨肛门窝　　　　　E.肛管

　　3.在横断层上，子宫最先出现的是（　　）。

　　A.子宫底　　　　　　　　　　　　　B.子宫体

　　C.子宫颈阴道部　　　　　　　　　　D.子宫颈阴道上部

　　E.子宫峡

　　4.在横断层上，子宫体与子宫颈的分界标志是（　　）。

　　A.输卵管　　　　B.卵巢　　　　　C.子宫角　　　　D.子宫峡　　　　E.子宫腔

　　5.在横断层上，正常子宫颈的最低平面是（　　）。

　　A.髋关节　　　　B.坐骨棘　　　　C.坐骨结节　　　　D.坐骨支　　　　E.耻骨弓

6.在横断层上，子宫体两侧横行的韧带是（　　）。

A.子宫圆韧带 　　　　　　　　B.子宫阔韧带

C.子宫主韧带 　　　　　　　　D.骶子宫韧带

E.耻子宫韧带

7.在横断层上，子宫腔与子宫颈管的分界标志是（　　）。

A.子宫体 　　　　B.子宫颈 　　　　C.子宫底 　　　　D.子宫峡 　　　　E.子宫角

8.在CT、MRI图像上寻找卵巢的标志结构是（　　）。

A.子宫 　　　　　　　　　　　B.输卵管

C.输尿管 　　　　　　　　　　D.髂内、外血管

E.髂总血管

9.在横断层上，阴道穹最先出现的是（　　）。

A.前穹 　　　　B.左侧穹 　　　　C.右侧穹 　　　　D.后穹 　　　　E.前、后穹

10.闭孔的横断层上不出现的是（　　）。

A.闭膜管 　　　　　　　　　　B.闭孔神经

C.闭孔动、静脉 　　　　　　　D.闭孔内、外肌

E.髂骨翼

二、简答题

1.简述男、女性盆腔脏器的排列规律。

2.简述子宫在连续横断层中的结构变化。

（李慧超　李建志　张　华）

第七章　脊柱区

知识目标

1.**掌握**　脊柱区颈段、胸段、腰段和骶尾段横断层上器官的形态、位置和毗邻关系。

2.**熟悉**　脊柱区基本结构。

技能目标

1.**学会**　识别脊柱区颈段、胸段、腰段和骶尾段连续横断层CT、MRI图像。

2.**具备**　根据临床需要，进行脊柱区CT、MRI器械操作的能力；运用CT、MRI等影像技术诊断脊柱区基本疾病的能力。

培养不畏艰辛、认真负责的良好品格；具备严谨踏实的工作作风和科学求实的专业素质；提高科学思维和创新思维的能力。

第一节　概　述

脊柱区又称背区，指脊柱及其后外侧软组织所组成的区域。

一、境界与分区

（一）境界

脊椎区位于背部，上端起自枕外隆凸及上项线，下端至尾骨尖，两侧为斜方肌前缘、三角肌后缘上份、腋后襞与胸壁交界处、腋后线、髂嵴后份、髂后上棘至尾骨尖的连线。

（二）分段

脊柱区自上而下分为颈段、胸段、腰段、骶尾段（图7-1-1）。

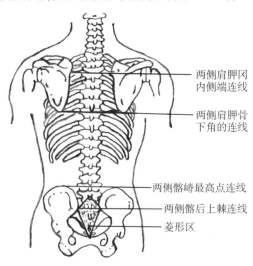

　两侧肩胛冈内侧端连线

　两侧肩胛骨下角的连线

　两侧髂嵴最高点连线

　两侧髂后上棘连线

　菱形区

图7-1-1　脊柱背面观及背部骨性标志

二、标志性结构

1.棘突　椎骨向后形成的突起，位于后正中线。自枕外隆突沿后正中线向下触摸，枢椎棘突第1个被触及；隆椎棘突较长，容易在体表触及，是计数椎骨序数的标志；胸椎棘突斜向后下，呈叠瓦状；腰椎棘突呈板状，水平伸向后方；骶椎棘突在后正中线位置融合形成骶正

医药大学堂
www.yiyaodxt.com

中嵴。

2.**骶管裂孔和骶角** 骶管下端开口为骶管裂孔，由第4~5骶椎背面切迹与尾骨围成。裂孔两侧向下的突起为骶角，容易在体表触及，是骶管麻醉的进针标志。

3.**尾骨** 由3~4块退化的尾椎融合形成，位于骶骨下方，肛门后方，有肛尾韧带附着，其尖端与耻骨联合上缘位于同一平面。

4.**髂嵴和髂后上棘** 髂骨翼上缘肥厚称之为髂嵴，两侧髂嵴最高点连线平对第4腰椎棘突，是计数椎体的标志；髂嵴后端突起称之为髂后上棘，两侧髂后上棘的连线平对第2骶椎棘突，是计数椎体的标志。

5.**肩胛冈和肩胛下角** 肩胛骨后面横行的骨性隆起称之为肩胛冈，上肢自然下垂时，第3胸椎棘突位于肩胛冈平面；肩胛骨下端突起称之为肩胛下角，两侧肩胛下角的连线平对第7胸椎棘突。

三、脊柱区解剖学概要

（一）脊柱

脊柱由椎骨借椎间盘、关节突关节、韧带连接而成，并形成椎管、椎间孔等结构。椎管内容纳脊髓及其被膜，椎间孔有脊髓发出的脊神经根等结构通过。

1.**椎骨** 幼儿时期椎骨为32~33块，即颈椎7块，胸椎12块，腰椎5块、骶椎5块和尾椎3~4块。随着年龄增长，5块骶椎融合形成1块骶骨，3~4块尾椎融合形成1块尾骨。

（1）**椎骨的一般结构** 椎骨由前面椎体和后面椎弓构成，两者之间围成椎孔，各椎孔相互连接形成椎管，容纳脊髓。椎体除寰椎外，其他椎体呈短圆柱状，是椎骨承重的部分。椎弓呈弓形，由椎弓根与椎弓板构成。与椎体连接的缩窄部分称之为椎弓根，其上、下缘分别形成椎上切迹和椎下切迹。相邻椎上切迹与椎下切迹围成椎间孔。椎弓向后的突起称为棘突，两侧突起称为横突（2个），向上的突起为上关节突（2个），向下的突起为下关节突（2个）。

（2）**各段椎骨主要特征**

1）颈椎：椎体较小，椎孔相对较大，横突上有横突孔，为颈椎所特有。第2~6颈椎的棘突末端分叉。第1颈椎又称寰椎，由前弓、后弓及两侧的侧块构成。前弓后正中的凹陷称为齿突凹（图7-1-2）。第2颈椎又称枢椎，椎体向上形成齿突，与寰椎齿突凹形成寰枢关节，该突起可作为影像学计数椎骨序数的标志（图7-1-3）。第7颈椎又称隆椎，棘突长，末端不分叉，易于触摸，该突起可作为影像学计数椎骨的标志。

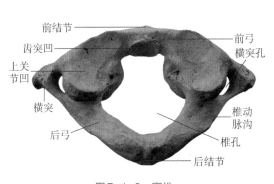

图7-1-2 寰椎

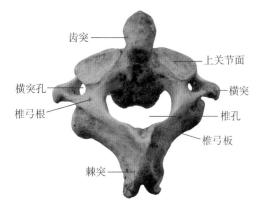

图7-1-3 枢椎

2）胸椎：椎体横断面呈心形，其两侧后部上、下缘和横突末端分别形成上、下肋凹和横突肋凹。棘突较长，斜向后下，相邻棘突呈叠瓦状排列（图7-1-4）。

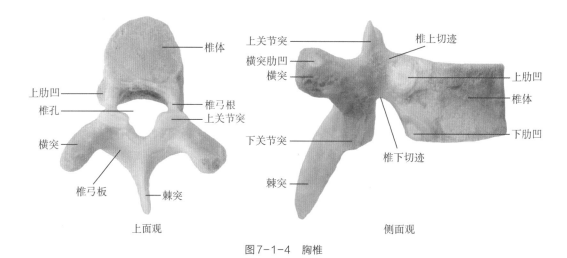

图7-1-4　胸椎

3）腰椎：椎体粗大。棘突呈板状，水平向后。相邻棘突间间隙较宽，临床上可行腰椎穿刺术（图7-1-5）。

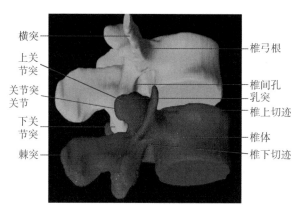

图7-1-5　腰椎

4）骶骨与尾骨：骶骨呈倒置三角形，底向上，尖向下。底前缘向前隆起称之为岬。盆面可见4对骶前孔。背面凹凸不平，正中线有棘突融合形成骶正中嵴，嵴外侧有4对骶后孔。骶前孔与骶后孔相对。尾骨由3~4块尾椎退化融合形成（图7-1-6、图7-1-7）。

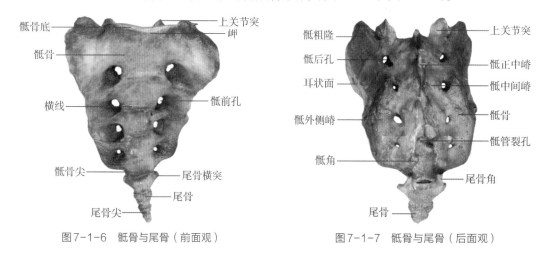

图7-1-6　骶骨与尾骨（前面观）　　　　　图7-1-7　骶骨与尾骨（后面观）

2.椎骨连接　各椎骨之间借椎间盘、韧带、软骨和滑膜关节相连，可分为椎体间连接和椎弓间连接。

（1）椎体间连接　椎体之间借椎间盘、前纵韧带和后纵韧带相连（图7-1-8、图7-1-9）。

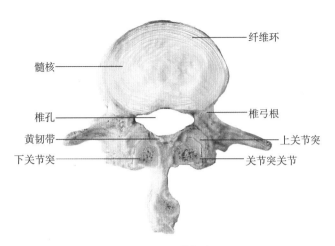

图7-1-8　椎间盘

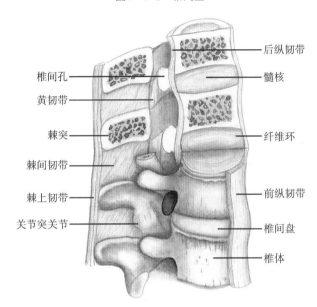

图7-1-9　椎骨间连接

2）椎间盘：第1~2颈椎之间无椎间盘，成人骶、尾椎椎间盘退化，其余相邻两个椎体之间共有有23个椎间盘。椎间盘的中央部为髓核，是柔软而富有弹性的胶状物质，无血管；周围部为纤维环，由多层纤维软骨环呈同心圆排列组成，富于坚韧性，牢固连接各椎体的上、下面，因纤维环前份较厚，后份薄弱，故髓核容易受外力压迫向后方或后外侧突出，突出的髓核进入椎管或椎间孔，压迫脊髓或脊神经出现相应症状，临床上称为椎间盘突出症，以第4、5腰椎椎间盘突出常见。

3）前纵韧带：是椎体前方延伸的一束坚固的纤维束，宽而坚韧，上方起自枕骨大孔前缘，向下到达第1或第2骶椎椎体，有防止脊柱过度后伸和椎间盘向前脱出的作用。

4）后纵韧带：位于椎管内的椎体后面，窄而坚韧。起自枢椎，向下到达骶管，有限制脊柱过度前屈的作用。后纵韧带在椎体后方中部加强，而后外侧薄弱，故髓核更易向后外侧突出，压迫脊髓或脊神经。

知识链接　　　　　　　　　　**椎间盘突出症**

椎间盘突出症是脊柱区较为常见的疾患之一，因腰椎承重最大，故腰椎间盘突出更为常见。CT检查为椎间盘突出症的普遍采用方法，可根据矢状断层CT判定椎间盘的突出位置，横断层CT可用于判断大小、形态和神经根、硬脊膜囊受压移位的情况，同时可显示椎弓板及黄韧带肥厚、小关节增生肥大、椎管及侧隐窝狭窄等情况。

（2）椎弓间的连接　包括椎弓板和各突起之间的连接。

黄韧带位于椎管内，连接相邻2个椎弓板，由黄色弹性纤维构成，协助围成椎管，并有限制脊柱过度前屈的作用。黄韧带的正常厚度为2~4mm，厚度超过5mm者为异常。

棘间韧带连接相邻棘突间的薄层纤维，附着于棘突根部至棘突尖。

棘上韧带是连接胸椎、腰椎、骶椎各棘突尖之间的纵行韧带，前方与棘间韧带相融合，均有限制脊柱前屈的作用。在颈部，从颈椎棘突尖向后扩展成三角形板状的弹性膜层，称项韧带。

横突间韧带位于相邻椎骨横突间的纤维索。

关节突关节由相邻椎骨的上、下关节突的关节面构成，只能作轻微滑动。其大小、形态和方位随着脊柱的不同部位而异。颈椎关节突关节面倾斜走行，与冠状面大致呈45°，胸椎关节突关节面呈冠状位，腰椎关节突关节变化较大：上位腰椎的关节突关节面几乎呈矢状位，关节面间距较宽，而下位腰椎的关节突关节面又呈冠状位，特别是第5腰椎。

（二）椎管及其内容物

1. 椎管　是椎骨的椎孔和骶骨的骶管借骨连接形成的骨纤维性管道，向上通过枕骨大孔与颅腔相通，向下止于骶管裂孔。有脊髓及其被膜、脊神经根、血管及结缔组织等内容物（图7-1-10、图7-1-11）。

（1）椎管构成　椎管的两侧壁是椎弓根和椎间孔；前壁是椎体后面、椎间盘后缘和后纵韧带；后壁是椎弓板、黄韧带和关节突关节。椎管骶段由融合的骶椎椎孔连成，是骨性管道。构成椎管壁的任何结构发生病变，如椎体骨质增生、椎间盘突出、黄韧带肥厚、后纵韧带骨化或肥厚等，均可使椎管腔变形或变窄，压迫其内容物而引起一系列临床症状。

（2）椎管腔的形态　在横断层上，各段椎管的形态和大小具有差异。上部颈段接近枕骨大孔处近似圆形，向下逐渐变成三角形，横径长，矢径短；胸段近似椭圆形；上、中部腰段由椭圆形逐渐变成三角形；下部腰段椎管的外侧部逐渐出现侧隐窝，使椎管呈三叶草形；骶段呈扁三角形。

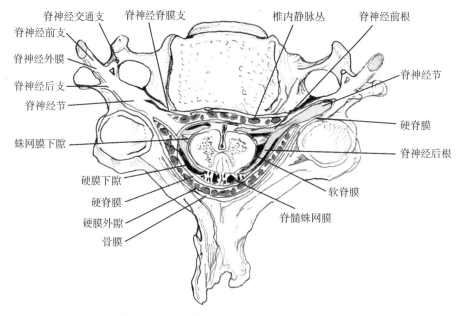

图7-1-10　椎管及其内容物（经第5颈椎平面）

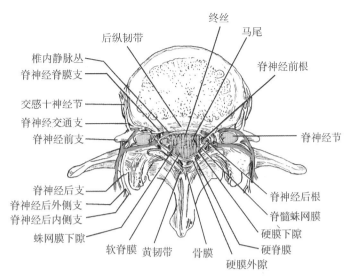

图7-1-11　椎管及其内容物（经第3腰椎平面）

知识拓展

腰神经通道

　　椎管可分为中央椎管和侧椎管两部分，中央椎管主要是硬脊膜囊所在位置，侧椎管为神经根的通道。腰神经根因脊髓的位置相对较高，故从离开硬脊膜囊至椎间孔要经过一段较长的纤维管道，称为腰神经通道。

　　2.椎管内容物　椎管内容物有脊髓及其被膜等结构。

　　（1）脊髓被膜及脊髓腔　脊髓被膜由内向外依次为软脊膜、脊髓蛛网膜、硬脊膜。脊髓下端软脊膜移行为终丝，止于尾骨背面。在脊神经前、后根之间形成三角形的齿状韧带，起固定作用；软脊膜与蛛网膜之间为蛛网膜下隙，其内充满脑脊液，此间隙在第1腰椎至第2骶椎高度扩大形成终池，内有马尾，横断层可见分散的小圆点结构。蛛网膜与硬脊膜之间为硬膜下隙，蛛网膜紧贴在硬脊膜的内面，故横断层上两层结构很难分辨。硬脊膜与椎管骨膜之间为硬膜外隙，内含疏松结缔组织、脂肪、椎内静脉丛、脊神经根及伴行的血管等，此隙呈负压（图7-1-12、图7-1-13）。

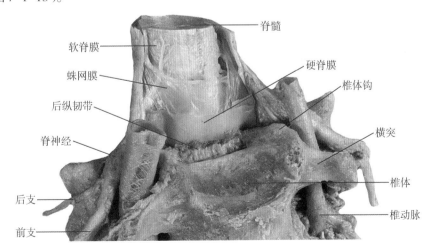

图7-1-12　脊髓的被膜

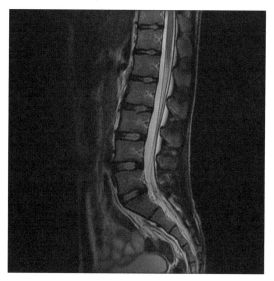

图7-1-13 脊髓圆锥和终池、马尾的MRI影像

（2）脊髓 脊髓位于硬脊膜囊内，呈前后略扁的圆柱状。脊髓上端在枕骨大孔处与延髓相连，末端变细，为脊髓圆锥，脊髓下端平第1腰椎椎体下缘（新生儿平第3腰椎）（图7-1-14）。

脊髓节段与脊柱的椎骨不能完全对应。在成年人，一般粗略推算为：上颈髓（C_1~C_4）大致与同序数椎骨相对应；下颈髓（C_5~C_8）和上胸髓（T_1~T_4）与同序数椎骨的上一位椎骨对应；中胸髓（T_5~T_8）与同序数椎骨的上2位椎体相对应；下胸髓（T_9~T_{12}）与同序数椎骨的上3位椎体相对应；腰髓（L_1~L_5）平对第10~12胸椎；骶髓（S_1~S_5）和尾髓（C_0）约平对第1腰椎（图7-1-15）。

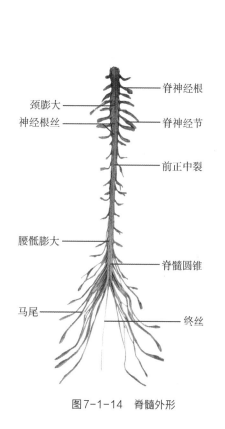

图7-1-14 脊髓外形

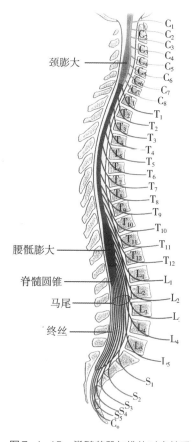

图7-1-15 脊髓节段与椎体对应关系

四、椎旁软组织

脊柱周围的软组织简称椎旁软组织，主要位于脊柱的两侧和后方，由浅入深依次为皮肤、浅筋膜、深筋膜、肌层、血管神经等软组织。

（一）浅层组织

浅层组织包括皮肤和浅筋膜。背部皮肤厚而致密，移动性较小，含丰富的毛囊和皮脂腺；浅筋膜厚而致密，脂肪含量较多，与深筋膜有广泛的连接。

（二）深筋膜

项区、胸背区和腰区的深筋膜均分为浅、深两层。项区的深筋膜包裹斜方肌，是封套筋膜的一部分，浅层位在斜方肌表面；深层在该肌的深面，称项筋膜。胸背区和腰区的深筋膜浅层较薄，位于斜方肌和背阔肌的表面；深层较厚，称为胸腰筋膜，并分为前、中、后三层。骶尾区的深筋膜较薄弱，与骶骨背面的骨膜相愈着（图7-1-16）。

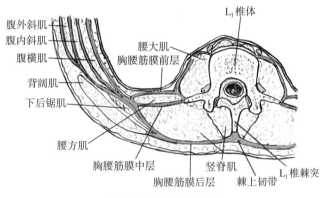

图7-1-16　胸腰筋膜

（三）肌层

脊柱区肌层包括颈深肌群、背肌和腰椎体旁肌群等，主要附着在脊柱的横突和棘突，运动脊柱和维持姿势（图7-1-17）。

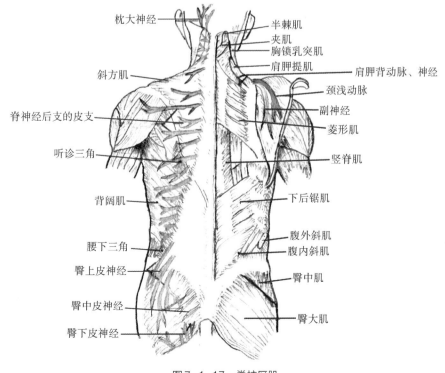

图7-1-17　脊柱区肌

　　1.颈深肌群　分为内、外侧两群。内侧群有颈长肌、头长肌、头前直肌和头侧直肌；外侧群有前斜角肌、中斜角肌和后斜角肌。

　　2.背肌　背肌可分为浅、深两层。浅层肌包括斜方肌、背阔肌、肩胛提肌、菱形肌；深层肌包括竖脊肌、夹肌、横突棘肌、枕下肌、横突间肌和棘间肌（图7-1-18）。

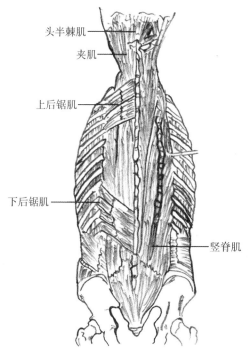

图7-1-18　夹肌及竖脊肌

　　（四）椎动脉

　　起自锁骨下动脉，穿经第6~1颈椎横突孔，经寰椎上面的椎动脉沟进入椎管，继而经枕骨大孔入颅腔，故经寰枢关节断层可见椎动脉由椎动脉沟进入椎孔（图7-1-19）。

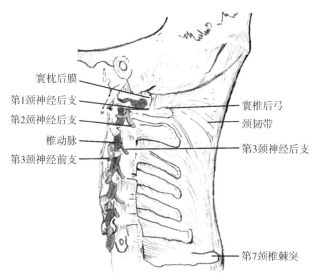

图7-1-19　椎动脉

五、脊柱区结构的断层解剖学特点

　　根据断层部位的不同，脊柱的横断层分为经椎弓根的横断层、经椎体下部的横断层和经椎间盘的横断层；脊柱的矢状断层分为经脊柱正中的矢状断层和经脊柱旁正中的矢状断层；脊柱的冠状断层因在临床上较少使用，故不再叙述。

（一）经椎弓根的横断层

此断层主要特征是椎管为完整性骨环，由椎体、椎弓根和椎弓板构成。各段椎管的形状及大小存在差异。颈段椎管较宽，多呈三角形；胸段椎管呈圆形，较窄；腰段椎管形态不一。第1、2腰椎段椎管横断面多呈圆形或卵圆形；第3、4腰椎段的椎管横断面多呈三角形；第5腰椎段的椎管多呈三叶形。硬脊膜囊占据椎管的中央部分，其周围主要为硬膜外隙。神经根将硬膜外隙分为前、后隙，前隙窄小，有椎内前静脉丛通过；后隙较大，有椎内后静脉丛通过。脊髓位于硬脊膜囊内，由于蛛网膜下隙较宽阔，故可显示脊髓的形态结构。断层除能良好的显示椎管形态结构外，也可很好显示椎体、椎弓根、椎弓板、横突、棘突等结构。

（二）经椎体下部的横断层

此断层经过椎弓根下方、椎间孔上部，其主要特征是椎管为不完整的环形，其不完整处为椎间孔。椎间孔因有一定长度，也称为椎间管，其前界为椎体后外侧缘，后界为下关节突，颈段椎间孔内有椎间静脉，胸、腰段椎间孔内有脊神经根。椎管内的结构与经椎弓根断层基本相似。

（三）经椎间盘的横断层

此断层为显示椎间盘和椎间孔下部的最佳断层，椎管呈不完整的环形。椎间盘由髓核和纤维环构成。由于生理性弯曲，经椎间盘的横断层有时可见上、下位椎体。断层椎间孔的前、后界与经椎体下部的断层不同，通过椎间孔的结构也不同。其前界为椎间盘，后界为关节突关节和黄韧带，颈段椎间孔有脊神经根，而胸、腰椎间孔内有静脉通过。不同的部位上、下关节突的位置各不相同，颈、胸段的上关节突在前，下关节突在后；腰段的上关节突在外侧，下关节突在内侧。黄韧带位于椎板内面，呈V形。椎管内的结构与经椎弓根和椎体下部的断层基本相似。

（四）经脊柱正中的矢状断层

此断层经过椎体正中，主要显示脊柱、椎管及其内容物。椎体为方形，自第2颈椎到第3腰椎逐渐增大，在骶、尾椎迅速变小。椎间盘位于相邻的椎体之间，不同区域厚度不同，颈部较厚；胸部最薄；腰部最厚。成人颈曲凸向前，自寰椎到第2胸椎，最凸处位于第4、5颈椎之间；胸曲凸向后，位于第2~11胸椎之间，最凸处位于第6~9胸椎；腰曲凸向前，自第12胸椎到腰骶角，最凸处位于第3腰椎水平，骶曲自腰骶结合到尾骨尖。前、后纵韧带分别位于椎体和椎间盘的前、后。椎管的弯曲与脊柱弯曲一致，脊髓位于椎管的硬脊膜囊内，上端在枕骨大孔处与延髓相连，末端变细，于第1腰椎椎体下缘（小儿平第3腰椎）处续为无神经组织的终丝。该处可见腰骶神经形成的马尾。脊柱后部由椎板及其连接的黄韧带，棘突及其连接的棘间韧带和棘上韧带组成。

（五）经脊柱旁正中的矢状断层

此断层通过椎间孔可较好的显示椎间孔结构，因各椎体的大小不一，故该矢状断层的结构变化较为复杂。椎间孔位于相邻椎上、下切迹之间，但在不同部位，其形态及前、后壁的构成略有不同。颈椎间的椎间孔呈椭圆形，上部内有静脉，下部容纳脊神经根；胸椎及腰椎间的椎间孔呈卵圆形，其上宽下窄，上部有脊神经根向下穿行，下部有静脉通过。第1颈神经由枕骨和寰椎之间离开椎间孔，第2~7颈神经由同序数椎骨上方的椎间孔离开，第8颈神经由第7颈椎与第1胸椎之间的椎间孔离开，第1胸神经至第5腰神经由同序数椎骨下方的椎间孔离开椎管。

课堂互动

椎骨骨折属临床常见骨科疾病。近年来，椎骨骨折的发病率呈逐年上升的趋势。手术是椎骨骨折的主要治疗方法。

学生思考：1.寻找简便而准确诊断椎骨骨折的方法。

2.根据患者临床表现，如何大体判断椎骨骨折位置？

3.如何根据影像资料准确判断椎骨骨折位置？

4.影像技术人员在检查过程中如何避免患者二次损伤？

教师解答：通过人体3D解剖教学软件系统，建立脊柱及椎管内结构的虚拟影像，结合脊柱区影像学资料解答。

六、脊柱区结构的断层影像学表现

（一）脊柱区CT

1.脊椎和脊髓CT

（1）椎体及附件　骨皮质，位于椎体及附件的边缘部，CT表现为致密、连续的线状或带状影；骨松质，位于骨结构的中央部，CT表现为细密的网格状影，边缘清楚。

（2）椎间盘　呈软组织密度影，密度高于硬膜囊而低于椎体。

2.椎管及内容物　硬膜外脂肪为低密度影，CT值约 −100Hu。硬脊膜囊呈圆形或椭圆形软组织密度影，CT平扫不能区别硬脊膜囊、脑脊液和脊髓。椎管内静脉丛，位于硬膜外隙内，在CT平扫上不能单独显示，增强扫描呈点状高密度影。椎间孔，位于椎管前外侧，其内的脊神经根呈软组织密度，周围有低密度的脂肪组织环绕。

3.脊椎韧带及椎旁软组织

（1）脊椎韧带　前、后纵韧带，CT上不能单独显示；黄韧带，位于椎板和关节突的内侧面，密度高于硬脊膜囊和硬膜外脂肪，显示较清晰；棘上、棘间韧带，呈细条状软组织密度影。

（2）椎旁软组织　软组织窗能够区分肌肉、脂肪、血管等结构。

（二）脊椎和脊髓MRI

1.脊椎正常MRI表现

（1）椎体与附件　脊椎MRI成像以矢状面T_2WI显示较好，椎体内部呈中等信号。由于其内黄骨髓分布不均匀，信号常不一致，在T_2WI上信号减弱。椎体和椎弓表面的骨皮质在T_1WI和T_2WI上均呈低信号。

（2）椎间盘　椎间盘在T_1WI上呈较低信号，髓核和内、外纤维环不能区分；而在T_2WI上，髓核呈高信号，椎间盘周边纤维环、上下缘透明软骨均为低信号。

2.脊髓正常MRI表现　和CT相比，MRI在显示脊髓内部结构上具有明显优势，特别是可识别锥体交叉、薄束、楔束及脊髓灰质。

（1）横断层　T_1WI上脊髓呈较高信号，位于低信号的蛛网膜下隙内；蛛网膜下隙周围的静脉丛、纤维组织和骨皮质均为低信号；T_2WI上脑脊液呈高信号，而脊髓呈较低信号，形成良好的对比。横断层还可清楚显示硬膜囊及脊神经根。

（2）矢状面　可以充分连续地显示脊髓及椎管内外的病变。在T_1WI或T_2WI上，脊髓位于椎管中心，呈中等信号的带状影，周围有脑脊液环绕。椎管内脑脊液在T_1WI为低信号，在T_2WI上为高信号。

3.软组织正常MRI表现　肌肉在T_1WI呈等或略低信号，在T_2WI为低信号；脂肪在T_1WI及T_2WI上均为高信号；纤维组织、肌腱、韧带在各种序列上均为低信号；血管因其内血液流动，在MRI上因流空效应而表现为无信号的圆形或条状结构。

第二节　脊柱区横断层解剖及影像

PPT

案例讨论

案例　患者，男性，40岁，建筑工人。高处坠落摔伤3h急诊入院。自诉：从高处坠落，臀部着地，胸腰部疼痛剧烈，双下肢麻木，不能动。检查见患者仰卧位，第5胸椎隆起，畸形，压痛阳性，双下肢肌力0级、感觉障碍。CT检查示第5胸椎压缩性骨折，脊髓压迫。

讨论　1.简述脊柱区胸段横断层上器官的形态、位置和毗邻关系。

2.请讨论椎管内的结构及其位置关系。

3.患者为何会出现双下肢瘫痪及感觉障碍？

脊柱区横断层共选取11个。可分为脊柱颈段、脊柱胸段、脊柱腰段及脊柱骶段四部分。脊柱颈段选取4个横断层讲解，脊柱胸段选取2个横断层讲解，脊柱腰段选取2个横断层讲解，脊柱骶段选取3个横断层讲解，主要讲述椎骨横断面形态和周围组织结构。

一、经寰枕关节的横断层

此断层属颅骨与颈椎结合处，主要显示寰枕关节。该关节由两侧枕髁与寰椎侧块上关节凹构成，关节面呈凹陷形，枕髁在内侧，寰椎侧块的上关节凹在外侧包绕枕髁。寰椎侧块之间有一椭圆形的断面为齿突上端。椎管较宽，呈三角形，横径大于矢径，其内容纳有脊髓、蛛网膜下隙和硬膜外隙等结构。颈髓横断面呈扁圆形，矢状径小于横径，稍高位置可见延髓、小脑扁桃体及小脑半球等结构。椎动脉的位置变化比较复杂，若断层偏高时，可见其位于椎管内，断层偏低时，则位于椎管外。寰枕关节前方可见头长肌，两侧可见头夹肌及头最长肌，后方可见头半棘肌（图7-2-1）。

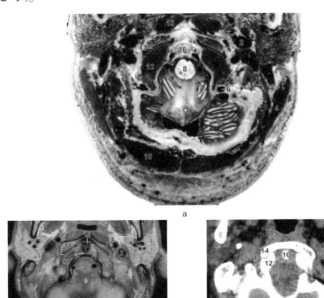

图7-2-1　经寰枕关节的横断层

a.断层标本　　b.MRI T$_1$WI图像　　c.CT图像

1.左颈内动脉　2.左颈内静脉　3.左侧腮腺　4.头夹肌　5.小脑半球　6.髁管　7.小脑扁桃体　8.延髓　9.椎动脉
10.头半棘肌　11.头最长肌　12.寰椎上关节　13.寰枕关节　14.枕髁　15.头长肌　16.齿突

二、经寰枢关节的横断层

此断层显示寰枢关节。寰椎呈环状，无椎体、棘突和关节突，主要由前弓、后弓及侧块构成。前弓较短，前面正中有前结节，后面正中为齿突凹，与枢椎的齿突相关。后弓较长，后面正中处有一粗糙隆起，称后结节。齿突居中，两侧为寰椎侧块，齿突外侧缘与两寰椎侧块内缘间的距离应等长，否则应考虑病变所致。自寰椎侧块向外延伸的三角形部分为寰椎横突，横突一般见于寰椎侧块的中部断层。在某些断层横突上可见椎动脉横行向前。颈内动、静脉位于横突前外侧。横突前内侧可见头长肌。枢椎棘突两侧可见头夹肌、二腹肌后腹、头最长肌、头半棘肌、头下斜肌（图7-2-2）。

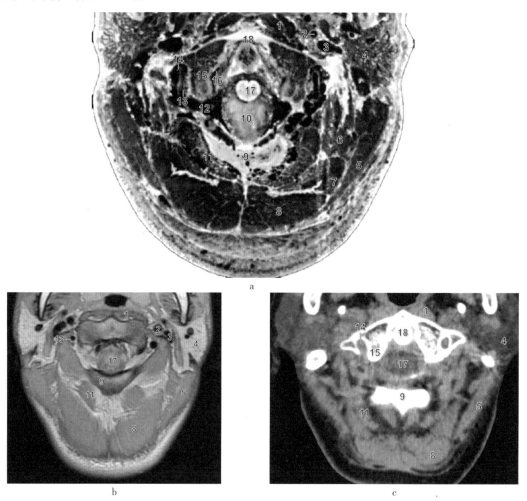

图7-2-2　经寰枢关节的横断层

a.断层标本　b.MRI T₁WI图像　c.CT图像

1.头长肌　2.左颈内动脉　3.左颈内静脉　4.腮腺　5.头夹肌　6.二腹肌后腹　7.头最长肌　8.头半棘肌　9.枕骨
10.小脑镰　11.头下斜肌　12.椎间孔　13.椎动脉　14.横突孔　15.寰椎侧块　16.寰枢关节　17.脊髓　18.齿突

三、经第4颈椎椎体的横断层

此断层主要特征是椎管为不完整的环形，其断开处为两侧椎间孔的上部。椎管的前壁为椎体，后壁为椎弓板，若断层偏低时后壁可见附于椎弓板上的黄韧带。此断层是观察椎体形态结构的最佳断层。椎体呈椭圆形，前后分别有前纵韧带和后纵韧带附着，前外侧有一深压迹供颈长肌附着。椎间孔上部为伸向前外侧的骨性管道，其前内侧壁为椎体下部的后外侧部，后外侧壁为关节突关节，下关节突位于后部，黄韧带附于关节突关节内侧。脊柱颈段关节突关节断面与冠状面大致呈45°。横突位于椎体两侧,可见横突孔。

椎管近似一尖端向后的三角形,横径大于矢状径。矢状径是评价颈椎管大小的重要指标,其正常范围在寰椎是16~27mm,寰椎以下为12~21mm,平均为18mm,矢状径若小于12mm,则应考虑椎管狭窄。一般第1~3颈椎段的椎管由上而下逐渐减小,呈漏斗状;第4~7颈椎段的椎管人小基本相等。椎管内结构与寰枕关节、寰枢关节断层相似。颈髓横断面呈扁圆形,矢状径小于横径。一般颈髓的矢状径为6~8mm,中颈段略小。横径一般为7~11mm,第5颈椎最宽,可达12~15mm。

椎旁肌的配布为颈深肌内侧群(椎前肌群)位于椎骨的前外侧;外侧群(斜角肌群)位于椎骨外侧。自第5颈椎水平向下,前斜角肌与中、后斜角肌渐行渐远,前、中斜角肌与第1肋上缘形成斜角肌间隙。背部浅层肌包括斜方肌和肩胛提肌,位置表浅,斜方肌位于椎骨后方,肩胛提肌位于椎体两侧。背部深层肌包括夹肌、竖脊肌、横突棘肌和棘间肌。头半棘肌是辨认背部深层肌肉的重要标志,其后方为夹肌,外侧为头最长肌和颈最长肌,深部为颈半棘肌(图7-2-3)。

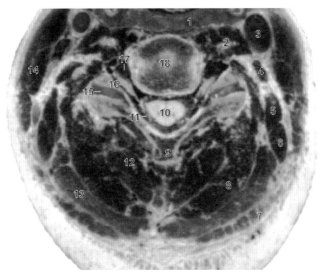

a

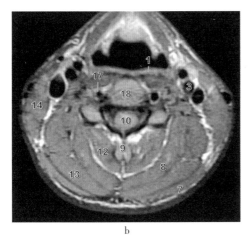

b

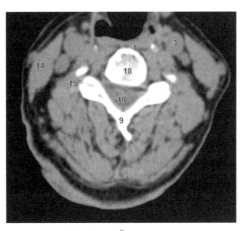

c

图7-2-3　第4颈椎椎体的横断层

a.断层标本　b.MRI T₁WI图像　c.CT图像

1.咽下缩肌　2.颈长肌　3.左颈总动脉　4.前斜角肌　5.中斜角肌　6.肩胛提肌　7.斜方肌　8.头半棘肌
9.第4颈椎棘突　10.脊髓　11.硬脊膜　12.多裂肌　13.夹肌　14.胸锁乳突肌　15.关节突关节
16.脊神经　17.椎动脉　18.第4颈椎椎体

四、经第7颈椎椎体的横断层

此断层主要显示椎间盘及椎间孔下部。此断层椎管为不完整的环形，其断开处为两侧椎间孔的下部。椎管的前壁、后壁与经第4颈椎椎体下部的断层略有不同，其前壁因脊柱生理性弯曲可见椎间盘、椎体和后纵韧带，后壁为椎弓板和黄韧带，两侧可见粗大的横突，横突前内侧可见椎动脉走形。椎管结构与经第4颈椎椎体下部的断层基本相似。因此断层为颈、胸分界处，故脊柱周围肌肉可见胸部背区肌肉，颈部肌肉减少（图7-2-4）。

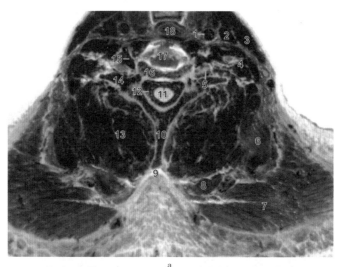

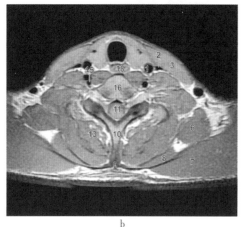
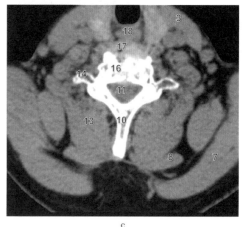

图7-2-4 经第7颈椎椎体的横断层

a.断层标本 b.MRI T₁WI图像 c.CT图像

1.左颈总动脉 2.左颈内静脉 3.胸锁乳突肌 4.前斜角肌 5.颈神经 6.小菱形肌 7.斜方肌 8.大菱形肌
9.棘上韧带 10.第7颈椎棘突 11.脊髓 12.硬脊膜 13.竖脊肌 14.第7颈椎横突 15.椎动脉
16.第7颈椎椎体 17.椎间盘 18.食管

五、经第7胸椎椎体的横断层

此断层主要显示椎管、椎骨、椎管内结构、胸肋关节及椎旁软组织。

此断层椎管由第7胸椎椎体、椎弓根和椎弓板构成，近似圆形，略小。脊柱胸段矢状径一般为14~15mm，若小于14mm则应考虑椎管狭窄。在横断层上，脊柱胸段胸椎椎体自上而下逐渐增大，中部椎体的横断面呈心形，矢状径略大于横径，第5~8胸椎椎体有胸主动脉的压迫。椎弓根短而窄，两侧椎弓根向内扩展形成椎弓板，在中线汇合，椎弓两侧各发出一横突。

椎管内胸髓横断面近似圆形，矢状径一般为5~7mm，横径略大，一般为7~9mm。胸部的硬脊膜囊和黄韧带不明显。部分断层椎管内脊髓两侧可见脊神经的圆点形断面。

椎体后外侧和横突末端分别与肋骨的肋头和肋结节构成肋头关节和肋横突关节。除第1肋、第11肋和第12肋以外，其余肋头均与相邻两个椎体连接，组成肋头关节。

椎旁肌位于棘突和横突后方，分为浅、中、深三层，浅层由浅至深为斜方肌和背阔肌，以及位于斜方肌深面的菱形肌和肩胛提肌；中层为上、下后锯肌；深层为竖脊肌和横突棘肌（图7-2-5）。

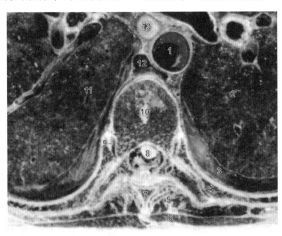

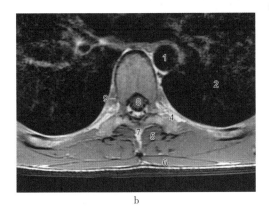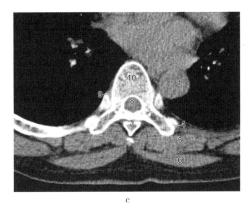

图7-2-5　经第7胸椎椎体的横断层

a.断层标本　b.MRI T₁WI图像　c.CT图像

1.胸主动脉　2.左肺　3.胸膜腔　4.肋横突关节　5.竖脊肌　6.斜方肌　7.第7胸椎棘突　8.脊髓
9.肋头关节　10.第7胸椎椎体　11.右肺　12.奇静脉　13.食管

六、经第8、9胸椎椎间盘的横断层

该横断层可见第8胸椎椎体及第8、9胸椎椎间盘。由于脊柱胸段的生理性弯曲存在，脊柱胸段横断层有时可见上、下位椎骨的椎体、椎间盘以及上、下两个棘突的断面。

此断层的椎管也为不完整的骨性环，前界为椎间盘、椎体和后纵韧带，后界为椎弓板、关节突关节和黄韧带，其断开处为椎间孔下部。椎间孔下部的前界为椎间盘和肋头关节，后界为关节突关节，外侧为肋颈，内有肋间静脉通过。脊柱胸段关节突关节在横断层呈冠状位。其余结构基本同经胸椎椎弓根和胸椎椎体下部的断层相似（图7-2-6）。

七、经第1腰椎椎体的横断层

此断层椎管为完整性环形，形态上呈现椭圆形。脊柱腰段椎管在形状各不相同，在第1、2腰椎平面呈椭圆形，其横径大于或等于矢状径，在第3、4腰椎平面多呈三角形，横径大于矢状径，在第5腰椎平面呈三叶草形。腰段椎管的矢状径正常范围为15~25mm，其与椎体的比值范围在1:2~1:5，比值小于1:5时被视为腰椎管狭窄。

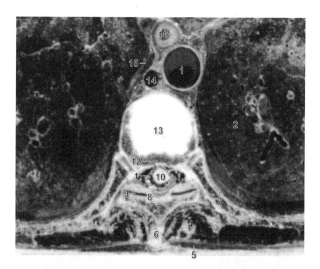

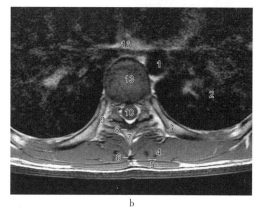

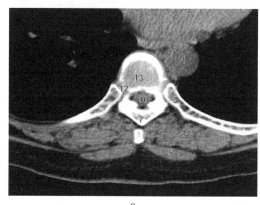

图7-2-6 经第8、9胸椎椎间盘的横断层

a.断层标本 b.MRI T₁WI图像 c.CT图像

1.胸主动脉 2.左肺 3.第7肋头 4.竖脊肌 5.斜方肌 6.棘上韧带 7.第8胸椎椎弓 8.黄韧带 9.关节突关节
10.脊髓 11.硬脊膜 12.第8胸椎椎体 13.椎间盘 14.奇静脉 15.胸膜腔 16.食管

硬脊膜囊位于椎管中央，脊髓位于硬脊膜囊内，在第1腰椎椎体平面（幼儿在第3腰椎平面）形成脊髓圆锥末端，周围有分布均匀的腰、骶、尾脊神经根围绕并位于硬脊膜囊内。腰椎段椎管的硬膜外脂肪组织较丰富，多分布在硬脊膜囊的前方和前外侧以及侧隐窝内。

腰椎椎体横断层呈肾形，腰大肌附着于椎体外侧；椎弓根较短；横突自椎弓板向两侧伸出，胸腰筋膜前层附着于横突尖端，其前方的内侧为腰大肌，外侧为腰方肌；棘突从椎弓板中线水平后伸，其上有胸腰筋膜后层、竖脊肌、横突棘肌、棘突间肌、棘间韧带和棘上韧带等附着（图7-2-7）。

八、经第2、3腰椎椎间盘的横断层

此断层椎间盘的大小、形态与相邻椎体的基本相似，呈肾形。髓核位于中央偏后。因椎间盘前厚后薄，故在某些横断层上椎间盘的后方可见上一位椎体的后部。因承重最大，故腰椎椎间盘略向背侧轻度膨隆，临床诊断时应与椎间盘突出症相鉴别。

此断层显示椎间孔的下部，与第8、9胸椎椎间盘的横断层椎间孔下部的境界不同，其前界为椎间盘，后界为关节突关节，主要有椎间静脉通过。关节突关节呈近似矢状位，外侧为上关节突，内侧为下关节突；黄韧带较厚，位于椎板内侧，呈V形，自中线两侧直至关节突关节内侧。此断层的椎管为不完整骨性环，椎管内结构和椎旁软组织与经第1腰椎椎体的横断层基本相似（图7-2-8）。

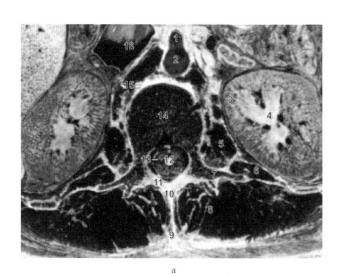

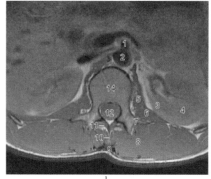

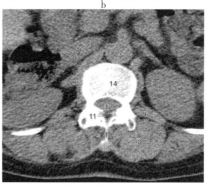

图7-2-7　经第1腰椎椎体的横断层

a.断层标本　b.MRI T₁WI图像　c.CT图像

1.肠系膜上动脉　2.腹主动脉　3.肾皮质　4.肾髓质　5.腰大肌　6.腰方肌　7.第1腰椎横突　8.竖脊肌

9.棘上韧带　10.棘突　11.黄韧带　12.脊髓圆锥　13.马尾　14.第1腰椎椎体　15.前纵韧带　16.下腔静脉

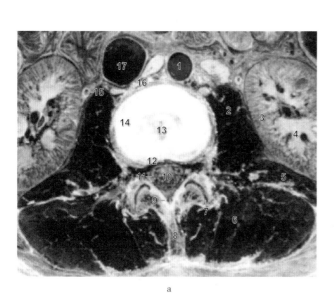

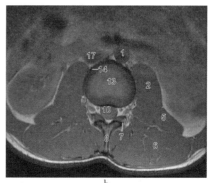

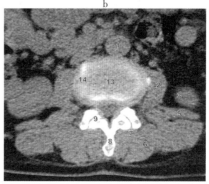

图7-2-8　经第2、3腰椎椎间盘的横断层

a.断层标本　b.MRI T₁WI图像　c.CT图像

1.腹主动脉　2.腰大肌　3.肾皮质　4.肾髓质　5.腰方肌　6.竖脊肌　7.关节突关节　8.棘突　9.黄韧带

10.马尾　11.硬脊膜囊　12.后纵韧带　13.髓核　14.纤维环　15.输尿管　16.前纵韧带　17.下腔静脉

九、经骶骨岬的横断层

此断层骶骨前缘突出部分为骶岬，自岬斜向后外侧的突出部分为骶骨翼，其外侧为髂骨翼，两者间为骶髂关节。岬后方为第1骶椎，其后可见第1、2骶椎椎间盘，呈短横柱状。椎间盘两侧空洞为骶前孔，其内可见骶神经。

骶管在横断层上呈三叶形。其内中部可见硬脊膜囊，硬脊膜囊外侧由内向外依次可见第3骶神经和第2骶神经。

髂骨翼和骶骨翼前方有髂肌和腰大肌，腰大肌内侧有髂外动脉和静脉、输尿管、髂内动脉和静脉、闭孔神经及腰骶干。骶骨背面正中为骶正中嵴，是骶椎棘突融合形成；骶正中嵴外侧为竖脊肌，髂骨翼后外侧有臀中肌和臀大肌（图7-2-9）。

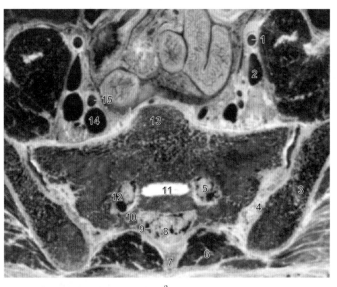

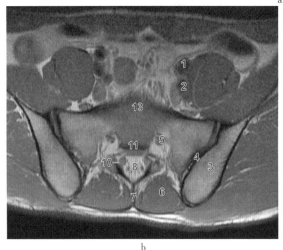
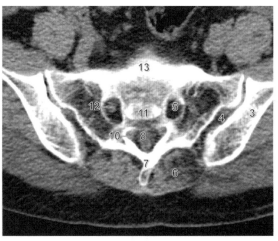

图7-2-9 经骶骨岬的横断层

a.断层标本　b.MRI T₁WI图像　c.CT图像

1.髂外动脉　2.髂外静脉　3.髂骨　4.骶髂关节　5.骶前孔　6.竖脊肌　7.骶正中嵴　8.骶管　9.第3骶神经
10.第2骶神经　11.椎间盘　12.第1骶神经　13.骶骨岬　14.髂内静脉　15.髂内动脉

十、经骶髂关节的横断层

此断层平第2骶椎椎体，椎体明显减小。椎体后方可见三角形的骶管，内有硬脊膜囊，外侧为第3骶神经；骶管外侧为骶后孔，其内前部可见第2骶神经，骶管后方正中为骶正中嵴。骶骨翼与髂骨翼组成骶髂关节，骶骨前方中线两侧为骶前孔，孔内可见左、右第1骶神经，骶骨周围软组织与经骶骨岬的横断层基本相似（图7-2-10）。

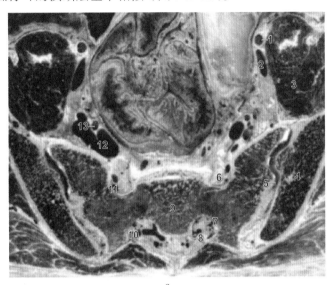

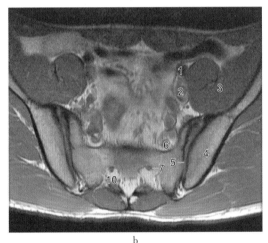
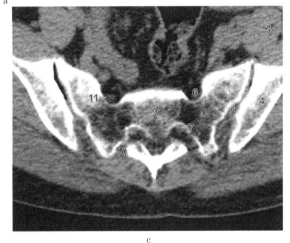

图7-2-10　经骶髂关节的横断层（骶前、后孔）

a.断层标本　b.MRI T$_1$WI图像　c.CT图像

1.髂外动脉　2.髂外静脉　3.髂腰大肌　4.髂骨　5.骶髂关节　6.骶前孔　7.第2骶神经　8.第3骶神经

9.第2骶椎椎体　10.骶后孔　11.第1骶神经　12.髂内静脉　13.髂内动脉

十一、经骶管裂孔的横断层

此断层平第5骶椎椎体，椎体明显减小。椎体后方的骶管不再是完整的三角形，其后方形成开口，为骶管裂孔。孔两侧各有一个明显隆起，为骶角。骶管两侧骶前孔内可见第3骶神经，骶前孔前外侧可见梨状肌。髂骨翼前方为髂肌和腰大肌，两肌已部分融合。腰大肌的内侧有髂外动、静脉。此断层的骶髂关节断面较中份断层明显变小，髂骨翼后方有臀小肌、臀中和臀大肌。骶椎椎体后方正中为骶正中嵴，其两侧为竖脊肌（图7-2-11）。

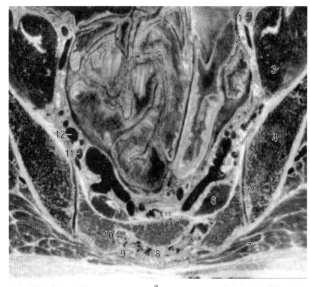

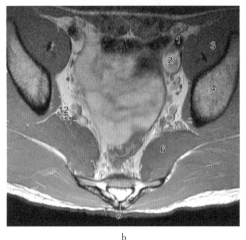

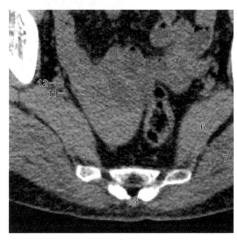

图7-2-11　经骶管裂孔的横断层

a.断层标本　b.MRI T₁WI图像　c.CT图像

1.髂外动脉　2.髂外静脉　3.腰大肌　4.髂骨　5.骶髂关节　6.梨状肌　7.臀大肌　8.骶管裂孔

9.骶角　10.第3骶神经　11.髂内动脉　12.髂内静脉

第三节　脊柱区矢状断层影像解剖

一、经颈段的矢状断层

此断层颈椎生理曲度凸向前方，椎管和脊髓的弯曲与颈椎相同，前壁为椎体、椎间盘和后纵韧带，后壁是椎弓板和黄韧带。脊髓位于椎管内，上方与延髓相连，脊髓与椎管壁之间有较厚的硬脊膜，其内、外分别为硬膜下隙、硬膜外隙及其内的脂肪组织等。第1颈椎也称寰椎，其前、后弓构成椎管的前、后壁。第2颈椎也称枢椎，椎体较大，向上伸出齿突，与寰椎前弓及寰椎横韧带构成寰枢关节。第3~7颈椎椎体逐渐变宽增大，其间有椎间盘。第2颈椎棘突的末端粗大，第7颈椎棘突较长且厚，斜向后下方，第3~6颈椎棘突较短。棘突之间以棘间韧带相连，向后方与项韧带相连（图7-3-1）。

PPT

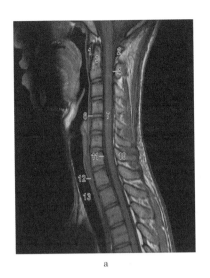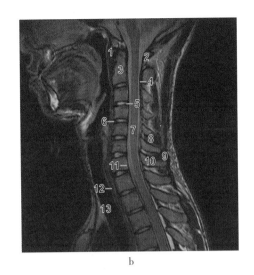

a   b

图7-3-1 经颈段的矢状断层

a.MRI T₁WI图像   b.MRI T₂WI图像

1.寰椎前弓   2.寰椎后弓   3.齿突   4.后纵韧带   5.第3、4颈椎椎间盘纤维环   6.第4、5颈椎椎间盘髓核

7.颈髓   8.棘间韧带   9.项韧带   10.第7颈椎棘突   11.蛛网膜下隙   12.食管   13.气管

二、经胸段的矢状断层

此断层胸椎生理曲度凸向后方，其后凸的顶部为第6~9胸椎平面。椎管大致成圆形，上、下椎管较为一致。椎管和脊髓的弯曲与胸椎相同，前、后纵韧带分别紧贴于椎体及椎间盘的前、后方。脊髓位于硬脊膜的中央，在第11、12胸椎平面形成腰骶膨大，向下迅速缩小为脊髓圆锥。蛛网膜下隙较窄，位于脊髓的前、后方，硬膜外隙的后部可见少量脂肪组织。胸椎椎体近似呈长方形，由上而下逐渐增大，其前、后面均凹陷。胸椎椎间盘最薄，第2~6胸椎椎间盘更薄。棘突较长，呈叠瓦状排列，棘突之间为棘间韧带，向后与棘上韧带相连（图7-3-2）。

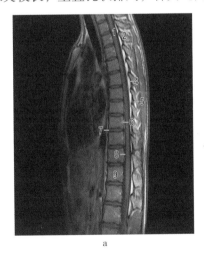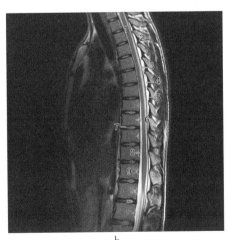

a   b

图7-3-2 经胸段的矢状断层

a.MRI T₁WI图像   b.MRI T₂WI图像

1.脊髓   2.胸椎棘突   3.硬脊膜   4.硬膜外脂肪   5.黄韧带   6.椎体静脉

7.胸椎椎间盘   8.蛛网膜下隙   9.第12胸椎

三、经腰段的矢状断层

此断层腰椎生理曲度凸向前方，以第3~4腰椎平面为顶部。前纵韧带贴于椎体和椎间盘的

前方；后纵韧带在椎体和椎间盘后方，与椎间盘连接紧密，与椎体中部连接疏松，其间有椎体后静脉。椎管内有硬脊膜形成的硬脊膜囊，在第1腰椎平面硬膜囊内为脊髓圆锥，第1腰椎平面以下为终池，内有终丝和马尾神经，椎管内脂肪组织位于硬膜外隙内，各段椎管内的脂肪组织以腰段最多。腰椎椎体最大，呈长方形，横径大于矢径，前、后面的中部少向内凹陷。腰椎椎间盘最厚，自上而下逐渐增厚，且前缘明显高于后缘。棘突略呈长方形，近似呈水平伸向后方。棘突之间为棘间韧带，向后与棘上韧带相连（图7-3-3）。

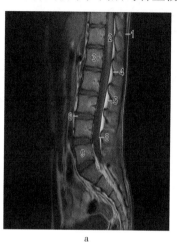
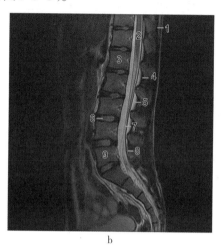

a   b

图7-3-3　经腰段的矢状断层

a.MRI T₁WI图像　b.MRI T₂WI图像

1.棘上韧带　2.脊髓圆锥　3.第1腰椎　4.黄韧带　5.硬膜外脂肪　6.第3、4腰椎椎间盘
7.马尾　8.硬脊膜　9.第5腰椎

四、经骶、尾段的矢状断层

此断层骶椎形成凸向后的弧形弯曲，骶管位于骶椎椎体的后方，呈上宽下窄，向上与腰椎椎管相延续，向下在第4骶椎平面终止于骶管裂孔。骶椎椎体呈近似长方形，其前后径自上而下逐渐变小。骶椎椎间盘已退化，位于相邻骶椎椎体之间，由上而下逐渐变薄，是确定骶椎的重要标志。尾骨由3~4块尾椎融合形成，尾椎自上而下逐渐变小，尾骨尖朝向前下方。骶管背侧面的骨性隆起为骶正中嵴（图7-3-4）。

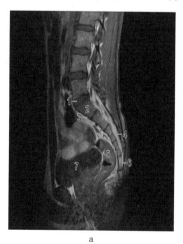
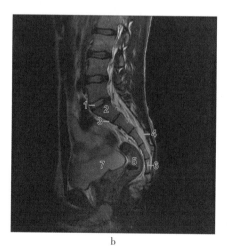

a   b

图7-3-4　经骶、尾段的矢状断层

a.MRI T₁WI图像　b.MRI T₂WI图像

1.腰5、骶1间椎间盘　2.第1骶椎　3.骶尾前韧带　4.骶管　5.直肠　6.第5骶椎　7.膀胱

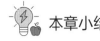**本章小结**

在概述中介绍了脊柱区的境界、分区、标志性结构及脊柱内外结构的配布规律。重点描述了椎骨的外形、椎骨之间的连接、椎管内容物及椎旁软组织。总结了脊柱区重要结构的解剖学特点和影像学特点。脊柱区共选取了15个断层，其中11个横断层，4个矢状断层。经颈部横断层结构较为复杂；经椎间盘横断层重点观察椎间盘和椎间孔下部；经椎弓根断层重点观察环形骨环及周围结构；矢状断层重点观察椎体、椎间盘及脊柱生理性弯曲等。

习 题

习题

一、单项选择题

1.非背部重要骨性标志是（　　）。

A.枕外隆突　　　　　　　　B.坐骨棘　　　　　　　　C.第7颈椎棘突

D.肩胛冈　　　　　　　　　E.肩胛下角

2.椎管内容纳的结构包括（　　）。

A.脊髓　　　　B.马尾　　　　C.脂肪　　　　D.血管　　　　E.上述全对

3.关于脊髓的被膜，描述正确的是（　　）。

A.硬脊膜薄而透明　　　　　　　　　　B.蛛网膜布满血管

C.软脊膜与椎骨之间有潜在腔隙　　　　D.终池是蛛网膜下腔的扩大部

E.硬膜下腔充满静脉丛

4.颈椎特有的结构是（　　）。

A.棘突　　　　B.横突　　　　C.横突孔　　　　D.椎间孔　　　　E.椎孔

5.临床常见的椎间盘突出位置为（　　）。

A.第1、2腰椎椎间盘　　　　　　　　B.第4、5腰椎椎间盘

C.第4、5胸椎椎间盘　　　　　　　　D.第1、2骶椎椎间盘

E.第11、12胸椎椎间盘

6.关节突关节横断层表现，错误的是（　　）。

A.颈椎关节突与冠状面大致呈45°　　　　B.胸椎关节突关节面呈冠状位

C.上位腰椎的关节突关节面几乎呈矢状位　　D.下位腰椎的关节突关节面呈冠状位

E.骶椎的关节突关节呈冠状位

7.椎管的形态描述，正确的是（　　）。

A.下部颈段呈三角形　　　　　　　　B.胸段近似椭圆形

C.骶段呈扁三角形　　　　　　　　　D.下部腰段椎管呈三叶形

E.以上都对

8.在脊髓横断CT图像上，黄韧带最厚的部分是（　　）。

A.颈段　　　　B.胸段　　　　C.腰段　　　　D.骶段　　　　E.尾段

9.脊柱颈段关节突关节横断面与冠状面大致呈（　　）。

A.15°　　　　B.25°　　　　C.45°　　　　D.90°　　　　E.65°

二、简答题

1.简述椎间孔的横断层解剖特点。

2.简述椎管管腔的形态。

（杨　策　熊　毅）

第八章 上 肢

知识目标

1.**掌握** 上肢经肩关节，臂部中份、肘关节、前臂中份，腕关节等横断层解剖；上肢标志性结构；重要关节的应用解剖。

2.**熟悉** 上肢的境界和分区；上肢主要关节的矢状面、冠状面影像解剖。

3.**了解** 上肢肌与血管、神经的配布规律。

技能目标

1.**学会** 识别上肢连续横断层CT、MRI图像。

2.**具备** 上肢常规影像学检查的一般操作能力；运用CT、MRI等影像技术诊断上肢基本疾病的能力。

热爱影像技术事业，具有全心全意服务患者的高尚情怀；具备爱伤意识、防护意识。

第一节　概　述

上肢骨骼轻巧，关节形式各异，肌数目较多，运动灵活，上肢包括上肢骨、上肢肌、关节、血管和神经。其中上肢骨包括上肢带骨和自由上肢骨，上肢带骨包括锁骨、肩胛骨。自由上肢骨包括肱骨、尺骨、桡骨、腕骨、掌骨及指骨。主要关节包括肩关节、肘关节、腕关节、手关节等。大的动脉有腋动脉、肱动脉、桡动脉、尺动脉及掌浅弓、掌深弓。

一、境界和分部

上肢与颈部、胸部相连，其上界为锁骨外侧段、肩峰以及肩胛冈外侧段。以锁骨上缘外1/3段和肩峰至第7颈椎棘突的连线与颈部分界；以三角肌的前、后缘的上份和腋前、后襞下缘中点的连线与胸部分界。通常把上肢分为5部分，分别为肩、臂、肘、前臂、腕和手。

二、标志性结构

1.**锁骨** 位于胸廓前上方，全长可在体表扪及。

2.**肩峰** 为肩部最高的骨性标志，位于锁骨外侧端，其向后内侧延续于肩胛冈，向前内侧与锁骨相连。

3.**喙突** 在锁骨中外1/3交界处的下方锁骨下窝内可触及的骨性突起。

4.**腋窝** 上肢外展时，臂部上部与胸壁外侧壁之间下面的锥形凹陷称腋窝，前、后界分别为腋前襞和腋后襞。腋窝内含有腋动脉、腋静脉、臂丛和腋淋巴结。

5.**肱骨内上髁和肱骨外上髁** 为肘部两侧最突出的骨点，在外上髁的下方可扪及桡骨头。

6.**尺骨鹰嘴** 为肘后部的骨性突起，伸肘时与肱骨内、外上髁的连线为一条直线；屈肘时，这三点呈等腰三角形。

7.**尺骨茎突** 为腕部尺侧偏后方的骨性突起，近似圆形。

8.**桡骨茎突** 为腕部桡侧的骨性突起。

三、上肢肌与血管、神经的配布规律

上肢肌分为上肢带肌、臂肌、前臂肌和手肌。上肢带肌配布于肩关节周围，均起自上肢带骨，止于肱骨，共6块。除运动关节外，这些肌中的大部分还与关节囊的前、后壁及上壁愈着，

增强关节的稳定性。臂肌覆盖于肱骨周围，分前、后两群，前群为屈肌，后群为伸肌。前群位于肱骨前方，包括浅层的肱二头肌、喙肱肌和深层的肱肌，后群有肱三头肌。前臂肌位于尺、桡骨的周围，分为前群屈肌、后群伸肌。前群位于前臂的前面和内侧，共有9块，由浅入深分为三层。浅层由桡侧向尺侧依次为肱桡肌、桡侧腕屈肌和尺侧腕屈肌；中层桡侧为旋前圆肌，尺侧为指浅屈肌；深层桡侧为拇长屈肌，尺侧为指深屈肌。后群位于前臂的后面，共10块，分浅、深两层。前、后肌群之间借深筋膜形成的臂内、外侧肌间隔和前臂骨间膜分隔。上肢的神经和血管从颈根部经腋窝移行而来，沿肌群之间的深筋膜下行，并分支随深筋膜分布至肌层或肌与肌之间；在上肢主要关节处，这些神经、血管主要行于与关节相邻的通道内。如肩关节内下方的腋窝，其内有臂丛和腋神经等。

知识链接 臂丛神经损伤的手畸形

正中神经损伤会出现运动功能障碍，拇指和示指不能屈曲，拇指不能对掌，呈"猿手"畸形；尺神经损伤主要是小指麻木，呈"爪形手"畸形；桡神经损伤手部呈"垂腕"状态。

四、主要关节

（一）肩关节

肩关节由肱骨头与肩胛骨关节盂构成，是全身运动最灵活的关节。关节窝小而浅，关节头较大，关节盂周围有纤维软骨构成的盂唇，加深了关节盂，仅能容纳肱骨头的1/4~1/3；关节囊薄而松弛，附着于关节盂周缘和肱骨解剖颈，内有肱二头肌长头腱通过，关节囊上方有喙肱韧带，前方有盂肱上、中、下韧带加固，关节囊外有冈上肌、冈下肌、小圆肌和肩胛下肌围绕在肩关节上方、后方和前方，并与关节囊愈着，形成腱袖，使肩关节的稳固性加强。肩关节周围的滑膜囊较多，几乎所有止于肩关节周围的肌腱均可见到滑膜囊，如肩峰下与冈上肌腱之间的肩峰下囊，肩胛下肌腱深面的肩胛下肌腱下囊等（图8-1-1、图8-1-2）。

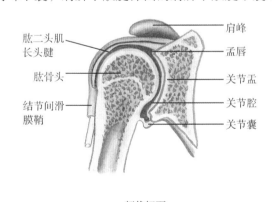

额状切面

图8-1-1　肩关节冠状面

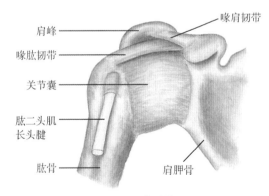

前面观

图8-1-2　肩关节前面观

（二）肘关节

肘关节由肱骨下端和尺骨、桡骨上端构成（图8-1-3）。肱骨滑车与尺骨滑车切迹构成肱尺关节，肱骨小头与桡骨头关节凹构成肱桡关节，桡骨头环状关节面与尺骨桡切迹构成桡尺近侧关节。各关节面均覆盖有一层关节软骨，关节腔窄小，3个关节共同包裹于一个关节囊内，关节囊的前、后壁薄而松弛，两侧分别有桡侧副韧带和尺侧副韧带加固，桡骨环状韧带包绕桡骨头的环状关节面，从前、后和外侧面包绕桡骨头，将桡骨头紧紧束缚于尺骨桡切迹上，防止桡骨头在旋转时脱位。

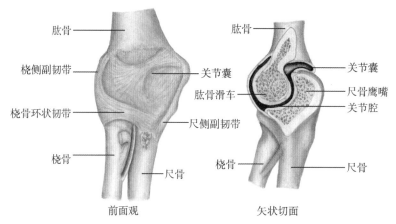

图8-1-3 肘关节

 知识拓展 **肘后三角**

正常情况下，肘关节屈曲呈直角时，肱骨的内上髁、外上髁与尺骨鹰嘴体表标志之间连线形成一个等腰三角形，称肘后三角。当肘关节伸直时，上述三点成一条直线。肘关节脱位或肱骨内、外上髁骨折时，正常比例关系发生改变。但肱骨其他部位的骨折，不会影响他们的三角形和直线关系。临床上常常用来鉴别肘关节后脱位与肱骨髁上骨折。

（三）腕关节

腕关节又称桡腕关节（图8-1-4），由桡骨的腕关节面和尺骨下方的关节盘形成关节窝，手舟骨、月骨和三角骨的近侧关节面形成关节头而构成。关节囊松弛，关节的前后及两侧均有韧带加固，腕关节掌侧的韧带有5条，包括桡舟头韧带、桡月韧带、桡舟月韧带、尺月韧带、尺三角韧带；腕关节背侧韧带主要有桡三角韧带、桡尺三角韧带；两侧分别为桡侧副韧带和尺侧副韧带。

知识拓展 **桡骨下端骨折**

在桡骨呈伸直型骨折时，侧面观呈"银叉"畸形，正面观呈"枪刺样"畸形。X线检查可见骨折远端向桡侧、背侧移位，近端向掌侧移位，表现出典型的畸形体征。

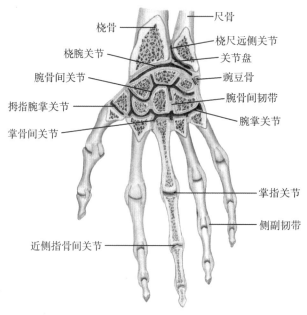

图8-1-4 手关节（冠状面）

（四）腕骨间关节

腕骨共有8块，排成近、远两列，近侧自桡侧向尺侧分为手舟骨、月骨、三角骨和豌豆骨；远侧列为大多角骨、小多角骨、头状骨和钩骨。腕骨间关节为相邻各腕骨之间的连结，可分为近侧列腕骨间关节和远侧列腕骨间关节。近侧列腕骨间关节由近侧列各腕骨相邻关节面之间形成，手舟骨与月骨，月骨与三角骨之间没有独立的关节囊，相邻各骨之间借腕骨间掌侧韧带、腕骨间背侧韧带及腕骨间骨间韧带相连。豌豆骨与三角骨之间的连结称豌豆骨关节，有独立的关节囊和关节腔。远侧列腕骨间关节由远侧列各相邻腕骨之间形成，相邻骨之间借腕骨间掌侧韧带，腕骨间背侧韧带和腕骨间骨间韧带相连结。

（五）腕掌关节

腕掌关节由远侧列腕骨与5个掌骨近侧关节面构成，拇指腕掌关节由大多角骨与第1掌骨近侧关节面构成，是典型的鞍状关节，其关节囊松弛，可做屈、伸、收、展、环转、对掌运动。

五、上肢结构的断层解剖学特点

上肢关节较大，肌肉较多，为了更好地显示关节结构，上肢一般采用肩关节冠状断层、肘关节矢状断层和手关节冠状断层，横断层为其基本方位，但不易直接观察关节的构成及关节腔，仅是CT图像的常规显示方法。

肩关节属于球窝关节，是全身运动最灵活的关节。在横断断层和最佳方位的冠状断层上，均可显示关节窝及周缘软骨形成的关节唇，且在横断和冠状断层上均表现为经过中心的断层关节头和关节窝显示最大，而远离中心的断层，两者均逐渐缩小。在肩关节，肱骨头前外侧的关节囊内有肱二头肌长头腱经过。

肘关节为复合关节，在基本方位的横断断层上，肘关节常出现肱骨、尺骨或桡骨、尺骨两块骨构成关节，内外侧分别有侧副韧带加固。在最佳方位的冠状断层上，肘关节可同时显示肱尺、肱桡和桡尺近侧关节，也可显示两侧的尺侧副韧带和桡侧副韧带。矢状断层上肘关节常只出现肱尺关节或肱桡关节，桡尺关节不易显示。

腕关节在基本方位横断层面上，腕关节先出现桡骨和尺骨头下方的关节盘，手舟骨、月骨、三角骨形成关节头且呈横行排列，在腕关节最佳方位冠状面上，桡骨与尺骨下方的关节盘和手舟骨、月骨、三角骨可同时出现，关节头呈椭圆形，与半月形的关节窝形成椭圆关节。

在上肢非关节区的横断层面上，均形成以骨为中心的鞘状结构，由深到浅依次是骨、骨骼肌、深筋膜、浅筋膜和皮肤。上肢臂部和前臂部的肌借深筋膜形成的内、外侧肌间隔及围成的前后骨筋膜鞘分为前、后群。上肢臂部横断层面的中心结构是肱骨，前臂部横断层面的中心结构是尺骨和桡骨，其间有前臂骨间膜相连。

六、上肢结构的断层影像学表现

CT和MRI的断层成像在显示骨与关节整体解剖、对应关系上不如X线平片，临床上一般将CT和MRI作为补充检查手段，以明确复杂区域的解剖和细微的结构变化。在显示上肢关节结构上，MRI具有独特的优势。

骨关节多层螺旋CT检查，可以进行薄层重建，并在此基础上应用后处理技术，可进行上肢骨关节矢状面、冠状面及三维立体重建。在CT上，骨性关节面显示为致密的骨质结构，关节软骨不能显示，关节周围韧带与肌肉均显示为软组织密度，关节腔在重组图像上显示为低密度间隙。

MRI具有多参数、多方位与多序列成像的特点，除横断层外，还能行矢状面和冠状面等方位的成像，无骨伪影干扰，显示上肢骨关节的解剖结构细节方面明显优于CT。

上肢结构主要包括上肢骨、关节、肌、血管和神经等结构。成人长骨分为骨干和骨端，儿童长骨因为骺软骨的存在，分为骨干、干骺端、骺板和骨骺。长骨间的关节由相邻的骨骺关节、软骨和关节囊构成。关节囊的滑膜层和关节面共同围成关节腔，腔内有少量滑液。骨之间有许多韧带固定关节，部分关节还有关节盘或关节唇，以适应关节的活动功能，如肩关节的盂唇等。

（一）上肢长骨CT表现

1.小儿上肢长骨

（1）骨干　CT上骨皮质为线状或带状高密度，骨髓腔因红骨髓、黄骨髓含量不同而密度不一。

（2）干骺端　CT骨窗上，干骺端骨松质表现为高密度的骨小梁交错而构成细密的网状影，密度低于骨皮质。

（3）骨骺　CT上骺软骨为软组织密度影，骨化中心密度类似干骺端。

（4）骺板　在CT上密度特点与骺软骨相类似。

2.成人上肢长骨　成人长骨的外形与小儿相似，骨骺与干骺端愈合，骺线消失，只有骨干和骨端。CT上显示的骨皮质、骨松质为较高密度，骨髓腔密度不一。

3.上肢关节　骨性关节面由组成关节的骨端骨皮质构成，CT图像上显示为高密度线状影。

关节间隙在CT图像上显示关节骨端的低密度间隙，是关节软骨、关节腔及少量滑液的共同投影。少量滑液在CT上常不能分辨。关节囊、韧带、关节盘在CT上呈条带状软组织密度影。

（二）上肢长骨MRI表现

1.小儿上肢长骨

（1）骨干　骨皮质在T_1WI、T_2WI上均为低信号，骨髓腔可为等信号或高信号，骨膜在MRI上不能显示。

（2）干骺端　由于干骺端骨髓常为红骨髓，且含有一定量的骨小梁，故MRI上信号低于骨髓腔。

（3）骨骺　自旋回波（SE）序列骺软骨为等信号，骨化中心信号与干骺端类似。

（4）骺板　在MRI上信号特点与骺软骨类似。

2.成人上肢长骨　成人长骨的外形与小儿相似，但骨骼已发育完全，仅有骨干和骨端。MRI上表现为骨皮质在T_1WI、T_2WI上均为低信号，骨髓腔可为等信号或高信号，骨膜在MRI上不能显示。

3.上肢关节　骨性关节面在T_1WI及T_2WI均呈低信号影。关节软骨及儿童骺软骨在MRI上呈弧形稍低信号影，T_2WI压脂相上为高信号影。

关节间隙在T_1WI显示薄层低信号，T_2WI为线状高信号。

MRI上关节囊呈光整弧线样低信号影，韧带为低信号影。关节盘在MRI的T_1WI及T_2WI均为低信号影。

第二节　上肢横断层解剖及影像

案例讨论

案例　患者，男性，30岁。右前臂疼痛，局部肿胀，有局部的压痛感，压之有捏乒乓球感。CT检查：CT定位像示右桡骨远端皂泡状膨胀性骨质破坏区，边界清楚；横断层平扫软组织窗、骨窗示破坏区形态不规则，呈软组织密度，内见高密度骨性间隔。根据患者病史及临床检查，该病例诊断为右桡骨远端骨巨细胞瘤。

PPT

讨论　1.请讨论上肢骨骼的解剖特点。

　　　2.请讨论上肢关节的构成及其作用。

　　　3.请查阅资料了解骨巨细胞瘤的影像学表现。

　　　4.在进行影像学检查时要注意些什么，对患者要进行些什么防护？

　　上肢横断层共有9个，包括了肩关节3个横断层；臂部中份1个、肘关节2个、前臂中份1个和掌骨2个断层。

一、经肩关节上份的横断层

　　此断层经肱骨头、关节盂的上份、肩胛冈及锁骨外侧端。断层外侧半为上肢肩部所占据，但内侧半切及胸前上部。圆形的肱骨头外侧有三角肌，内侧有冈上肌。三角肌包绕肩关节的前、后及外侧，肩关节前方与三角肌之间有肱二头肌长头（外侧）腱和肩胛下肌腱（内侧）。肩关节后方与三角肌之间有冈下肌及其肌腱。肩胛下肌腱和冈下肌腱在肩关节的前后方与关节囊相愈合，使关节囊增厚。肩胛冈处的肩胛骨游离，位于肩关节的后内侧，其前方为冈上肌，后方为斜方肌。在此断层上可显示肩关节上份、三角肌、冈上肌、锁骨、肩胛冈、斜方肌、肩胛提肌等（图8-2-1）。

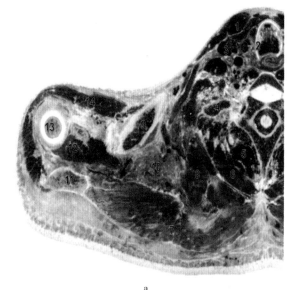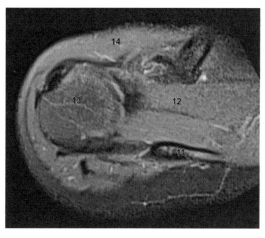

a　　　　　　　　　　　　　　　　　b

图8-2-1　经肩关节上份的横断层

a.断层标本　　b.MRI T_2WI图像

1.胸锁乳突肌　2.颈总动脉　3.颈外静脉　4.横突　5.竖脊肌　6.夹肌　7.斜方肌　8.肩胛提肌
9.锁骨　10.颈后三角　11.肩胛冈　12.冈上肌　13.肱骨头　14.三角肌

二、经肩关节中份的横断层

　　此断层经肩关节中份，圆形的肱骨头与内侧的肩胛骨关节盂构成肩关节，三角肌包绕肩关节的前、后及外侧呈"C"形。肩关节后方与三角肌间有冈下肌及其肌腱。肩胛冈游离呈"Y"形，其前方为肩胛下肌和冈上肌，后方有冈下肌和斜方肌。关节盂内侧伸向前方的突起为喙突，有喙锁韧带附着，喙突内侧可见肩胛上动、静脉和臂丛的断面，臂丛由此移行向腋窝。此断层上可显示肩关节中份、关节盂、喙突、肩胛冈、三角肌、冈下肌、冈上肌、斜方肌、肩胛下肌等（图8-2-2）。

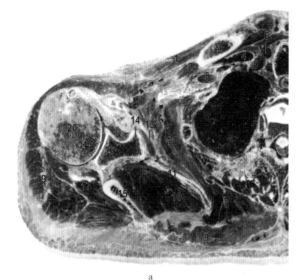

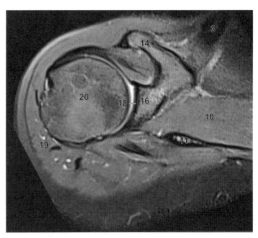

a

b

图8-2-2 经肩关节中份的横断层

a.断层标本 b.MRI T₂WI图像

1.胸大肌 2.锁骨下肌 3.锁骨 4.锁骨下静脉 5.锁骨下动脉 6.颈总动脉 7.竖脊肌 8.菱形肌 9.斜方肌 10.冈上肌 11.肩胛骨 12.前锯肌 13.肩胛下肌 14.喙突 15.肩胛冈 16.关节盂 17.冈下肌 18.肩关节 19.三角肌 20.肱骨头

三、经肩关节下份的横断层

此断层经腋窝，肩胛骨连成一体，斜列于断层中部，肩胛骨前外侧膨大处凹陷的关节盂、盂唇与肱骨头构成肩关节。三角肌呈"C"形包绕于肩关节的前、后及外侧。肩胛下肌和冈下肌分别位于肩胛骨前、后方，两者与肱骨之间自后向前可见小圆肌、肱三头肌长头、肩胛下肌等肌的肌腱。肩胛下肌和小圆肌分别穿过肩关节前方和后方终止于肱骨小结节或大结节。肱二头肌长头腱行于肱骨大、小结节间的结节间沟。肩关节与内侧的胸壁之间为腋窝，其前壁是胸大肌和胸小肌，后壁为肩胛下肌和肩胛骨，内侧壁是前锯肌和胸壁。腋窝内的结构有臂丛及其分支、腋淋巴结、腋动脉和腋静脉等（图8-2-3）。

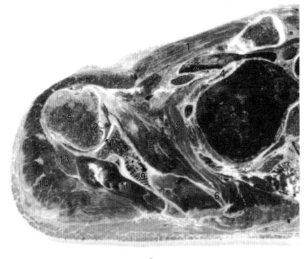

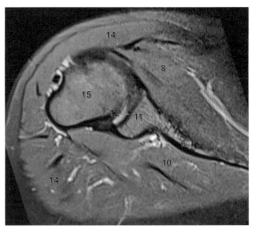

a

b

图8-2-3 经肩关节下份的横断层

a.断层标本 b.MRI T₂WI图像

1.胸大肌 2.腋静脉 3.腋动脉 4.第1肋 5.前锯肌 6.肩胛骨 7.冈上肌 8.肩胛下肌 9.肩胛冈 10.冈下肌 11.关节盂 12.肩关节 13.小圆肌 14.三角肌 15.肱骨头

四、经臂中份的横断层

此断层经三角肌粗隆下方，断层内结构及形态变化较大。肱骨略移向外侧，三角肌、喙肱肌消失，肱肌出现。肱二头肌的长、短头合二为一，位于断层前部浅层，与肱骨之间有肱肌。肱骨的后方为肱三头肌断面。附着于肱骨内、外侧的臂内、外侧肌间隔，分隔臂的屈肌与伸肌。臂外侧肌间隔有桡神经和桡侧副动、静脉。在臂内侧肌间隔内，前份有正中神经，中份有肱动脉、肱静脉和贵要静脉，后份有尺神经和尺侧上副动脉（图8-2-4）。

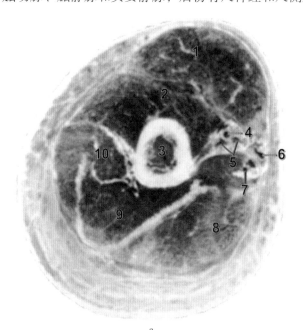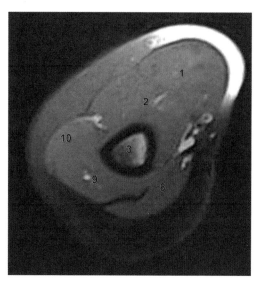

a　　　　　　　　　　　　　　　b

图8-2-4　经臂中份的横断层

a.断层标本　b.MRI T$_2$WI图像

1.肱二头肌　2.肱肌　3.肱骨　4.肱动脉　5.肱静脉　6.贵要静脉　7.尺侧下副动脉
8.肱三头肌长头　9.肱三头肌内侧头　10.肱三头肌外侧头

五、经肘关节上份的横断层

此断层经肘关节上份，肱骨下端大而略扁平，位于断层中部，其向两侧的突出结构为肱骨内、外上髁，其两侧分别有尺侧副韧带和桡侧副韧带附着。在肱骨内上髁的后面为尺神经沟，沟内有尺神经。肱骨后面的凹陷为鹰嘴窝，其与后方的尺骨鹰嘴构成肱尺关节。肱骨的前方为肱肌，两者之间有肘关节腔。肱肌的内侧有旋前圆肌，外侧有前后排列的肱桡肌和桡侧腕长、短伸肌。旋前圆肌与肱桡肌之间为肘窝，肘窝内结构被肱二头肌腱分为内、外侧两部分，内侧有肱动脉、肱静脉和正中神经；外侧有前臂外侧皮神经及肱桡肌与肱肌之间的桡神经（图8-2-5）。

六、经肘关节下份的横断层

此断层经肘关节下份，肱骨下端及肱骨内、外侧髁和肱尺关节消失。桡骨位于断层外侧呈圆形，尺骨位于后方，尺骨的桡切迹与桡骨头构成桡尺近侧关节。桡骨环状韧带围绕桡骨头周围，关节的前方为肱肌，内侧有旋前圆肌、掌长肌和指浅屈肌及尺侧腕屈肌，外侧有肱桡肌和桡侧腕长、短伸肌。肱肌与桡侧腕长、短伸肌之间有旋后肌。桡尺近侧关节的前方为肘窝，其外侧界为肱桡肌及后方的桡侧腕长、短伸肌；内侧界为旋前圆肌及其后方的掌长肌、指浅屈肌、尺侧腕屈肌及指深屈肌；底为肱肌、旋后肌和肘关节囊。肘窝内的结构自内侧向外侧为正中神经、肱动脉、肱静脉、肱二头肌腱和肱桡肌与肱肌之间的桡神经浅、深支（图8-2-6）。

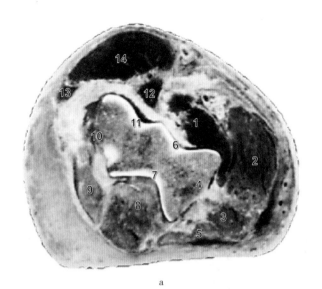
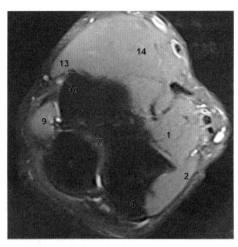

a   b

图8-2-5　经肘关节上份的横断层

a.断层标本　b.MRI T₂WI图像

1.肱二头肌　2.旋前圆肌　3.指浅屈肌　4.肱骨内上髁　5.尺侧腕屈肌　6.冠突窝　7.鹰嘴窝
8.尺骨鹰嘴　9.肱三头肌　10.肱骨外上髁　11.桡窝　12.肱肌　13.桡侧腕长伸肌　14.肱桡肌

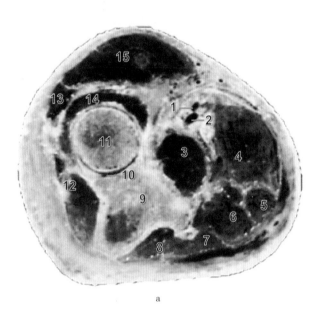
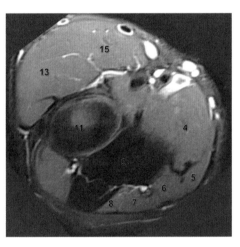

a   b

图8-2-6　经肘关节下份的横断层

a.断层标本　b.MRI T₂WI图像

1.肱动脉　2.肱静脉　3.肱二头肌　4.旋前圆肌　5.掌长肌　6.指浅屈肌　7.尺侧腕屈肌　8.指深屈肌　9.尺骨
10.桡尺近侧关节　11.桡骨头　12.指伸肌　13.桡侧腕长伸肌　14.旋后肌　15.肱桡肌

七、经前臂中份的横断层

此断层经前臂中份，桡骨和尺骨平行排列，在横断层上均呈三角形，位于断层中部偏后方，两骨之间以前臂骨间膜相连，前臂屈肌群位于尺、桡骨及骨间膜的前方，由浅入深分为三层。浅层由桡侧向尺侧依次为肱桡肌、桡侧腕屈肌和尺侧腕屈肌；中层桡侧为旋前圆肌，尺侧为指浅屈肌；深层桡侧为拇长屈肌，尺侧为指深屈肌。前臂伸肌群位于尺、桡骨及骨间膜的后方，分为浅、深两层。浅层由桡侧向尺侧依次为桡侧腕长伸肌和指伸肌。深层由桡侧向尺侧依次为旋后肌和拇长展肌，分别位于桡骨、尺骨及前臂骨间膜的后方。前臂的血管、神经主要行于前臂屈肌之间，相互伴行的血管、神经形成不同的血管神经束，行于不同的部位。前臂屈肌间主要有四组血管神经束：①桡血管神经束，由桡神经浅支、桡动脉和桡静脉组成，行于肱桡肌、桡侧腕屈肌和桡侧腕长、短伸肌之间；②正中血管神经束，由正中神经和骨间前动脉的分支组成，行于指浅屈肌和拇长展肌之间；③尺血管神经束，由尺神经、尺动脉和尺静脉组成，行于指浅、深屈肌和尺侧腕屈肌之间；④骨间前血管神经束，由骨间膜前神经和骨间前动、静脉组成，行于前臂骨间膜前方，位于拇长屈肌和指深屈肌之间（图8-2-7）。

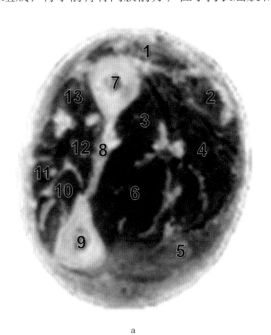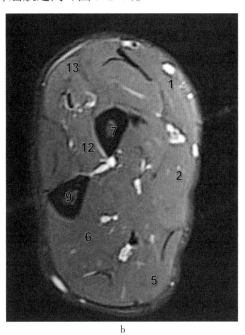

a　　　　　　　　　　　　　　　　　　b

图8-2-7　经前臂中份的横断层

a.断层标本　　b.MRI T$_2$WI图像

1.肱桡肌　2.桡侧腕屈肌　3.拇长屈肌　4.指浅屈肌　5.尺侧腕屈肌　6.指深屈肌　7.桡骨　8.前臂骨间膜
9.尺骨　10.拇长展肌　11.指伸肌　12.旋后肌　13.桡侧腕长伸肌

八、经掌骨底的横断层

此断层经掌骨底，腕骨消失，第1~5掌骨底的断面出现，第1掌骨与第2掌骨稍分开，前面为拇短展肌。第2掌骨到第5掌骨依次排列稍向外凸，腕骨形成的凹陷朝向掌侧，与腕横韧带之间构成腕管。腕骨内有拇长屈肌腱和指浅、深屈肌腱及其正中神经通过。在第5掌骨前方可见小指短屈肌和拇短展肌（图8-2-8）。

九、经掌骨头的横断层

此断层经掌骨头，第1~5掌骨断面较上一断层变小，呈圆形，第1掌骨和第2掌骨分开距离较大，中间可见明显的骨间背侧肌，在骨间背侧肌前方可见拇收肌。掌骨背侧拇长、短伸肌腱位于第1掌骨外侧，各指伸肌腱分散于掌骨之间，行向相应的指骨。各掌骨之间有骨间背侧肌附着，在第2~5骨间背侧肌前有骨间掌侧肌，蚓状肌位于掌侧浅层。小指短屈肌和小指展肌位于第5掌骨的前外侧。拇主要动脉行于第1掌骨间隙；各掌心动、静脉趋向于各相应骨间背侧肌的浅层；尺动脉末端位于掌腱膜深面与第3蚓状肌之间。正中神经分出拇指指掌侧固有神经、示指指掌桡侧固有神经及指掌侧总神经。尺神经分出指掌侧总神经和小指指掌尺固有神经（图8-2-9）。

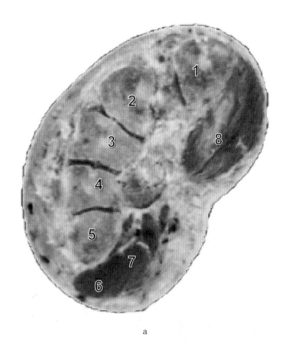

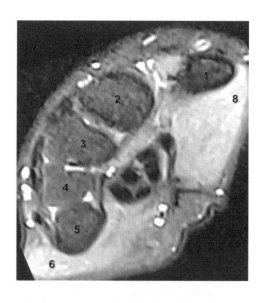

a   b

图8-2-8　经掌骨底的横断层

a.断层标本　b.MRI T₂WI图像

1.第1掌骨　2.第2掌骨　3.第3掌骨　4.第4掌骨　5.第5掌骨　6.小指展肌　7.小指短屈肌　8.拇短展肌

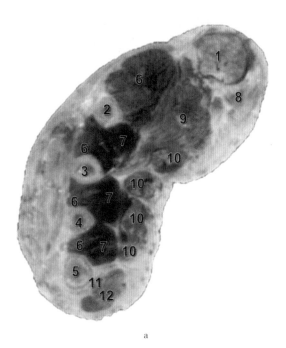

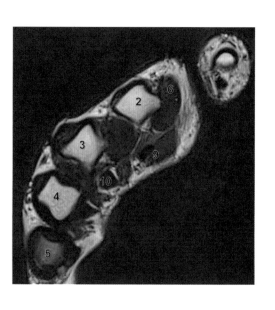

a   b

图8-2-9　经掌骨头的横断层

a.断层标本　b.MRI T₁WI图像

1.第1掌骨　2.第2掌骨　3.第3掌骨　4.第4掌骨　5.第5掌骨　6.骨间背侧肌　7.骨间掌侧肌　8.拇短展肌
9.拇收肌　10.蚓状肌　11.小指短屈肌　12.小指展肌

第三节　上肢主要关节的矢状断层影像解剖

本节选取上肢主要关节肩关节、肘关节矢状断层4个，均为MRI图像。

PPT

一、经肱骨头内侧份的矢状断层

经肱骨头内侧份的矢状断层，肩峰矢状面呈扁平状，周围骨皮质呈低信号，肱骨见部分肱骨头，肱骨头周围见低信号关节囊覆盖。肱骨头周围有三角肌、冈上肌及冈下肌围绕。

本节选取的 MRI 图像，主要见肱骨头及周围覆盖的三角肌，此断层最上方为肩峰，呈扁平状（图 8-3-1）。

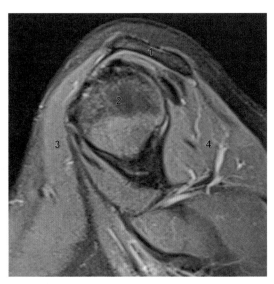

图 8-3-1　经肱骨头内侧份的矢状断层（MRI T$_2$WI）

1.肩峰　2.肱骨头　3.三角肌　4.三角肌

二、经肱骨头中份的矢状断层

经肱骨头中份的矢状断层，肱骨位于此断层中心区域，肱骨周围骨皮质呈低信号，肱骨头上方低信号关节囊覆盖。肱骨周围有三角肌、冈上肌、冈下肌、小圆肌及肩胛下肌围绕，其中冈上肌、冈下肌、小圆肌和肩胛下肌的腱性部分在肩关节囊周围形成腱板，围绕肩关节的上、后和前方，形成肩袖。此断层最上方为肩峰矢状面，呈扁平状。

本节选取的 MRI 图像，主要见肱骨头、肱骨干，肱骨周围可见三角肌覆盖，最上方为肩峰（图 8-3-2）。

三、经肘关节尺侧的矢状断层

经尺侧的肘关节矢状断层的中央，呈圆形的肱骨滑车与其后方呈鸟嘴张开状的尺骨滑车切迹构成肱尺关节，关节囊附着于关节面周围的骨面，在关节腔的后上方为滑膜囊。肘关节前方的浅筋膜内有肘正中静脉，其深面依次有肱二头肌和肱肌，肱肌上端附着于肱骨前面，向下经过肘关节的前面，附着于冠突下方的尺骨前面；肘关节的前方有桡侧腕屈肌，两者之间有肱动脉分支的断面，桡侧腕屈肌的下后方为旋前圆肌，两者间有桡动脉穿行。在肘关节的后上方有肱三头肌及穿行其间的桡神经，肱三头肌向下附着于尺骨鹰嘴，其下方尺侧腕屈肌位于尺骨的后方。

本节选取的 MRI 图像，经肱尺关节矢状断层可见

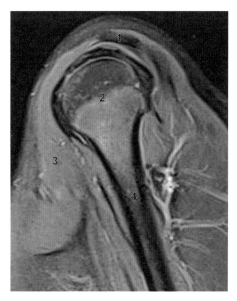

图 8-3-2　经肱骨头中份矢状断层（MRI T$_2$WI）

1.肩峰　2.肱骨头　3.三角肌　4.肱骨干

肱骨下段、肱骨滑车、尺骨鹰嘴与尺骨干。肱骨滑车呈圆形,与半月形尺骨鹰嘴相对应,构成肱尺关节。肱骨前侧依次为肱二头肌、肱肌,后方可见肱三头肌。尺骨前方可见腕屈肌(图8-3-3)。

四、经肘关节桡侧的矢状断层

经桡侧的肘关节矢状断层内有由肱骨小头和桡骨头关节凹构成的肱桡关节,在其后方为肱尺关节和桡尺近侧关节,肘关节的关节囊附着在上述3个关节周围的骨面,桡骨环状韧带与桡骨头的下份相贴。肘关节的前方,浅层为肱桡肌,深层为肱肌和旋前圆肌,此3块骨骼肌均跨过肘关节。在肘关节前上方,肱桡肌和肱肌之间可见肱动脉分支。在肘关节的后上方,有肱三头肌向下附着于尺骨鹰嘴;在桡尺近侧关节下方,桡骨和尺骨之间有旋后肌。

本节选取的MRI图像,经肱桡关节断层可见肱骨下段、肱骨小头、桡骨小头及桡骨干。肱骨小头呈圆形,与桡骨小头对应,构成肱桡关节。肱骨前方可见肱二头肌,后方可见肱三头肌及其肌腱。桡骨前方可见肱桡肌(图8-3-4)。

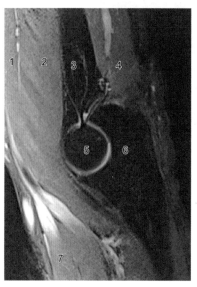 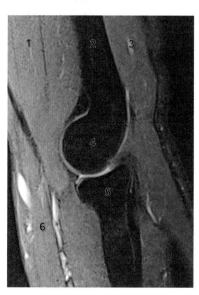

图8-3-3　经肘关节尺侧的矢状断层(MRI T₂WI)　　图8-3-4　经肘关节桡侧的矢状断层(MRI T₂WI)

1.肱二头肌　2.肱肌　3.肱骨　4.肱三头肌　　　　　1.肱二头肌　2.肱骨干　3.肱三头肌　4.肱骨小头

5.肱骨头　6.尺骨鹰嘴　7.腕屈肌　　　　　　　　　　5.桡骨头　6.肱桡肌

第四节　上肢主要关节的冠状断层影像解剖

本节选取上肢主要关节肩关节、肘关节及腕关节冠状断层5个,均为MRI图像。

一、经肱骨头前缘喙突的冠状断层

经肱骨头前缘喙突冠状断层肱骨头居断层上份,锁骨位于断层的内上部,两者之间可见喙突前份断面。肱骨头外侧有隆起的肱骨大结节,后者的内下方为结节间沟,内有肱二头肌长头腱,肱骨大结节外侧有纵行的三角肌;喙肱韧带位于肱骨大结节与喙突之间并覆盖于肩关节囊外面,喙肱韧带上方、锁骨外侧有三角肌,与肱骨大结节外侧的三角肌相延续,从上方和外侧包绕肩关节;肱骨头内侧有肩胛下肌及其肌腱走行,覆盖于肩关节囊,肩胛下肌腱与肩关节囊纤维层交织在一起,融入肩关节囊的纤维层;在肱骨头下方,由外侧向内侧依次为三角肌、胸大肌、肱二头肌和喙肱肌。锁骨下方有锁骨下肌附着其下面。

本节选取的MRI图像,可见肱骨头前缘、喙突和锁骨外侧端。最上方为锁骨外侧端,下方为喙突。断层外侧肱骨头前缘外侧方可见三角肌覆盖,喙突下方,肱骨头前缘内侧可见肩胛下肌(图8-4-1)。

二、经肱骨中份的冠状断层

经肱骨中份冠状断层经肩胛骨的关节盂、肩峰、锁骨的外侧份及肩锁关节。肱骨头位于断层上份中央，与内侧的关节盂相对，关节盂上、下缘有关节唇附着；肩关节囊的肱骨端、关节上方的部分向外侧附着于肱骨解剖颈，下方的部分附着于外科颈；肩关节囊的肩胛骨端附着于关节盂唇。肱骨头外侧有肱骨大结节，三角肌仍位于肱骨大结节外侧。肱骨头上方出现了冈上肌，其向外侧延续为冈上肌腱，与喙肱韧带交织在一起融入肩关节囊的纤维层，并附着于肱骨大结节；冈上肌的上方肩峰和锁骨的肩峰端构成肩锁关节。肩关节内侧为肩胛下肌，其下方为背阔肌。

本节选取的MRI图像，能显示锁骨外侧端、肩峰、关节盂、肱骨头及肱骨上段。最上方可见锁骨外侧端下方为肩峰。肱骨头呈球形与小而浅关节盂构成盂肱关节。盂肱关节上方为冈上肌及其肌腱。肱骨外侧可见三角肌覆盖（图8-4-2）。

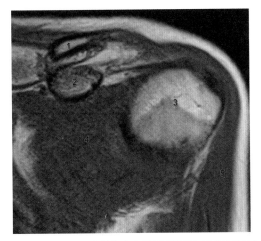

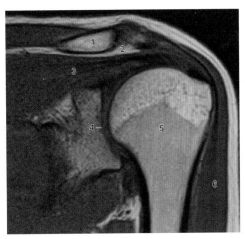

图8-4-1　经肱骨头前缘喙突的冠状断层（MRI T₁WI）
1.锁骨　2.喙突　3.肱骨　4.肩胛下肌
5.三角肌

图8-4-2　经肱骨中份的冠状断层（MRI T₁WI）
1.锁骨　2.肩峰　3.冈上肌　4.关节盂
5.肱骨　6.三角肌

三、经肩峰的冠状断层

经肩峰冠状断层肱骨头变小，肱骨头与关节盂相对，关节盂变小。肱骨头外侧的肱骨大结节上有冈上肌腱附着；肱骨外科颈基本消失，显露出其后方的小圆肌，越过肩关节后方，附着于肱骨大结节的下部。该断层三角肌较厚而大，位于肱骨大结节外侧，其内侧与小圆肌外下缘之间有腋神经和旋肱后血管走行。肱骨头上方的冈上肌断面较前一断层变大，向外侧延续为冈上肌腱；冈上肌的上方为肩锁关节。

本节选取的MRI图像，可见肩峰、肱骨头后缘和关节盂后缘，最上方为肩峰，肩峰下方关节盂上方可见冈上肌，肱骨头外侧有三角肌覆盖（图8-4-3）。

四、经肘关节的冠状断层

经肘关节冠状断层中央为肘关节，由肱骨小头与桡骨头关节凹形成的肱桡关节，肱骨滑车与尺骨滑车切迹形成的肱尺关节，以及桡骨头环状关节面与尺骨桡切迹形成的桡尺近侧关节构成。肱骨滑车上方为尺骨鹰嘴，其尺侧有肱骨内上髁，紧贴内上髁的下面有尺神经走行，尺侧副韧带自内上髁向下至滑车切迹内侧缘；尺骨鹰嘴的桡侧，肱骨小头上方的突起为肱骨外上髁，桡侧副韧带附着于其上，并向下止于桡骨头外周的桡骨环状韧带。

本节选取的MRI图像，可见肱骨下段、肱骨内上髁、肱骨外上髁及尺桡骨上端。鹰嘴窝内可见尺骨鹰嘴。肱骨内侧可见肱三头肌，尺骨内侧可见前臂屈肌，桡骨外侧可见肱桡肌（图8-4-4）。

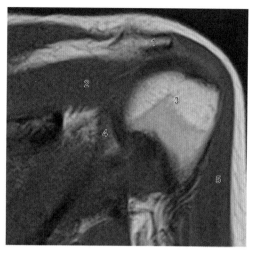

图8-4-3　经肩峰的冠状断层（MRI T₁WI）

1.肩峰　2.冈上肌　3.肱骨　4.关节盂　5.三角肌

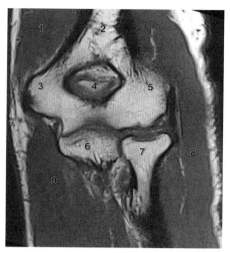

图8-4-4　经肘关节的冠状断层（MRI T₁WI）

1.肱三头肌　2.肱骨　3.肱骨内上髁　4.尺骨鹰嘴
5.肱骨外上髁　6.尺骨　7.桡骨　8.肱桡肌
9.前臂屈肌

五、经腕关节的冠状断层

经腕关节冠状断层腕骨、掌骨和指骨依次由近侧向远侧排列。由桡侧向尺侧，近侧列腕骨依次为手舟骨、月骨和三角骨，远侧列依次为大多角骨、小多角骨、头状骨和钩骨。相邻腕骨之间形成腕骨间关节，且有腕骨间韧带相连。近侧列的3块腕骨与桡骨下端及尺骨头远侧的关节盘构成桡腕关节，该关节的近侧可见桡尺远侧关节。远侧列腕骨与掌骨底构成腕掌关节，掌骨底之间形成掌骨间关节。第2~4掌骨间隙内为骨间掌侧肌。

本节选取的MRI图像，可见部分掌骨近端、腕骨及其腕骨间关节、尺骨桡骨远端。从近侧到远侧依次排列尺桡骨远端、腕骨和掌骨近端，腕骨近侧列从外到内为手舟骨、月骨和三角骨，远侧列为大多角骨、小多角骨、头骨和钩骨，掌骨近端从外到内依次为第2掌骨基底、第3掌骨基底及第4掌骨基底（图8-4-5）。

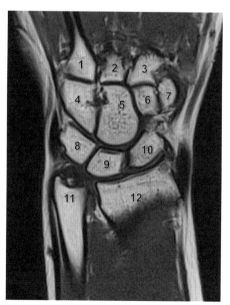

图8-4-5　经腕关节的冠状断层（MRI T₁WI）

1.第4掌骨基底　2.第3掌骨基底　3.第2掌骨基底　4.钩骨　5.头状骨　6.小多角骨
7.大多角骨　8.三角骨　9.月骨　10.手舟骨　11.尺骨　12.桡骨

本章小结

　　本章在概述中介绍了上肢的境界、分区及标志性结构上肢肌与血管神经的配布规律。重点描述了上肢主要关节，如肩关节、肘关节、腕关节和腕骨间关节等。从关节的构成、关节囊及周围的韧带对关节进行描述；从总体上对上肢的各断层解剖进行描述，在此基础上要求掌握上肢各横断层及上肢最佳断层上各解剖结构。

　　本章选取了从肩关节到掌骨头9个横断层，上肢关节4个矢状断层及5个冠状断层，其中经关节断层较为复杂，包括了关节构成的骨骼、复杂的关节囊及周围的韧带。肩关节为全身最为灵活的关节，肘关节为多骨多关节等。经骨骼中份时以周围的肌群为主。在多个断层中，其中重点掌握：①经肩关节的横断断层，经肩关节横断断层有3个，重点要识别肩关节的组成部分及肩胛骨的解剖特点。②经肘关节的横断断层，经肘关节横断断层有2个，重点识别肘关节的关节构成及其周围肌肉和韧带。③经臂中份的横断断层，重点识别前臂曲肌群和伸肌群。

习　题

习题

一、单项选择题

　　1.经肩关节上份的横断层中，肩胛骨前方为（　　）。

　　A.冈上肌　　　　　B.斜方肌　　　　　C.肩胛提肌　　　　D.三角肌　　　　E.竖脊肌

　　2.与肱骨滑车构成关节的是（　　）。

　　A.尺骨头　　　　　B.尺骨茎突　　　　C.桡骨头　　　　　D.尺骨滑车切迹　E.尺骨鹰嘴

　　3.经肩关节中份的横断层上，呈"Y"形的肩胛骨中间为（　　）。

　　A.肩胛提肌　　　　B.前锯肌　　　　　C.冈上肌　　　　　D.冈下肌　　　　E.斜方肌

　　4.位于肩胛骨后面的是（　　）。

　　A.第7肋　　　　　B.第2肋　　　　　C.肩胛冈　　　　　D.肩胛下窝　　　　E.肩峰

　　5.肱骨体后面中份的斜形沟为（　　）。

　　A.尺神经沟　　　　B.结节间沟　　　　C.桡神经沟　　　　D.无此沟　　　　E.腹股沟

　　6.经前臂中份横断层上，前臂屈肌分（　　）层。

　　A.1　　　　　　　B.2　　　　　　　C.3　　　　　　　D.4　　　　　　　E.5

　　7.肩胛骨结构中可在体表摸到的是（　　）。

　　A.关节盂　　　　　B.肩胛下窝　　　　C.肩胛切迹　　　　D.肩胛下角　　　　E.盂上结节

　　8.不参与桡腕关节构成的是（　　）。

　　A.舟骨　　　　　　B.月骨　　　　　　C.三角骨　　　　　D.豌豆骨　　　　E.桡骨

　　9.经臂中份的横断层面上可见（　　）。

　　A.喙肱肌　　　　　B.三角肌　　　　　C.冈上肌　　　　　D.冈下肌　　　　E.肱肌

　　10.经近侧列腕骨的横断层面不可见的是（　　）。

　　A.舟骨　　　　　　B.月骨　　　　　　C.钩骨　　　　　　D.三角骨　　　　E.豌豆骨

二、简答题

　　1.试述肩关节横断层面上可见的结构。

　　2.简述经前臂中份横断层面上肌的配布。

（崔　蕊　鞠筱洁）

第九章　下　肢

知识目标

1.**掌握**　下肢经髋关节、股中份、膝关节、小腿中份和踝关节等横断层解剖；上肢标志性结构；重要关节的应用解剖。

2.**熟悉**　下肢的境界和分区；下肢主要关节的矢状面、冠状面影像解剖。

3.**了解**　下肢肌与血管、神经的配布规律。

技能目标

1.**学会**　识别下肢连续横断层CT、MRI图像。

2.**具备**　下肢常用影像学检查技术的一般操作能力；运用CT、MRI等影像技术诊断下肢基本疾病的能力。

提高科学思维能力；具备爱伤意识，防护意识。

第一节　概　述

案例讨论

案例　患者，男性，10岁，突发高热。自述右下肢疼痛、红肿。实验室检查示白细胞增多。X线检查：股骨正位及侧位示中下段股骨髓腔中心不规则骨质破坏，周边花边状骨膜反应。MRI检查：T_2WI矢状面及横断层示股骨髓腔内骨质破坏，部分皮质受累；周围软组织水肿。根据患者病史及临床检查，该病例诊断为急性化脓性骨髓炎。

讨论　1.请讨论下肢骨骼的解剖特点。

2.请讨论下肢主要关节的解剖特点。

3.查阅资料了解急性化脓性骨髓炎的影像学表现。

4.在进行影像学检查时要注意些什么，对患者要进行些什么防护？

下肢骨分为下肢带骨和自由下肢骨，共有62块，其中下肢带骨为髋骨。自由下肢骨包括股骨、髌骨、胫骨、腓骨、跗骨、跖骨及趾骨。下肢关节包括骶髂关节、髋关节、膝关节、踝关节、跗骨间关节、跗跖关节、跖骨间关节、跖趾关节及趾关节。主要的动脉有由髂外动脉移行的股动脉、腘动脉、胫前动脉、胫后动脉。下肢皮下组织疏松，深筋膜厚而坚韧，骨骼肌发达但数目较上肢少，下肢骨较上肢粗、长，关节面宽，关节的辅助结构强而坚韧，使关节的稳定性大但灵活性差，利于支持体重及运动。

一、境界和分部

下肢前面以腹股沟与腹部分界，外侧及后面以髂嵴与腰、骶尾部分界，内侧与会阴相连。按部位下肢分为髋、股、膝、小腿、踝和足部。

二、标志性结构

1.**股骨大转子**　股骨颈与股骨体连接处外上方的隆起，位于同侧髂结节下方约10cm处。

2.**髌骨**　膝关节正前方可触摸的骨性隆起，其周围被髌韧带包裹。

3.**股骨内内侧髁和股骨外侧髁**　股骨下方的两个膨大，外侧髁较内侧髁明显。

4.胫骨粗隆　为胫骨上端向前突出的骨性结构，位于髌骨下方3横指处。

5.内、外踝　内踝为胫骨下端的内下方向下的突起，外踝为腓骨下端的膨大部分，分别位于踝关节的内、外侧。

三、主要血管与神经

（一）股动脉与股静脉

股动脉在腹股沟中点深部续于髂外动脉，在股三角内下行，进入股内侧的收肌管内。在股三角内，其外侧相邻股神经，内侧相邻股静脉。后面由上而下依次越过耻骨肌和长收肌。在收肌管内，股动脉和股静脉的位置逐渐转为前后关系，动脉在前，静脉在后，与其伴行的有隐神经和股神经的股内侧肌支。

股动脉的主要分支有腹壁浅动脉、旋髂浅动脉、股深动脉。股深动脉在腹股沟韧带下2~5cm由股动脉发出，在经股动脉后方行向后内下方，沿途发出旋股内侧动脉、旋股外侧动脉和3~4支穿动脉。

股静脉伴随股动脉上行，初行于股动脉外侧，渐转至其内侧，在腹股沟韧带深面延续为髂外静脉。在股内侧部的浅筋膜内有其最大属支大隐静脉，是人体最长的静脉。

（二）腘动脉与腘静脉

腘动脉经收肌腱孔续于股动脉，于腘窝深部下行至腘肌下缘，分为胫前动脉和胫后动脉。此外腘动脉在腘窝内尚发出数条关节支和肌支，在此部腘动脉位置最深，其前方自上而下依次紧邻股骨下端的腘平面、膝关节囊和腘肌；后方由深而浅依次邻接腘静脉和胫神经。

（三）胫前、胫后动脉及其分支

腘动脉在腘窝深部下行至腘肌下缘分为胫前、胫后动脉。胫后动脉沿小腿后面浅、深肌之间下行，经内踝后方进入足底，分为足底内侧动脉和足底外侧动脉。在胫后动脉起始处发出腓动脉，沿腓骨内侧下行，分布于胫、腓骨和附近肌。胫前动脉由腘动脉发出后，立即穿小腿骨间膜上端，行于胫骨前肌和踇长伸肌之间，于踝关节前方移行为足背动脉。足背动脉位置表浅，在踝关节前方，内外踝连线中点、踇长伸肌腱的外侧可触及其搏动，在足部出血时可在该处向深部压迫足背动脉进行止血。

（四）骶丛及其主要分支

骶丛由腰骶干及其全部骶神经和尾神经的前支组成，是全身最大的神经丛，位于盆腔内，在骶骨及梨状肌的前面，髂血管的后方，其分支有臀上神经、臀下神经、股后皮神经、阴部神经及坐骨神经。

坐骨神经起于骶丛，是全身最粗大的神经，穿梨状肌下孔出盆腔，在臀大肌深面，股方肌浅面，经坐骨结节与股骨大转子之间入股后区，沿中线经股二头肌长头和大收肌之间下降，在腘窝上缘分为胫神经和腓总神经。

腓总神经于腘窝外上界，沿股二头肌内侧缘行向下外，绕腓骨头后方至腓骨颈外侧向前，穿腓骨长肌分为腓浅神经和腓深神经。在小腿上部外侧，腓浅神经行于腓骨长、短肌之间，在小腿外侧中，下1/3交界处穿深筋膜浅出，然后向前内下行向足背分为足背内侧和足背中间皮神经；腓深神经在股骨前外侧下行，经腓骨颈与腓骨长肌间斜向前行，伴行胫前血管，先在胫骨前肌和趾长伸肌间，后在胫骨前肌与踇指伸肌之间下行至足背，分布于小腿肌前群、足背肌肌第1/2趾背面的相对皮肤。

胫神经在腘窝内沿正中线腘静脉的浅面下行进入小腿后部，在腘窝内与深部血管伴行向下，在小腿后区比目鱼肌深面伴胫后血管下降，经内踝后方，在屈肌支持带深面分为足底内侧神经和足底外侧神经。

微课

胫神经损伤后主要运动障碍是足内翻力量弱，不能跖屈，不能以足尖站立。由于小腿前外侧群肌过度牵拉，致使足呈背屈，外翻位，出现"钩状足"畸形。

四、主要关节

（一）髋关节

髋关节由髋臼和股骨头构成，髋臼呈倒杯环状，髋臼周缘附有纤维软骨构成的髋臼唇，以增加髋臼的深度，在髋臼底的中心粗糙为髋臼窝，无关节软骨覆盖，窝内有纤维脂肪填充，股骨头韧带埋于其中。股骨头呈半圆形，其关节面约为球的2/3，几乎全部纳入髋臼内，股骨头中央稍下有股骨头凹，股骨头韧带附着于此处，股骨头韧带的另一端连于髋臼横韧带。

髋关节囊呈圆筒状，厚而坚韧，周围被众多韧带增强，分为囊外和囊内韧带，囊内有髋臼横韧带、股骨头韧带和轮匝韧带，囊外有前上方的髂股韧带、内下方的耻股韧带和后方的坐股韧带（图9-1-1）。

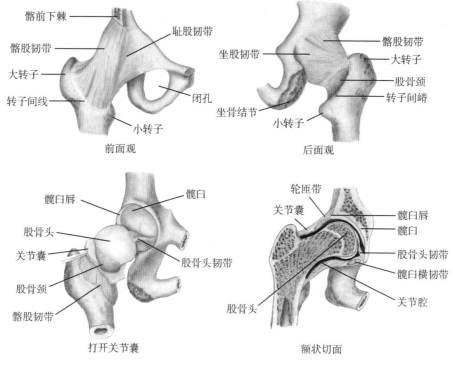

图9-1-1　髋关节

（二）膝关节

膝关节由股骨下端、胫骨上端和髌骨构成，为全身最大、最复杂的关节。膝关节的关节囊薄而松弛，周围被前方的髌韧带、外侧的腓侧副韧带、内侧的胫侧副韧带和后方的腘斜韧带所加固，增加关节的稳定性，关节内有由滑膜包被的前交叉韧带和后交叉韧带，且关节腔内股骨内、外侧髁与胫骨内、外侧髁之间有半月板（图9-1-2）。

1.韧带　膝关节的韧带多而复杂，可起到限制关节的运动和增强关节的稳定性的作用，较为重要的韧带有如下几个。

（1）髌韧带　位于关节囊的前壁，上端起自髌骨下缘，向下包绕髌骨并止于胫骨粗隆，是股四头肌肌腱的延续部分。

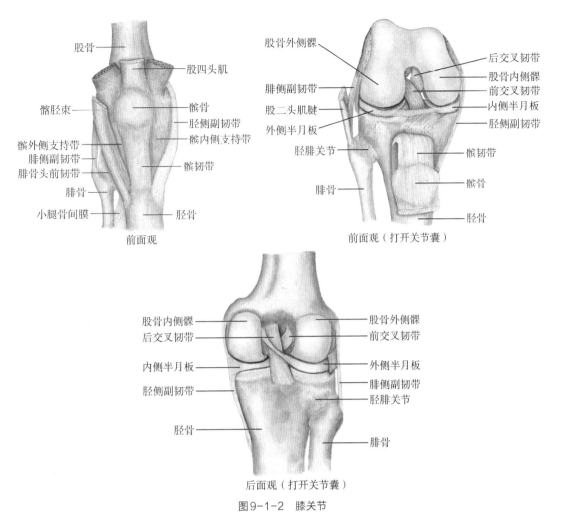

前面观

前面观（打开关节囊）

后面观（打开关节囊）

图9-1-2　膝关节

（2）侧副韧带　位于膝关节的内、外侧，包括胫侧副韧带和腓侧副韧带。胫侧副韧带位于关节囊的内侧，起于股骨内上髁，向下止于胫骨内侧髁，与关节囊和半月板紧密结合。腓侧副韧带位于关节囊的外侧，上方附于股骨外上髁，下方附于腓骨头。

（3）前交叉韧带和后交叉韧带　前交叉韧带起自胫骨髁间隆起的前方，斜向后外上方，止于股骨外侧髁的内侧面后部。后交叉韧带起自胫骨髁间隆起的后方，斜向前上内方，止于股骨内侧髁的外侧面后部。前、后交叉韧带可防止胫骨沿股骨向前、后移位。

（4）髌支持带　位于髌骨和髌韧带的两侧，分为髌内侧支持带及外侧支持带，上端分别起自股四头肌肌腱的内、外侧，向下止于胫骨内、外侧面。

2.半月板　半月板为位于股骨内、外侧髁与胫骨内、外侧髁的关节面之间的纤维软骨，分为内侧半月板和外侧半月板。半月板下面平坦，上面凹陷，外缘厚，内缘薄。内侧半月板较大，呈"C"形，前端窄后端宽，外缘与关节囊及胫侧副韧带紧密相连。外侧半月板较小，近似"O"形，外缘与关节囊相连，但关节囊和腓侧副韧带之间隔有腘肌腱。半月板的存在使关节面相适合，增加了关节窝的深度，使膝关节稳固（图9-1-3）。

3.滑膜囊　膝关节承重负荷过大，运动多，滑膜囊丰富。髌上囊是膝关节最大的滑膜囊，与膝关节腔相通，在髌骨上缘，沿股骨下端的前面，向上突出于股四头肌腱的深面达6cm左右。髌下深囊位于髌韧带与胫骨上端之间，不与关节腔相通。翼状襞在髌骨下方两侧，滑膜层部分突向关节腔内，襞内含有脂肪组织，充填于关节腔内的空隙。

4.腘窝　为膝关节后方的菱形窝，其内、外侧上壁分别为半膜肌、股二头肌短头；内侧下壁为腓肠肌内、外侧头。窝底为关节囊和腘肌。腘窝内填充脂肪组织及血管、神经和淋巴等。在腘窝中央，胫神经、腘静脉和腘动脉由浅入深依次排列。

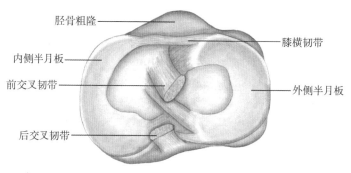

图9-1-3　半月板

（三）踝关节

踝关节由胫骨下关节面、内踝外侧面、外踝内侧面和距骨滑车构成，关节囊附于各关节面的周围，其前、后壁薄而松弛，两侧有副韧带加强。内侧有内侧韧带，又称三角韧带，起自内踝尖，向下呈扇形展开，止于距骨内侧、跟骨和足舟骨。外侧有3条独立的外侧副韧带，前方的是距腓前韧带，位于外踝和距骨之间；中间的是跟腓韧带，从外踝向下至跟骨的外侧面；后方为距腓后韧带，从外踝内侧至距骨后突，是外侧3条韧带中最强壮的，位置较深。

知识链接　　　　　　　　　　　　　　**踝关节撞击综合征**

踝关节撞击综合征是一种由踝关节周围骨性或软组织之间的机械作用力如撞击、挤压、反复摩擦等引起踝关节慢性疼痛和运动受限的一组临床综合征。本病好发于经常过度使用踝关节的足球、排球、跑步、滑冰运动员和踝关节反复创伤、习惯性扭伤的一般人群。根据撞击部位的不同，可分为前踝撞击综合征和后踝撞击综合征。影像检查可以准确地评估损伤程度和发生机制。

（四）跗骨间关节

跗骨诸骨之间的关节数目多，活动度小，以距跟关节、距跟舟关节、跟骰关节、楔舟关节、楔骰关节和楔间关节为主（图9-1-4）。

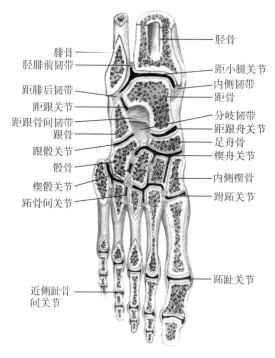

图9-1-4　足关节

五、下肢结构的断层解剖学特点

下肢与上肢相比，下肢骨关节较粗大，复杂。关节囊厚而坚韧，骨骼肌发达但数目较上肢少，肌间腔隙较大。下肢常采用髋关节冠状断层、膝关节矢状和冠状断层、足关节斜冠状断层方法显示，其横断层为其基本方法，但不易直接观察关节的构成及关节腔，仅是CT图像的常规显示方法，和上肢基本一致。

髋关节和肩关节均为球窝状，关节窝周围有关节唇。髋关节囊内有股骨头韧带，关节囊被强大的韧带和肌腱加强。髋关节在横断层和最佳方位的冠状层面上，均可显示关节窝及周缘软骨形成的关节唇，且在横断和冠状层面上均表现为经过中心的层面关节头和关节窝显示最大，而远离中心的层面，两者均逐渐缩小。

膝关节结构复杂，关节囊内的交叉韧带和半月板位于股骨、胫骨之间，是临床上较易损伤的结构，膝关节的横断层可依次显示股骨下端、交叉韧带、半月板和胫骨上端，连续性好，但显示整体的效果较差，且层面多不易观察。矢状及冠状断层可同时显示股骨、胫骨、交叉韧带和半月板，立体效果好，便于观察。在最佳方位冠状断层上，可显示髌骨或胫骨、腓骨及其构成的关节，适宜观察关节两侧的胫、腓侧副韧带，内、外半月板呈楔形同时出现。前、后交叉韧带分别位于髁间窝与胫骨之间，内外侧半月板与前、后交叉韧带可同时出现。矢状断层上常出现股骨、髌骨和胫骨构成的关节，适宜观察交叉韧带和半月板，前、后交叉韧带斜行长条状且同时出现，内外侧半月板依次出现。

踝关节基本方位横断层上踝关节最先出现胫骨、腓骨与距骨形成的关节，位于内踝和外踝之间，关节囊周围有较多肌腱经过。在踝关节最佳方位斜冠状断层上，胫骨、腓骨和距骨3块骨可同时出现，其间的腔隙为关节腔，距骨滑车位于胫骨和腓骨形成的关节窝内。

在下肢非关节区的横断层上，均形成以骨为中心的鞘状结构，由深到浅依次是骨、骨骼肌、深筋膜、浅筋膜和皮肤。下肢股部的骨骼肌借深筋膜形成的内、外侧群。后肌间隔及其围成的前、后、内侧骨筋膜鞘分为前群、后群与内侧群。小腿部的骨骼肌被深筋膜形成的前、后肌间隔和小腿骨间膜肌围成的前群、后、外侧骨筋膜鞘分为前群、后群与外侧群。股部横断层的中心结构是股骨，小腿部横断层的中心结构是胫骨和腓骨，其间有小腿骨间膜相连。

微课

六、下肢结构的断层影像学表现

CT和MRI的断层成像在显示骨与关节整体解剖、对应关系上不如X线平片，临床上一般将X线平片检查作为下肢骨与关节疾病的首选方法，将CT和MRI作为补充检查手段，以明确复杂区域的解剖和细微的结构变化。在显示下肢关节结构上，MRI具有独特的优势。

骨关节多层螺旋CT检查，可以进行薄层重建，并在此基础上应用后处理技术，可进行下肢骨关节矢状面、冠状面及三维立体重建。在CT上，骨性关节面显示为致密的骨质结构，关节软骨不能显示，关节周围韧带与肌肉均显示为软组织密度，关节腔在重组图像上显示为低密度间隙。

MRI具有多参数、多方位与多序列成像的特点，除横断层外，还能行矢状面和冠状面等方位的成像，无骨伪影干扰，显示下肢骨关节的解剖结构细节方面明显优于CT。

下肢结构主要包括下肢骨、关节、肌、血管和神经等结构。成人长骨分为骨干和骨端，儿童长骨因为骺软骨的存在，分为骨干、干骺端、骺板和骨骺。长骨间的关节由相邻的骨骺关节软骨和关节囊构成。关节囊的滑膜层和关节面共同围成关节腔，腔内有少量滑液。构成关节的骨之间有许多韧带固定关节，部分关节还有关节盘或关节唇，以适应关节的活动功能，如膝关节的半月板等。

（一）下肢长骨CT表现

1.小儿下肢长骨

（1）骨干　在CT上骨皮质为线状或带状高密度，骨髓腔因红骨髓、黄骨髓含量不同而密度不一。

（2）干骺端　在CT骨窗上干骺端骨松质表现为高密度的骨小梁交错而构成细密的网状影，密度低于骨皮质。

（3）骨骺　在CT上骺软骨为软组织密度影，骨化中心密度类似干骺端。

（4）骺板　在CT上密度特点与骺软骨相类似。

2.成人下肢长骨　成人长骨的外形与小儿相似，骨骺与干骺端愈合，骺线消失，只有骨干和骨端。在CT上显示的骨皮质、骨松质为较高密度，骨髓腔密度不一。

3.下肢关节　骨性关节面由组成关节的骨端骨皮质构成，CT图像上显示为高密度线状影。

关节间隙在CT图像上显示关节骨端的低密度间隙，是关节软骨、关节腔及少量滑液的共同投影。少量滑液在CT上常不能分辨。关节囊、韧带、关节盘在CT上呈条带状软组织密度影。

（二）下肢长骨MRI表现

1.小儿下肢长骨

（1）骨干　骨皮质在T_1WI、T_2WI上均为低信号，骨髓腔可为等信号或高信号，骨膜在MRI上不能显示。

（2）干骺端　由于干骺端骨髓常为红骨髓，且含有一定量的骨小梁，故MRI上信号低于骨髓腔。

（3）骨骺　SE序列骺软骨为等信号，骨化中心信号与干骺端类似。

（4）骺板　在MRI上信号特点与骺软骨类似。

2.成人下肢长骨　成人长骨的外形与小儿相似，但骨骼已发育完全，仅有骨干和骨端。MRI上表现为骨皮质在T_1WI、T_2WI上均为低信号，骨髓腔可为等信号或高信号，骨膜在MRI上不能显示。

3.下肢关节　骨性关节面在T_1WI及T_2WI均呈低信号影。关节软骨及儿童骺软骨在MRI上呈弧形稍低信号影，T_2WI压脂相上为高信号影。关节间隙在T_1WI显示薄层低信号，T_2WI为线状高信号。MRI上关节囊呈光整弧线样低信号影，韧带为低信号影。关节盘如膝关节半月板MRI的T_1WI及T_2WI均为低信号影。

第二节　下肢横断层解剖及影像

下肢横断层共有12个，经骶髂关节中份的1个，经髋关节的有3个，经股中份的1个，经膝关节的有3个，经小腿中份的1个，经踝关节1个，经足舟骨的共1个，经楔骨的1个。

一、经骶髂关节中份的横断层

此断层经骶髂关节中份，髂骨翼由前外斜向后下，在髂骨翼的前方有髂腰肌和腰大肌，两者之间的外侧有股神经，内侧有闭孔神经。在腰大肌内侧从前往后依次为髂外动脉、髂外静脉、输尿管和髂内动脉、髂内静脉。在髂骨翼的后方有臀大肌、臀中肌和臀小肌。骶骨两侧与髂骨构成骶髂关节，关节断面较大。第2骶椎前方两侧有第1骶神经，其外侧有腰骶干，后方为骶管，内可见第2、3骶神经。骶正中嵴两侧为竖脊肌（图9-2-1）。

PPT

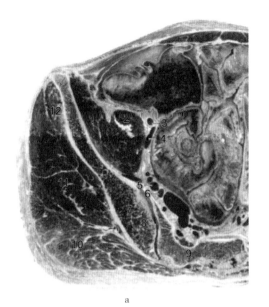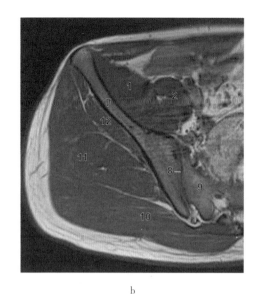

a b

图9-2-1 经骶髂关节中份的横断层

a.断层标本 b.MRI T₁WI图像

1.髂肌 2.腰大肌 3.髂外动脉 4.髂外静脉 5.髂内静脉 6.髂内动脉 7.髂骨翼
8.骶髂关节 9.骶骨 10.臀大肌 11.臀中肌 12.臀小肌

二、经髋关节上份的横断层

此断层经股骨头上份，股骨头位于中心，近圆形，髋骨位于内侧为髂骨体，其外侧为近似杯环状的髋臼，杯口朝向前外侧，前后端有髋臼唇加深关节窝。股骨头内侧约2/3嵌于髋臼内，外侧约1/3被关节囊包绕，囊的前外侧有髂股韧带增强。关节的前方有髂腰肌，其与耻骨肌前面之间较广泛区域为血管腔隙，由内向外可见股静脉、股动脉和股神经。关节的外侧有臀中肌和臀小肌，以及关节前外侧有阔筋膜张肌和缝匠肌。在臀大肌和深层肌之间的臀大肌下间隙中有粗大的坐骨神经及其内侧细小的臀下血管、神经（图9-2-2）。

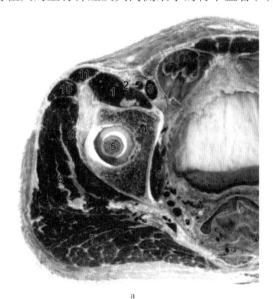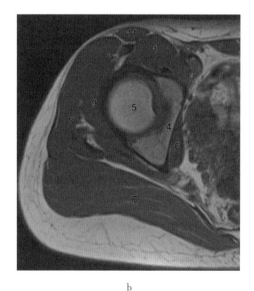

a b

图9-2-2 经髋关节上份的横断层

a.断层标本 b.MRI T₁WI图像

1.髂腰肌 2.股动脉 3.股静脉 4.髂骨体 5.股骨头 6.闭孔内肌 7.臀大肌
8.臀中肌 9.臀小肌 10.阔筋膜张肌 11.缝匠肌

三、经髋关节中份的横断层

此断层经股骨头中份，以髋关节为主，股骨头和髋臼均明显增大，股骨头内侧轻微凹陷为股骨头凹，连有股骨头韧带。髋骨由前方的耻骨和后方的坐骨构成，在耻骨前方有股动、静脉，耻骨后方有闭孔动脉及髂内静脉。髋臼前后仍可见髋臼唇，髋臼形似向前外侧开口的浅槽，位于髋骨外面，容纳股骨头内侧，在髋骨内侧有闭孔内肌。在关节前方有深层髂腰肌、股四头肌和臀中肌，浅层有缝匠肌和阔筋膜张肌。该层面关节囊前部和前外侧部有髂股韧带和耻股韧带加强，后部有坐骨韧带加强（图9-2-3）。

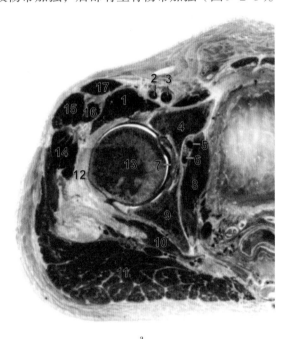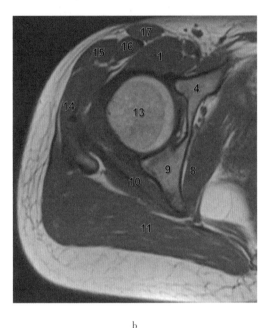

a   b

图9-2-3 经髋关节中份的横断层

a.断层标本   b.MRI T_1WI图像

1.髂腰肌   2.股动脉   3.股静脉   4.耻骨体   5.闭孔动脉   6.髂内静脉   7.股骨头韧带   8.闭孔内肌   9.坐骨体
10.臀小肌   11.臀大肌   12.髂股韧带   13.股骨头   14.臀中肌   15.阔筋膜张肌   16.股四头肌   17.缝匠肌

四、经髋关节下份的横断层

此断层经股骨头和髋臼下份，股骨头韧带消失，股骨颈和髋臼切迹出现，股骨头较上一层面变小，股骨头、股骨颈和大转子呈哑铃形斜列于层面中外侧。髋骨由耻骨和坐骨构成，前方为耻骨上支，后方为坐骨体，其外侧为髋臼，髋臼小而浅，髋臼前、后端为髋臼唇，中部为髋臼切迹及连于其前、后端的髋臼横韧带。关节囊包绕髋关节，囊的前壁有髂股韧带和耻股韧带，后壁有坐骨韧带加强。缝匠肌的内侧、髂腰肌和耻骨肌的前面为股三角，其内可见股动、静脉。闭孔内肌紧贴于髋关节内侧，其间可见髂内静脉和闭孔动脉。髋关节后方的臀大肌深面可见坐骨神经和臀下血管、神经（图9-2-4）。

五、经股中份的横断层

此断层经股骨中份，股骨位于层面中央，近似圆形，骨髓腔相对较小，骨的周围被大腿肌包绕，股部诸肌借连接股骨与阔筋膜之间的股内、外和后肌间隔分隔成前、内和外侧三个骨筋膜鞘。前骨筋膜鞘位于断层的前外侧，其内有股直肌、股外侧肌和缝匠肌位于浅层，股中间肌和股内侧肌位于深部环抱股骨。内侧骨筋膜鞘位于断层的内侧，在股内侧肌间隔和股后侧肌间隔之间，主要结构为长收肌和大收肌，股薄肌位于内侧的浅层。缝匠肌的深部、长收肌、大收肌与股内侧肌之间为股三角尖或收肌管，其内浅层有股动、静脉和隐神经，深层靠近股骨处有股深动、静脉。后骨筋膜鞘较小，位于股外侧肌间隔与股后肌间隔后面之间，其内有半腱肌、半膜肌和股二头肌，与大收肌之间构成股后肌间隙，坐骨神经位于其间（图9-2-5）。

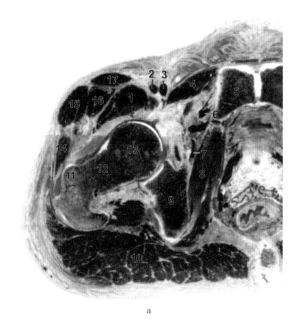
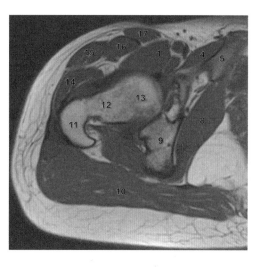

图9-2-4 经髋关节下份的横断层

a.断层标本 b.MRI T₁WI图像

1.髂腰肌 2.股动脉 3.股静脉 4.耻骨肌 5.耻骨上支 6.闭孔动脉 7.髂内静脉 8.闭孔内肌 9.坐骨体 10.臀大肌 11.股骨大转子 12.股骨颈 13.股骨头 14.臀中肌 15.阔筋膜张肌 16.股四头肌 17.缝匠肌

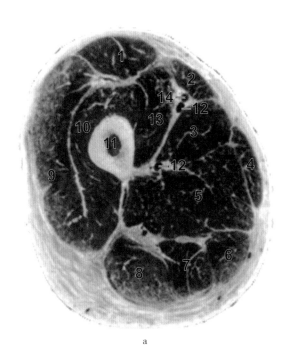
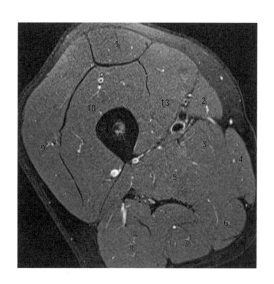

图9-2-5 经股中份的横断层

a.断层标本 b.MRI T₂WI图像

1.股直肌 2.缝匠肌 3.长收肌 4.股薄肌 5.大收肌 6.半膜肌 7.半腱肌 8.股二头肌 9.股外侧肌 10.股中间肌 11.股骨 12.股静脉 13.股内侧肌 14.股动脉

六、经膝关节上份的横断层

此断层经髌骨上缘，股骨下端呈矩形，骨质变薄，骨髓腔变大，其前方的股四头肌腱后面有横位的髌上囊，股骨内、外侧为较大的股内侧肌和较小的股外侧肌，缝匠肌及大收肌腱在股骨内后方，外后方有半膜肌和股二头肌。在股骨后方和大腿后群肌之间为腘窝，其中腘静脉居于腘窝中央，腔较大，其前内侧为腘动脉，后外侧为胫神经（图9-2-6）。

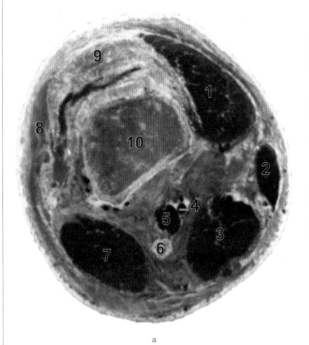
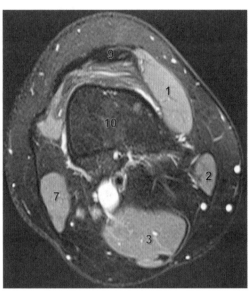

a   b

图9-2-6 经膝关节上份的横断层

a.断层标本   b.MRI T$_2$WI图像

1.股内侧肌 2.缝匠肌 3.半膜肌 4.腘动脉 5.腘静脉 6.胫神经 7.股二头肌

8.股外侧肌 9.股四头肌肌腱 10.股骨

七、经膝关节中份的横断层

此断层经髌骨中份，断层前部为髌骨，后面由股骨占据层面大部分，居于中央，其前面略凹为髌面，髌骨与股骨的髌面构成髌股关节，两骨之间的关节腔内可见由髌下脂体构成的翼状襞突入关节腔内。髌骨的前面较平坦，与股四头肌肌腱紧密相贴。股骨内、外侧最突出处为股骨内、外上髁。股骨后面，股骨内、外侧髁之间的凹陷为髁间窝，在髁间窝可见腘动、静脉。股骨下端，内、外侧可见胫侧副韧带和腓侧副韧带，在股骨外侧髁后方有腓肠肌外侧头和股二头肌，在股骨内侧髁的后方有腓肠肌内侧头、半膜肌和缝匠肌。腓肠肌内侧头、半膜肌和腓肠肌外侧头、股二头肌之间为腘窝，内有腘动、静脉和胫神经、腘淋巴结等（图9-2-7）。

八、经膝关节下份的横断层

此断层经髌骨下份，髌骨消失，髌下脂肪垫出现，股骨内、外侧髁断面缩小且分为游离的两部分，其间为髁间窝，内有斜行的前、后交叉韧带。股骨内、外侧分别为股骨内、外侧髁，其外周分别被内、外半月板环绕。内侧半月板包绕股骨内侧髁的前方、内侧和后方，呈"C"形，其前角与前交叉韧带相连，后内侧与胫侧副韧带的后份紧密相连。外侧半月板呈"O"形，包绕股骨外侧髁的周缘。内、外侧髁后方的腘窝断面缩小，其内有腘动、静脉和胫神经。腓肠肌内、外侧头断面增大，位于股骨内、外侧髁后方（图9-2-8）。

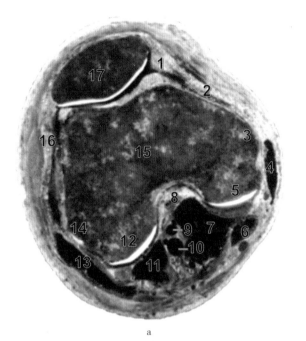
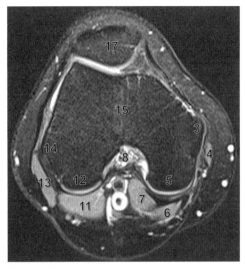

a　　　　　　　　　　　　　　　　　b

图9-2-7　经膝关节中份的横断层

a.断层标本　b.MRI T₂WI图像

1.翼状襞　2.胫侧副韧带　3.股骨内上髁　4.缝匠肌　5.股骨内侧髁　6.半膜肌　7.腓肠肌内侧头

8.髁间窝　9.腘动脉　10.腘静脉　11.腓肠肌外侧头　12.股骨外侧髁　13.股二头肌　14.股骨外上髁

15.股骨　16.腓侧副韧带　17.髌骨

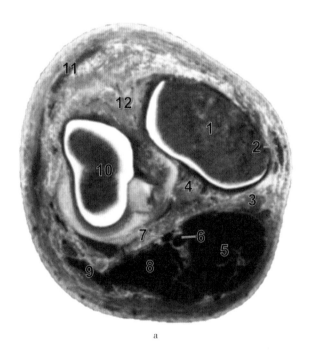
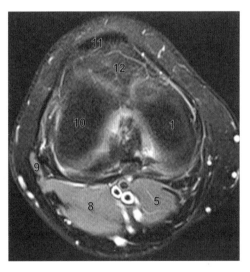

a　　　　　　　　　　　　　　　　　b

图9-2-8　经膝关节下份的横断层

a.断层标本　b.MRI T₂WI图像

1.股骨内侧髁　2.缝匠肌　3.半膜肌　4.后交叉韧带　5.腓肠肌内侧头　6.腘静脉　7.腘动脉

8.腓肠肌外侧头　9.股二头肌　10.股骨外侧髁　11.髌韧带　12.髌下脂肪垫

九、经小腿中份的横断层

此断层经胫骨粗隆与内踝之间的中点，胫、腓骨面积缩小，各骨筋膜鞘的面积增大。前骨筋膜鞘内较大的胫骨前肌位于内侧，较小的趾长伸肌位于外侧，其深部可见蹞长伸肌的起始端，肌与骨间膜之间有胫前血管和腓深神经。后骨筋膜鞘的结构可分为浅、深两层：浅层为小腿三头肌，占据大部分，腓肠肌逐渐变薄，内、外侧头合二为一，比目鱼肌明显增大；深层较大的胫骨后肌位于中间，前面紧贴骨间膜，其内、外侧分别有细小的趾长屈肌和蹞长屈肌，各自附于胫、腓骨后面。胫后血管及胫神经行于比目鱼肌与胫骨后肌中份之间，腓动、静脉位于胫骨后肌与蹞长屈肌之间。外侧骨筋膜鞘位于趾长伸肌与比目鱼肌外侧份之间，内有浅深配布的腓骨长、短肌（图9-2-9）。

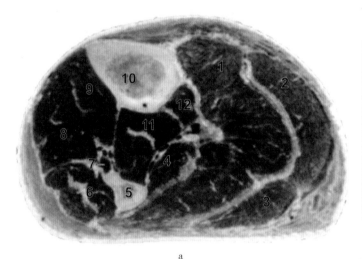
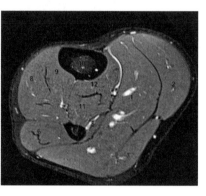

a   b

图9-2-9 经小腿中份的横断层

a.断层标本   b.MRI T_2WI图像

1.比目鱼肌   2.腓肠肌内侧头   3.腓肠肌外侧头   4.蹞长屈肌   5.腓骨   6.腓骨长肌   7.蹞长伸肌
8.趾长伸肌   9.胫骨前肌   10.胫骨   11.胫骨后肌   12.趾长屈肌

十、经踝关节上份的横断层

此断层经踝关节上份，胫骨巨大占据层面大部分，前方稍小为内踝，其前外侧可见大隐静脉，后方偏大呈杯口状，与形似椭圆形的腓骨构成远侧胫腓关节，腓骨后方向后凸起为外踝。在胫、腓骨四周肌均变小，在胫骨内侧胫骨后肌、趾长屈肌和蹞长屈肌移行为肌腱，胫骨外侧可见趾长伸肌、蹞长伸肌和胫骨前肌。腓骨后方有腓骨短肌和腓骨长肌。在胫、腓骨内后侧有跟腱和小隐静脉（图9-2-10）。

十一、经足舟骨的横断层

此断层经足舟骨和跟骨，足舟骨位于前方，占据层面的1/3，跟骨斜列于外后方，占据层面的2/3。在跟骨内侧深层可见趾长屈肌腱和蹞长屈肌腱，在这两者之间有足底内侧动脉和足底内侧神经；在跟骨内侧浅层有两块足底肌。在足舟骨外侧有足背肌，足背肌有蹞短伸肌和趾短伸肌（图9-2-11）。

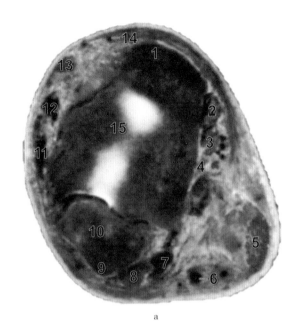

a

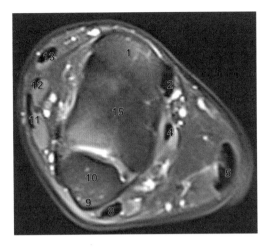

b

图9-2-10　经踝关节上份的横断层

a.断层标本　　b.MRI T₂WI图像

1.内踝　2.胫骨后肌肌腱　3.趾长屈肌肌腱　4.踇长屈肌肌腱　5.跟腱　6.小隐静脉　7.腓骨短肌

8.腓骨长肌　9.外踝　10.腓骨　11.趾长伸肌　12.踇长伸肌　13.胫骨前肌　14.大隐静脉　15.胫骨

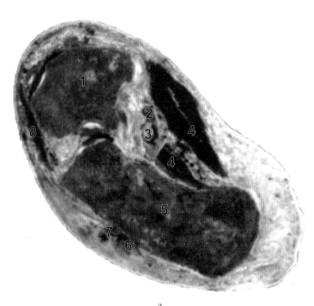

a

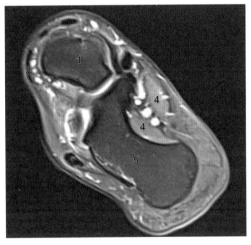

b

图9-2-11　经足舟骨的横断层

a.断层标本　　b.MRI T₂WI图像

1.足舟骨　2.趾长屈肌肌腱　3.踇长屈肌肌腱　4.足底肌　5.跟骨　6.腓骨长肌肌腱　7.腓骨短肌肌腱　8.足背肌

十二、经楔骨的横断层

此断层经楔骨层面，足舟骨消失，跟骨变小，三块楔骨和骰骨似沟形紧密排列，足底肌较上一层面变大，可见三块。外侧缘可见足背肌（图9-2-12）。

医药大学堂
www.yiyadsxt.com

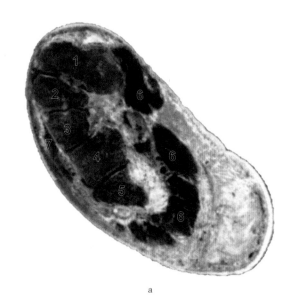
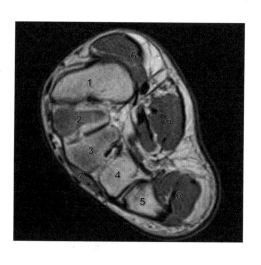

图9-2-12 经楔骨的横断层

a.断层标本　b.MRI T₁WI图像

1.内侧楔骨　2.中间楔骨　3.外侧楔骨　4.骰骨　5.跟骨　6.足底肌　7.足背肌

第三节　下肢主要关节的矢状断层影像解剖

本节选取下肢膝关节、踝关节矢状层面4个，均为MRI图像。

一、经股骨内侧髁的矢状断层

此断层经膝关节，上前方可见股四头肌及股内侧肌，后方可见半膜肌，间隙内充满脂肪。股骨内侧髁断面的关节面上均有关节软骨，胫骨内侧髁的剖面对应显示在其下方，其关节面上同样覆盖着关节软骨。股骨与胫骨关节面之间可见内侧半月板前后角，呈三角形。胫骨内侧髁可见腓肠肌（图9-3-1）。

二、经股骨髁间窝的矢状断层

此断层为膝关节的正中矢状面，正好经股骨下端的髁间窝和胫骨的髁间隆起。髌骨位于股骨下端前方，前方有起自股四头肌腱的髌韧带，后缘有关节软骨。髌骨断面的下方可见髌下脂肪。股骨干前方可见股四头肌，后方可见腘动脉及半膜肌。股骨下端、胫骨上端两关节面之间可见前交叉韧带及后交叉韧带的断面，胫骨后方可见腓肠肌，两侧半月板在此层面上未显示（图9-3-2）。

三、经股骨外侧髁的矢状断层

此断层为膝关节矢状层面之一，可见股骨外侧髁的弧形关节面上附有薄层关节软骨。前方可见髌骨外缘的断面，髌骨上方可见股四头肌，髌骨下方可见髌下脂肪。胫骨上端为胫骨外侧髁关节面，附有关节软骨，两关节面之间可见外侧半月板前后角，呈三角形。胫骨外侧髁及腓骨后方可见腓肠肌（图9-3-3）。

四、经踝关节的正中矢状断层

此断层为踝关节矢状层面之一且为踝关节正中矢状面，可见胫骨下端、距骨、跟骨及足舟骨，胫骨前方可见胫骨前肌，胫骨后方可见趾长屈肌踇长屈肌，距骨与跟骨形成距跟关节（图9-3-4）。

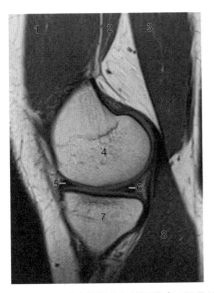

图9-3-1　经股骨内侧髁的矢状断层（MRI T$_1$WI）

1.股四头肌　2.股内侧肌　3.半膜肌　4.股骨内侧髁

5.内侧半月板前角　6.内侧半月板后角

7.胫骨内侧髁　8.腓肠肌

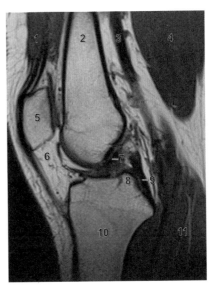

图9-3-2　经股骨髁间窝的矢状断层（MRI T$_1$WI）

1.股四头肌　2.股骨　3.腘动脉　4.半膜肌　5.髌骨

6.髌下脂肪垫　7.前交叉韧带　8.胫骨髁间隆起

9.后交叉韧带　10.胫骨　11.腓肠肌

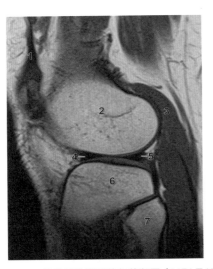

图9-3-3　经股骨外侧髁的矢状断层（MRI T$_1$WI）

1.股四头肌　2.股骨外侧髁　3.腓肠肌　4.外侧半月

板前角　5.外侧半月板后角　6.胫骨　7.腓骨头

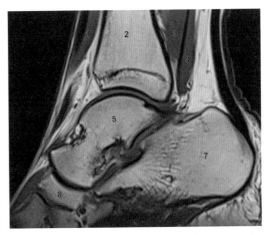

图9-3-4　经踝关节的正中矢状断层（MRI T$_1$WI）

1.胫骨前肌　2.胫骨　3.趾长屈肌　4.踇长屈肌

5.距骨　6.距跟关节　7.跟骨　8.足舟骨

第四节　下肢主要关节的冠状断层影像解剖

本节选取下肢髋关节、膝关节及踝关节冠状层面4个，均为MRI图像。

一、经髋关节的冠状断层

此断层为髋关节冠状层面之一，可见髂骨、髋臼和股骨冠状剖面。股骨冠状剖面可见股骨头呈球形，嵌入髋臼内构成髋关节，股骨头关节面的表面覆盖一层透明软骨，中心较厚，周围较薄，另可见股骨颈及股骨大转子。髋关节外侧可见臀中肌及臀小肌覆盖。股骨干外侧可见股外侧肌，股骨干内侧可见股内侧肌（图9-4-1）。

PPT

医药大学堂
www.yiyaodxt.com

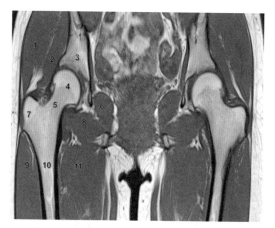

图9-4-1 经髋关节的冠状断层（MRI T₁WI）

1.臀中肌 2.臀小肌 3.髂骨 4.股骨头 5.股骨颈 6.闭孔内肌 7.大转子 8.闭孔外肌 9.股外侧肌
10.股骨干 11.股内侧肌

二、经股骨髁间窝的冠状断层

此断层为膝关节冠状层面之一，经股骨髁间窝，股骨下端在此层面显示股骨内侧髁与股骨外侧髁的后部。股骨内侧髁外侧下方可见后交叉韧带断面，内侧下方与内侧半月板相邻。股骨外侧髁外侧可见关节囊的断面，内侧下方与外侧半月板相邻。内侧半月板和外侧半月板显示在股骨内、外侧髁关节面与胫骨内、外侧髁关节面之间。胫骨下方可见腓骨头（图9-4-2）。

三、经股骨髁中心的冠状断层

此断层为膝关节冠状层面之一，可见股骨干下端膨大为股骨内侧髁与股骨外侧髁，在两结构的上方分别有股内侧肌、股外侧肌断面。在胫骨上端有胫骨内侧髁与胫骨外侧髁剖面。股骨下端两髁与胫骨上端两髁之间可见内侧半月板和外侧半月板，胫骨平台上方胫骨两髁之间可见向上突起的胫骨髁间隆起（图9-4-3）。

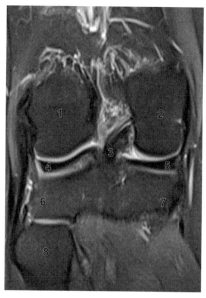

图9-4-2 经股骨髁间窝的冠状断层（MRI T₂WI）

1.股骨外侧髁 2.股骨内侧髁 3.后交叉韧带
4.外侧半月板 5.内侧半月板 6.胫骨外侧髁
7.胫骨内侧髁 8.腓骨

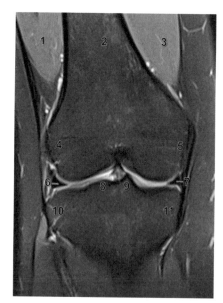

图9-4-3 经股骨髁中心的冠状断层（MRI T₂WI）

1.股骨外侧肌 2.股骨干 3.股骨内侧肌 4.股骨外
侧髁 5.股骨内侧髁 6.外侧半月板 7.内侧半月板
8.髁间外侧结节 9.髁间内侧结节
10.胫骨外侧髁 11.胫骨内侧髁

四、经踝关节的冠状断层

此断层为踝关节冠状层面之一，可见胫骨下端、腓骨下端与距骨形成的踝关节，腓骨侧为外踝，胫骨侧为内踝，距骨下方可见跟骨，跟骨内侧可见足底方肌及踇展肌（图9-4-4）。

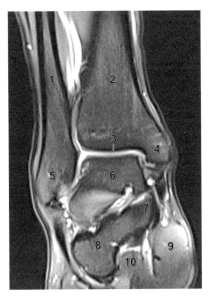

图9-4-4　经踝关节的冠状断层（MRI T$_2$WI）

1.腓骨　2.胫骨　3.踝关节　4.内踝　5.外踝　6.距骨　7.跟骨载距突　8.跟骨　9.踇展肌　10.足底方肌

 本章小结

本章介绍了下肢的境界、分区及标志性结构，回顾了下肢重要的血管和神经及其重要的关节。从系统解剖的基础上总结概况了经髂外动脉分出的股动脉、腘动脉、胫前动脉、胫后动脉及其伴行的静脉；腰骶干神经从及其主要分支坐骨神经的位置及走行；下肢主要关节的构成及其解剖特点；下肢骨骼及肌肉之间的配布规律等。

本章选取了从骶髂关节到楔骨共12个横断层、4个矢状断层和4个冠状断层。其中关节的横断层、矢状断层及冠状断层比较复杂，以膝关节最为复杂，在关节的横断层、矢状层面及冠状层面上要清楚知道各关节的组成部分以及关节腔内的结构。在骨骼中份的横断层上要熟悉骨骼周围的肌肉配布，肌肉之间血管和神经的走行规律等。在12个横断层中要重点掌握如下内容。①经骶髂关节的横断层：在层面中要熟悉髋关节的构成情况，熟悉髋关节周围的各解剖结构。②经膝关节的横断层：重点识别膝关节的构成，包括韧带、半月板、滑膜囊等。③经股中份的横断层：重点识别股骨周围三个骨筋膜鞘内肌肉的分布情况。④经小腿中份的横断层：识别胫、腓骨周围的肌肉配布情况。在4个矢状断层及4个冠状断层中要重点掌握膝关节的相关层面，重点识别膝关节的构成，包括韧带、半月板等。

习　题

一、单项选择题

1.在膝关节中，下列不属于关节的辅助结构的是（　　）。

A.髌骨

B.髌韧带

C.前、后交叉韧带

D.内、外侧半月板

E.髌上囊

习题

2.经股中份的横断层上，前骨筋膜鞘内不可见（　　）。

A.股直肌　　　　　B.股外侧肌　　　　　C.缝匠肌　　　　　D.长收肌　　　　　E.股中间肌

3.经膝关节下份的横断层上不可见（　　）。

A.髌下脂肪垫　　　　　　　　　B.髌骨

C.腓肠肌外侧头　　　　　　　　D.腓肠肌内侧头

E.髌韧带

4.关于股三角的境界，正确的是（　　）。

A.上界为腹股沟韧带　　　　　　B.外界为缝匠肌外侧缘

C.后内侧界为髂腰肌　　　　　　D.后外侧界为长收肌外侧缘

E.前界为深筋膜

5.收肌管内通过的结构，由前向后的顺序是（　　）。

A.隐神经、股动脉、股静脉　　　B.隐神经、股静脉、股动脉

C.股动脉、隐神经、股静脉　　　D.股动脉、股静脉、隐神经

E.股静脉、隐神经、股动脉

6.经股中份的横断层上不可见（　　）。

A.股四头肌　　　　B.缝匠肌　　　　C.半膜肌　　　　D.半腱肌　　　　E.股二头肌

7.关于膝关节的描述，不正确的是（　　）。

A.由股骨下端、胫骨上端和髌骨构成

B.关节囊周围有韧带加强，前臂自上而下有股四头肌腱、髌骨和髌韧带

C.关节囊内有前、后交叉韧带，防止胫骨向前、向后移位

D.内、外侧半月板可加强稳固性和灵活性

E.主要做屈伸运动及轻度的旋转运动

8.膝关节正中矢状面上，不可见的是（　　）。

A.半月板　　　　B.板股韧带　　　　C.交叉韧带　　　　D.髌下深囊　　　　E.髌骨上囊

9.下列关于后交叉韧带的描述，错误的是（　　）。

A.限制胫骨向前移位　　　　　　B.在伸膝时紧张

C.在屈膝时松弛　　　　　　　　D.限制胫骨向后移动

E.限制胫骨外旋

二、简答题

1.简述髋关节横断层上的主要解剖结构。

2.简述膝关节矢状面和冠状面的解剖学特点。

（崔　蕊　鞠筱洁）

参考答案

第一章

    1.A 2.E 3.C 4.B 5.B

    6.E 7.C 8.B 9.E 10.D

第二章

    1.D 2.A 3.B 4.C 5.E

    6.A 7.C 8.D 9.A

第三章

    1.B 2.A 3.E 4.A 5.E

    6.C 7.C 8.D 9.D

第四章

    1.E 2.A 3.E 4.C 5.C

    6.B 7.A 8.B 9.E 10.C

    11.C 12.A

第五章

    1.D 2.C 3.C 4.E 5.A

    6.E 7.A 8.D 9.B 10.E

    11.E 12.E 13.B 14.B

第六章

    1.B 2.A 3.A 4.D 5.B

    6.B 7.D 8.D 9.D 10.E

第七章

    1.B 2.E 3.D 4.C 5.B

    6.E 7.E 8.C 9.C

第八章

    1.A 2.D 3.C 4.C 5.C

    6.C 7.D 8.D 9.E 10.C

第九章

    1.A 2.D 3.B 4.A 5.A

    6.A 7.E 8.A 9.D

参考文献

［1］王振宇，徐文坚.人体断层影像解剖学［M］.4版.北京：人民卫生出版社，2016.

［2］刘树伟.断层解剖学［M］.3版.北京：高等教育出版社，2017.

［3］付升旗，游言文，汪永锋.系统解剖学［M］.北京：中国医药科技出版社，2017.

［4］李建华，刘学敏.局部解剖学［M］.北京：中国医药科技出版社，2016.

［5］丁文龙，刘学政.系统解剖学［M］.9版.北京：人民卫生出版社，2018.

［6］崔慧先.局部解剖学［M］.9版.北京：人民卫生出版社，2018.

［7］谭毅，张义伟.人体形态与结构［M］.北京：中国医药科技出版社，2018.

［8］刘秀平，赵江民.医学影像解剖学［M］.北京：人民卫生出版社，2015.

［9］谢婷婷，王俊卿，王哲，等.新型冠状病毒（2019-nCoV）肺炎临床及CT诊断［J］.中国CT和MRI杂志，2020，18（03）：147-150.